# 解る！歯科薬理学

## 第3版

**編集**（50音順）

| | |
|---|---|
| 明海大学歯学部教授 | 安達　一典 |
| 神奈川歯科大学教授 | 高橋　俊介 |
| 昭和大学歯学部教授 | 髙見　正道 |
| 鶴見大学歯学部教授 | 二藤　彰 |

**執筆**（50音順）

| | |
|---|---|
| 明海大学歯学部教授 | 安達　一典 |
| 帝京大学医学部助教 | 奥平　准之 |
| 鶴見大学歯学部准教授 | 小松浩一郎 |
| 昭和大学歯学部講師 | 坂井　信裕 |
| 明海大学歯学部准教授 | 佐藤慶太郎 |
| 明海大学歯学部講師 | 佐藤　元 |
| 奥羽大学歯学部准教授 | 柴田　達也 |
| 昭和大学歯学部客員教授 | 鈴木　恵子 |
| 神奈川歯科大学准教授 | 高橋　聡子 |
| 神奈川歯科大学教授 | 高橋　俊介 |
| 昭和大学歯学部教授 | 髙見　正道 |
| 元明海大学歯学部講師 | 田島　雅道 |
| 神奈川歯科大学短期大学部特任教授 | 塗々木和男 |
| 鶴見大学歯学部講師 | 中島　和久 |
| 鶴見大学歯学部教授 | 二藤　彰 |
| 元昭和大学薬学部講師 | 橋本　研 |
| 神奈川歯科大学特任講師 | 前畑洋次郎 |
| 神奈川歯科大学特任講師 | 宮本　千央 |
| 神奈川歯科大学准教授 | 吉田　彩佳 |
| 神奈川歯科大学准教授 | 吉野　文彦 |
| 神奈川歯科大学教授 | 李　昌一 |

株式会社 学建書院

# 3版の序

　歯科薬理学は，一般薬理学に加えて硬組織にかかわる薬物や歯科専用薬物についての知識を習得することを目的としている．社会の急速な高齢化に伴う疾病構造の変化と科学的知見の集積により，薬理学がカバーする範囲は拡大しつつあり，一方で，国家試験の難易度上昇に対応するため，確実な知識の習得が求められている．

　「薬理学はむずかしい」，「薬のことはわかりにくい」といった学生や歯科医師の言葉に呼応し，本書では，わかりやすいこと，国家試験に対応すること，最新の知見も盛り込むことを留意して，教科書としてのみならず，最新の参考書としても活用できるものを目指して執筆，編集にあたった．

　定期的に改訂，見直しを行うという本書のコンセプトに従い，第3版では，新しい編者・著者に参加いただき，全章にわたって見直しをはかった．本書の特徴である，薬物を表に整理した「まとめ」，理解度を確認できる「Self Check」，トピックスや専門用語を解説した「コラム」，「全文索引」は継続し，ブラッシュアップを行った．

　今回の見直しのポイントは次の通りである．

① これまで生理活性物質と薬物としてまとめて記載していた項目を各疾患の章に移動し，関連性を学びやすくした．
② 薬物名は，正式な一般名を記載した．
③ わかりにくい用語，間違えやすい内容に関しては，さらなる加筆，図の追加などを行った．
④ 巻末収載の「歯科医師国家試験薬剤別出題一覧表」を最新データとした．
⑤ 知識の重要性を考慮してスリム化した部分，増やした部分のメリハリをつけた．

　シンプルでありかつわかりやすいこと，大事なことが伝わること，つねに up to date であることを目指して，本書をさらに充実させたいと考えている．皆様からの忌憚のないご意見を頂戴できれば幸いである．

　第3版発行に当たりご尽力いただいた学建書院の木村社長，大崎さんに感謝申し上げます．

2019年2月

著者一同

# はじめに

　歯学部の歯科薬理学は，医学部や薬学部での薬理学と同じように一般薬理学を習得するほかに，全身麻酔薬，局所麻酔薬，解熱鎮痛剤，抗菌薬に重点をおいて講義に当たっている．さらに，現在歯科治療に用いられている根管清掃剤，根管充塡剤などの歯科専用薬剤についてもあわせて講義をしている．

　近年，歯科薬理学の学生実習では，マウスやラット，ウサギなどの動物を用いた実習を控える傾向にある．パソコンを用いたシミュレーションによって$ED_{50}$や$LD_{50}$を求め，安全域を算出するソフトが普及し，それを実習に導入している薬理学講座もある．学生みずからがマウスやラットなどの動物に薬物を投与し，その生体反応を観察する機会が少なくなりつつある．このことから学生自身が実際の医薬品，薬物に直接触れる機会は少なく，患者さんとかかわる臨床実習登院や臨床研修歯科医（師）になってはじめて医薬品，薬物に触れる機会が増してくる．

　とくに歯学部の学生は「薬理学はむずかしい」，「薬のことはわからない」，「歯科用薬剤は病院薬局の薬剤師に任せている」，さらに開業した歯科医師からも「薬はどうも苦手で」などの言葉が聞かれる．学生諸君は医薬品に強い歯科医師にぜひなっていただきたい．そのために本書では次の点に留意して執筆・編集にあたった．

① シンプルであること，わかりやすいこと，学生自身が読んでわかること，大事なことがきちんと伝わることを第一の目標に置いて推敲を重ねた．
② 本文中の重要項目や語句，医薬品，薬物については色刷りをして強調し，学習の理解を助けるために表や図を取り入れた．
③ 単元ごとに，整理した薬物のまとめの表を掲載し，商品名，特徴を記載した．
④ 単元ごとに，学習した内容のSelf Checkを設け，学生自身が各単元の理解度を確認できるよう試みた．
⑤ コラムを設けて，最新の薬物や医薬品に関する話題や，専門用語の解説を記載した．
⑥ 過去16年間に歯科医師国家試験に出題された医薬品，薬物の一覧表を巻末に収載し，2006年第十五改正日本薬局方に準じた医薬品名を付記した．
⑦ 歯科医学教授要綱，コアカリキュラムに沿って構成した．
⑧ 今後新たに承認される医薬品や受容体の解析など，薬理学のホットな情報に対応するため，2年ごとの改訂，見直しを行う．

　以上を本書のコンセプトとし，工夫したつもりであるが，皆様の忌憚のないご意見を頂ければ幸いである．

　本書の出版に当たり終始ご協力とご理解をいただいた学建書院の木村社長，大崎さんに感謝申し上げます．

2008年3月

著者一同

## 本書とコア・カリキュラム，歯科医師国家試験出題基準との対照表

| 第1章　総論 | 平成28年度版　歯学教育モデル・コア・カリキュラム |
|---|---|
| A　薬理学の概念 | C-6-2)-①薬理作用の基本形式と分類を説明できる． |
| C　適用方法 | C-6-3)-①薬物の適用方法の種類と特徴を説明できる． |
| D　薬物動態学 | C-6-3)-②薬物動態（吸収，分布，代謝，排泄）について，加齢，病態による違いや薬物の相互作用による変化を含め，説明できる． |
| E　薬物の効果 | C-6-2)-⑤薬物の併用（協力作用，拮抗作用，相互作用）を説明できる． |
| F　作用機序 | C-6-2)-②薬物の作用機序を説明できる． |
| G　用量 | C-6-2)-③薬理作用を規定する要因（用量と反応，感受性）を説明できる． |
| H　薬物の反復投与（連用）による耐性，依存 | C-6-2)-④薬物の連用の影響（薬物耐性，蓄積および薬物依存）を説明できる． |
| I　副作用・有害事象 | C-6-4)-①薬物の一般的な副作用と有害事象を説明できる．<br>E-2-4)-(10)-⑦口腔・顎顔面領域に症状を現す薬物の副作用を列挙できる． |
| J　薬物適用上の注意 | E-1-4)-(1)-⑤患者の服用薬物の歯科治療への影響と歯科治療時の対応を説明できる． |
| K　薬物の管理 | C-6-1)-①医薬品の分類を説明できる．<br>C-6-1)-②毒薬，劇薬および麻薬等の表示と保管を説明できる．<br>C-6-1)-③日本薬局方を説明できる． |
| L　処方と処方箋 | E-1-1)-⑨処方と処方箋の書き方を説明できる． |

| 本書の目次 | 平成30年版　歯科医師国家試験出題基準 ||
|---|---|---|
| | 必修の基本的事項 | 歯科医学総論　(Ⅶ)治療　8　薬物療法 |
| 第1章　総論 | | |
| B　薬物療法の目的 | 12-コ-a　薬理作用 | ア-a　薬物療法の種類と特徴 |
| C　適用方法 | | イ-a　投与経路と剤形の種類と特徴 |
| D　薬物動態学 | 12-コ-b　薬物動態 | ア-c　薬物動態 |
| E　薬物の効果 | 2-ウ-b　GCP | ア-b　薬効 |
| F　作用機序 | | |
| G　用量 | | イ-b　用量と反応 |
| H　薬物の反復投与（連用）による耐性，依存 | 12-コ-c　薬物投与 | イ-e　薬物適用の注意 |
| I　副作用・有害事象 | 8-エ　薬物に関連する口腔・顎顔面領域の症候<br>7-イ-o　薬物・放射線による有害事象 | イ-d　薬物の副作用・有害事象の種類・機序・対策 |
| J　薬物適用上の注意 | | イ-c　服薬計画・指導<br>イ-e　薬物適用の注意 |
| K　薬物の管理 | 2-イ-d　医薬品，医療機器等の品質，有効性及び安全性の確保等に関する法律 | |
| L　処方と処方箋 | 2-コ-a　処方箋 | |
| 第17章　輸液，造影剤 | 12-サ-a　経口栄養，経静脈栄養，経管栄養 | |
| 第5章　血液・造血器に作用する薬物 | | ウ-f　止血薬，抗血栓薬 |
| 第9章　内分泌系に作用する薬物・ビタミン<br>第10章　硬組織に作用する薬物 | | ウ-e　代謝改善薬，ビタミン |
| 第11章　抗炎症薬 | | ウ-a　鎮痛薬，ウ-b　抗炎症薬 |
| 第13章　腐食薬・収斂薬，消毒薬<br>第14章　抗感染症薬 | | ウ-c　抗感染症薬 |
| 第15章　抗悪性腫瘍薬 | | ウ-d　抗腫瘍薬 |
| 第22章　歯科領域で用いられる薬物 | | ウ-g　齲蝕予防薬 |

# 目　次

## 第1章　総　論

A　薬理学の概念；薬理学とは？　(李　昌一)　1
　1．薬理学とは―薬理学の歴史―　1
　2．薬理学の分類　3
B　薬物療法の目的　(李　昌一)　4
　1．原因療法　4
　2．対症療法　4
　3．補充療法　5
　4．予防療法　5
Self Check　6
C　適用方法　(髙見正道)　7
　1．薬物の投与経路　7
　2．放出制御　8
D　薬物動態学　(安達一典／佐藤　元)　9
　1．膜透過　9
　2．吸収過程　10
　3．分　布　12
　4．代　謝　14
　5．排　泄　14
　6．薬物動態の臨床応用　16
　7．小児における薬物動態　18
　8．妊婦，胎児　18
　9．高齢者における薬物動態　19
　10．全身性疾患　20
Self Check　21
E　薬物の効果　(柴田達也／二藤　彰)　22
　1．薬物の効果に影響する因子　22
　2．薬物間の相互作用　23
　3．薬物と飲食物・食品との相互作用　27
Self Check　29
F　作用機序　(柴田達也／二藤　彰)　30
　1．受容体を介する作用　30
　2．受容体を介さない作用　35
Self Check　38
G　用　量　(安達一典)　39
　1．用　量　39
　2．薬物-受容体結合　39
　3．用量-反応関係　39
　4．用量の分類　40
　5．治療薬物モニタリング（TDM）　41
Self Check　42
H　薬物の反復投与（連用）による耐性，依存　(李　昌一)　43
　1．耐　性　43
　2．依　存　43
Self Check　45
I　副作用・有害事象　(二藤　彰)　46
　1．主作用と副作用　46
　2．薬物有害反応　46
　3．薬の副作用の予防と対策　47
　4．薬　害　47
J　薬物適用上の注意　(髙見正道)　49
　1．薬物の警告・禁忌・特定の背景を有する患者に関する注意　49
　2．小児・妊婦・高齢者への投薬　49
　3．病態との関連　51
　4．服薬指導　51
　5．個別化医療　52
　6．歯科領域での漢方薬（生薬）のおもな使用例　52
　7．薬のリバウンド　52

| Self Check | 52 |
| --- | --- |
| K 薬物の管理　　　　　　　　（二藤　彰） | 53 |
| 　1．医薬品の規制区分 | 56 |
| 　2．毒　薬 | 56 |
| 　3．劇　薬 | 56 |
| 　4．麻　薬 | 56 |
| 　5．向精神薬 | 57 |
| 　6．生物由来製品，特定生物由来製品 | 57 |
| 　7．医薬品の貯蔵温度と容器 | 57 |

| 　8．医薬品の安全管理体制 | 58 |
| --- | --- |
| Self Check | 58 |
| L 処方と処方箋　　　　　　　（二藤　彰） | 59 |
| 　1．処方箋の種類 | 59 |
| 　2．処方箋の記載事項 | 59 |
| 　3．処方箋の保存 | 60 |
| Self Check | 62 |
| M 医薬品の開発と治験　　　　（二藤　彰） | 63 |
| Self Check | 65 |

## 第2章　末梢神経系に作用する薬物　　　　　　　　（小松浩一郎）

| A 末梢神経系とは | 67 |
| --- | --- |
| B 自律神経系の生理的機能 | 67 |
| C 末梢神経における化学伝達 | 69 |
| D 末梢神経系の神経伝達物質 | 70 |
| 　1．アセチルコリン | 70 |
| 　2．カテコールアミン類 | 73 |
| E コリン作動性神経に作用する薬物 | 76 |
| 　1．コリン作動薬 | 76 |

| 　2．コリン作動性効果遮断薬 | 79 |
| --- | --- |
| F アドレナリン作動性神経に作用する薬物 | 82 |
| 　1．アドレナリン作動薬 | 82 |
| 　2．アドレナリン遮断薬 | 84 |
| まとめ | 87 |
| Self Check | 90 |

## 第3章　中枢神経系に作用する薬物　　　　　　　（李　昌一／小松浩一郎）

| A 中枢神経系の生理機能 | 93 |
| --- | --- |
| 　1．統合作用 | 93 |
| 　2．中枢神経系の機能的分類 | 93 |
| 　3．中枢神経系にかかわる神経伝達物質と受容体 | 94 |
| B 中枢抑制薬 | 98 |
| 　1．全身麻酔薬 | 98 |
| 　2．催眠薬・抗不安薬 | 101 |
| 　3．麻薬性鎮痛薬 | 103 |
| 　4．合成非麻薬性鎮痛薬（麻薬拮抗性鎮痛薬） | 104 |
| 　5．麻薬拮抗薬 | 104 |

| C 向精神薬 | 104 |
| --- | --- |
| 　1．統合失調症治療薬（抗精神病薬） | 104 |
| 　2．抗うつ薬 | 105 |
| 　3．抗そう薬 | 106 |
| D 運動異常治療薬 | 106 |
| 　1．抗てんかん薬 | 106 |
| 　2．中枢性筋弛緩薬 | 107 |
| 　3．抗パーキンソン病薬 | 107 |
| E 中枢興奮薬 | 109 |
| 　1．中枢興奮薬 | 109 |
| まとめ | 111 |
| Self Check | 114 |

## 第4章　循環器系に作用する薬物　　（塗々木和男／橋本　研）

| A　循環器系の解剖と生理 | 115 |
| --- | --- |
| 　1．循環器系の解剖 | 115 |
| 　2．循環器系の生理 | 115 |
| B　循環器系に作用する薬物の分類 | 115 |
| 　1．強心薬 | 115 |
| 　2．抗不整脈薬 | 117 |
| 　3．抗高血圧薬（降圧薬） | 118 |
| 　4．狭心症治療薬 | 121 |
| 　5．動脈硬化防止薬 | 123 |
| Self Check | 127 |

## 第5章　血液・造血器に作用する薬物　　（田島雅道）

| A　止血・血栓形成と血栓溶解の機序 | 129 |
| --- | --- |
| 　1．血小板の役割 | 129 |
| 　2．血液凝固カスケード | 129 |
| 　3．抗凝固系 | 130 |
| 　4．線溶系 | 130 |
| B　止血薬 | 131 |
| 　1．血管強化薬 | 131 |
| 　2．凝固促進薬 | 131 |
| 　3．血液製剤（特定生物由来製品） | 132 |
| 　4．抗線溶薬 | 132 |
| C　抗血栓薬 | 132 |
| 　1．血小板凝集阻害薬 | 132 |
| 　2．血液凝固阻止薬 | 134 |
| 　3．血栓溶解薬 | 135 |
| D　造血薬 | 136 |
| 　1．貧血治療薬 | 136 |
| 　2．白血球減少症治療薬 | 136 |
| まとめ | 137 |
| Self Check | 138 |

## 第6章　腎臓に作用する薬物　　（田島雅道）

| A　腎臓の構造と機能 | 139 |
| --- | --- |
| 　1．腎臓の形態 | 139 |
| 　2．腎臓の機能 | 140 |
| B　利尿薬 | 141 |
| 　1．浸透圧利尿薬 | 141 |
| 　2．炭酸脱水酵素阻害薬 | 142 |
| 　3．サイアザイド系利尿薬（チアジド系利尿薬） | 142 |
| 　4．ループ利尿薬 | 142 |
| 　5．カリウム保持性利尿薬 | 142 |
| まとめ | 143 |
| Self Check | 144 |

## 第7章　呼吸器系に作用する薬物　　（小松浩一郎）

| A　気管支喘息治療薬 | 145 |
| --- | --- |
| 　1．気管支喘息の発症機構 | 145 |
| 　2．気管支喘息治療薬 | 145 |
| B　呼吸促進薬 | 148 |
| C　鎮咳薬 | 148 |
| Self Check | 149 |

## 第8章　消化器系に作用する薬物　（小松浩一郎）

A　消化性潰瘍用薬　　151
B　制酸薬　　153
C　制吐薬　　153
Self Check　　154

## 第9章　内分泌系に作用する薬物・ビタミン　（二藤 彰／中島和久）

A　ホルモン　　155
　1．インスリンと糖尿病　　156
　2．甲状腺ホルモンとその疾患　　158
B　ビタミン　　159
Self Check　　160

## 第10章　硬組織に作用する薬物　（鈴木恵子）

A　硬組織とカルシウム　　161
　1．カルシウムの体内動態　　161
　2．血中カルシウム濃度を制御するホルモン　　162
B　硬組織に作用する薬物　　165
　1．ビスホスホネート製剤　　165
　2．ビタミン $K_2$ 製剤　　166
　3．ホルモン補充療法（HRT）　　167
　4．選択的エストロゲン受容体モジュレーター（SERM）　　167
　5．副甲状腺ホルモン製剤（テリパラチド，テリパラチド酢酸塩）　　167
　6．抗 RANKL 抗体　　168
Self Check　　169

## 第11章　抗炎症薬　（吉田彩佳／李 昌一／橋本 研）

A　炎症の経過　　171
B　炎症性メディエーター　　172
　1．アミン類　　172
　2．キニン類　　172
　3．エイコサノイド　　175
　4．リソソーム内物質　　178
　5．炎症性サイトカイン　　178
　6．活性酸素・フリーラジカル　　179
　7．一酸化窒素　　179
C　炎症反応に寄与する細胞　　179
D　ステロイド性抗炎症薬（SAIDs）　　180
　1．ステロイド性抗炎症薬の薬理作用　　180
　2．ステロイド性抗炎症薬の作用機序　　180
　3．ステロイド性抗炎症薬の適用と副作用　　181
　4．ステロイド性抗炎症薬の種類　　182
E　非ステロイド性抗炎症薬（NSAIDs）　　183
　1．酸性非ステロイド性抗炎症薬（酸性NSAIDs）　　183
　2．塩基性非ステロイド性抗炎症薬（塩基性NSAIDs）　　184
F　解熱性鎮痛薬　　184
　1．ピリン系解熱性鎮痛薬　　184
　2．非ピリン系解熱性鎮痛薬　　184
G　抗リウマチ薬　　185
H　痛風治療薬　　186
まとめ　　187
Self Check　　190

## 第12章　抗アレルギー薬　　　（髙見正道／塗々木和男）

- A　アレルギー反応　191
  - 1．アレルギーの分類　191
- B　ヒスタミン　192
  - 1．ヒスタミン　192
  - 2．ヒスタミン受容体　193
  - 3．抗ヒスタミン薬　193
- C　抗ヒスタミン薬（$H_1$受容体拮抗薬）　194
  - 1．薬理作用　194
  - 2．分類・種類・特徴　195
  - 3．適応　195
  - 4．副作用　195
  - 5．その他　196
- D　ステロイド性抗炎症薬（副腎皮質ステロイド薬）　196
- E　免疫調節薬　196
  - 1．免疫抑制薬　196
  - 2．免疫刺激薬　197
- まとめ　198
- Self Check　199

## 第13章　腐食薬・収斂薬，消毒薬　　　（坂井信裕）

- A　腐食薬・収斂薬　201
  - 1．腐食薬　201
  - 2．収斂薬　202
- B　消毒薬　203
  - 1．消毒の作用機序　203
  - 2．消毒薬の効果に影響する因子　203
  - 3．消毒薬の効果判定　204
  - 4．消毒薬の分類　204
  - 5．消毒薬の対応　206
  - 6．消毒液の特性と対象別使用濃度　207
  - 7．歯科領域における器具の感染リスク　207
  - 8．B型肝炎ウイルス（HBV）とエイズウイルス（HIV）の滅菌・消毒　208
- Self Check　209

## 第14章　抗感染症薬　　　（奥平准之）

- A　作用機序　211
  - 1．細胞壁合成阻害　211
  - 2．細胞膜機能阻害　211
  - 3．核酸合成阻害　212
  - 4．タンパク質合成阻害　213
  - 5．葉酸合成阻害　213
- B　耐性獲得の生化学的機構　213
  - 1．薬物不活性化酵素の産生　213
  - 2．薬物作用点の変化　214
  - 3．薬物の細胞内取り込みの低下　214
- C　体内動態　214
- D　各論　216
  - 1．$\beta$-ラクタム系抗菌薬　216
  - 2．アミノグリコシド系抗菌薬　220
  - 3．マクロライド系抗菌薬　221
  - 4．テトラサイクリン系抗菌薬　222
  - 5．クロラムフェニコール系，リンコマイシン系，ホスホマイシン系抗菌薬　222
  - 6．グリコペプチド系抗菌薬　223
  - 7．ピリドンカルボン酸系合成抗菌薬　223
  - 8．サルファ薬　224

| | | | | |
|---|---|---|---|---|
| 9. 抗真菌薬 | 225 | まとめ | 228 |
| 10. 抗ウイルス薬 | 225 | Self Check | 231 |

## 第15章　抗悪性腫瘍薬　　（安達一典／佐藤慶太郎）

| | | | | |
|---|---|---|---|---|
| A | 化学療法薬 | 234 | 3. インターロイキン（IL） | 240 |
| | 1. アルキル化薬 | 234 | D | 癌免疫療法（癌免疫薬） | 240 |
| | 2. 代謝拮抗薬 | 235 | E | 分子標的薬 | 240 |
| | 3. 抗（悪性）腫瘍性抗生物質 | 236 | | 1. 増殖因子を標的 | 240 |
| | 4. 微小管阻害薬 | 237 | | 2. 血管新生因子を標的 | 242 |
| | 5. トポイソメラーゼ阻害薬 | 237 | F | 抗悪性腫瘍薬の薬物間相互作用 | 242 |
| | 6. 白金化合物 | 238 | G | 抗悪性腫瘍薬の副作用（一般毒性と特異的副作用） | 243 |
| B | ホルモン療法 | 239 | | |
| | 1. 抗エストロゲン薬 | 239 | H | 処方の実際 | 244 |
| C | BRM療法 | 239 | まとめ | 245 |
| | 1. 免疫強化薬 | 239 | Self Check | 246 |
| | 2. インターフェロン（IFN） | 240 | | |

## 第16章　毒物と解毒薬　　（髙見正道）

| | | | | |
|---|---|---|---|---|
| A | 薬物中毒の処置法 | 247 | 1. 気道異物 | 249 |
| B | 体外除去 | 247 | 2. 消化管異物 | 249 |
| C | 体外排泄促進 | 247 | 3. 異物摘出の適応 | 249 |
| D | 拮抗薬 | 248 | 4. 誤飲 | 250 |
| E | 異物誤飲 | 249 | Self Check | 251 |

## 第17章　輸液，造影剤　　（二藤　彰）

| | | | | |
|---|---|---|---|---|
| A | 輸液 | 253 | 3. おもな造影検査の種類 | 255 |
| B | 造影剤 | 254 | 4. 造影剤の副作用 | 255 |
| | 1. 造影剤の具備すべき条件 | 254 | Self Check | 256 |
| | 2. 口腔領域における造影撮影法 | 254 | | |

## 第18章　救急用薬剤　　（髙見正道）

| | | | | |
|---|---|---|---|---|
| A | ショックの原因による分類 | 257 | 1. 心原性ショック | 257 |
| B | ショックをきたす疾患と治療 | 257 | 2. 敗血症ショック（細菌性ショック） | 257 |

3．アナフィラキシーショック　258
4．神経原性ショック　258
5．循環血液量減少性ショック（出血性ショック）　258
C　おもな救急用薬剤　259
1．酸　素　259
2．リドカイン塩酸塩注射液　259
3．ニフェジピン　259
4．ジアゼパム　259
5．アドレナリン注射液　259
6．ヒドロコルチゾン　259
7．ドパミン塩酸塩　259
D　フッ素の急性中毒に対する救急処置　260
Self Check　261

## 第19章　漢方の薬理　（二藤　彰）

A　漢方製剤　263

## 第20章　局所麻酔薬　（高橋俊介／高橋聡子）

A　化学構造による分類　265
B　適用方法　266
C　作用機序　267
D　代謝経路　269
E　麻酔効果に影響する因子　270
1．適用部位からの吸収　270
2．麻酔されやすさ　271
F　局所麻酔薬の副作用・毒性　272
1．副作用　272
2．毒　性　272
3．中毒の主要症状　272
まとめ　273
Self Check　274

## 第21章　唾液腺に作用する薬物　（前畑洋次郎／宮本千央）

A　唾液の分泌制御　275
1．唾液の生理作用　275
2．唾液腺の構造と機能　275
B　唾液の分泌を促進する薬物　277
1．コリン作動性薬物　277
2．アドレナリン作動薬　278
3．サブスタンスP　278
C　唾液の分泌を抑制する薬物　278
1．抗コリン薬　278
2．向精神薬　278
3．その他の薬物　279
D　口腔乾燥症治療薬　279
1．口腔乾燥症　279
2．コリン作動薬　279
3．漢方薬　280
4．その他の治療薬　280
5．人工唾液（サリベート®）　280
まとめ　281
Self Check　282

## 第22章　歯科領域で用いられる薬物―歯内・歯周・止血・齲蝕予防薬―

A　歯内療法薬　　　（吉野文彦／吉田彩佳）　283
　1．齲窩消毒薬，歯髄鎮痛・鎮静薬　283
　2．覆髄材　285
　3．象牙質知覚過敏症治療薬　286
　4．生活断髄薬　287
　5．歯髄失活薬　288
　6．根管消毒薬　288
　7．根管清掃・拡大薬　290
　8．根管充塡材（剤）　291
B　歯周療法（治療）薬
　　　　　　　　　（吉野文彦／吉田彩佳）　292
　1．歯科用洗口剤　293
　2．歯周ポケット内洗浄薬　294
　3．歯科用軟膏剤　294
　4．歯周ポケット内徐放性製剤　295
　5．抗菌薬　295
　6．その他の歯周治療薬　296
C　止血に用いられる薬物
　　　　　　　　　（吉野文彦／吉田彩佳）　296
　1．止血薬　297
D　漂白剤　　　　（吉野文彦／吉田彩佳）　298
E　齲蝕予防薬　　　（柴田達也／中島和久）　299
　1．フッ化物　299
　2．代用糖　303
まとめ　304
Self Check　306

歯科医師国家試験薬剤別出題頻度一覧表（第86回～第114回）　309

索　引　319

# 1 総論

## A 薬理学の概念；薬理学とは？

SBO　薬物作用の基本形式と分類が説明できる．

### 1　薬理学とは　—薬理学の歴史—

　薬理学（pharmacology）は，人類の歴史の誕生とともに天然の植物から生まれた薬草であった「くすり，薬物」（drugs）により病気を治すという経験の積み重ねから，それらの「くすり，薬物」がなぜ病気を治すのか，つまり，「くすり，薬物」の生体に対する作用を知るために生まれた学問である．したがって，まず，「くすり，薬物」による治療を必要とする「病気」について知る必要がある．病気というのは，毎日の身体活動に変化がみられ，正常状態が異常な状態になることで自覚されるものである．この正常状態を維持している生理機能が恒常性（homeostasis）であり，この恒常性は単純にとらえれば，臓器や生体機能の興奮作用と抑制作用とのバランスにより保たれている（図 1-1a）．病気というのは，この身体の恒常性が失われた状態であり，興奮作用と抑制作用が強くなり両者のバランスがくずれることをいうのである（図 1-1b）．「くすり，薬物」はこのバランスのくずれを元に戻す作用をもつといえよう（図 1-1c）．人類は経験的にその知恵を子孫に伝え，体系的にされたものとしてアジアでは漢方薬による漢方医学，ヨーロッパでは古典医学の一分野の materia medica として発展してきた．

　この経験的な学問が，近代医学の礎となる実験医学の誕生とともに生まれた生理学の実験手法を導入することで薬理学が誕生することになる．その先駆けとなる実験薬理学の先駆者として，フランスのマジャンディー（François Magendie, 1783～1855）と，その弟子であり生理学史上最も傑出した生理学者といわれるベルナール（Claude Bernard, 1813～1878）があげられる．マジャンディーの「私は実験で確認できないものは信じない」という実験生理学的思想は，弟子であるベルナールの名著「実験医学序説（1865）」に結実され，「あらゆる生命現象の不思議は正しい科学的実験の積み重ねによって解明させられるべきであって，方法論的には生物体の科学も無生物の科学も決して別のものではない」という考え方により，古典医学が科学（science）の重要な分野として飛躍していくことになる．また，マジャンディーは，矢毒として使われていたストリキニーネの研究や当時知られていたモルヒネなどのアルカロイドを使った処方集を著したことから 19 世紀薬理学の父ともいわれている．また，ベルナールも矢毒であるクラーレの実験を行い，その作用部位を特定している．両者ともに生理機能の研究に毒物を使用していることから，毒物に

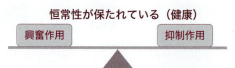
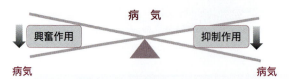
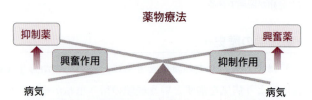

図 1-1　恒常性（健康）と病気と薬物療法

もなる薬物の作用から生体の機能を知ろうとする学問が**薬理学**のはじまりであった．このような実験薬理学の成り立ちについてはドイツにおいても同様になされ，先駆者としては**ブフハイム**（Rudolf Buchheim, 1820～1879）と，その弟子である**シュミーデベルグ**（Oswald Schmiedeberg, 1838～1921）があげられる．ブフハイムはヨーロッパにおいて実験薬理学を優れた実験施設とともに学問として確立し，薬理学を重要な医科学の一分野として位置づけた．さらにシュミーデベルグは，ドイツ薬理学史上傑出した薬理学者であると同時に多くの優れた近代薬理学者の担い手を育成した．日本における薬理学はシュミーデベルグに学んだ先人により確立され，京都大学の林春雄，東京大学の森島庫太らにより 1927 年に日本薬理学会が創立された．

　19 世紀の生理学を中心とした実験薬理学が，20 世紀に入り，有機合成化学の急速な発展に伴い古来天然物の「くすり」から化学合成された化学物質，いわゆる「薬物」として変遷し，第二次世界大戦以降の生化学と電気生理学の研究方法が導入され，さらに分子生物学研究方法が加わることで近代薬理学として発展することになる．さらに，遺伝子研究の成果を背景としてゲノム科学の発展に伴いゲノム薬理学など新しい薬理学の分野が現在誕生している．

---

**アルカロイド**

　窒素原子を含み，塩基性を示す有機化合物の総称．かつては植物塩基という訳語も用いられた．アルカロイドは強い生物活性をもつものが多く，植物毒の多くはアルカロイドである．また，薬用植物の主成分もアルカロイドであることが多く，医薬品の原料として用いられる．モルヒネ，アトロピン，カフェイン，クラーレ，ストリキニーネ，コカイン，ニコチン，テオフィリン，スコポラミン，コルヒチンなどがあげられる．

## 2　薬理学の分類

　薬物とは生体機能に影響を与える化学物質であり，薬理学とは薬物と生体の相互作用の結果起こる現象の原因を探求する医科学である．薬理学は一般的に薬物が生体にどのように作用するのか，すなわち，薬物の作用機序を解明する分野である薬力学（pharmacodynamics）と，薬物が生体に投与されたあとの運命，すなわち，薬物の吸収，分布，代謝，排泄の過程を学ぶ分野である薬物動態学（pharmacokinetics）に分類される．さらに，これらの知識を背景として，実際の臨床でヒトの病気の予防と治療における薬物療法の実際を学ぶのが臨床薬理学（clinical pharmacology）である．また，薬理学の歴史においても述べたが，薬理学者は生理機能の研究に毒物を使用してきた．薬物の毒性や有害作用面を取り扱う薬理学分野を毒性学という（図 1-2）．

　これらをふまえて歯科医師に必要な薬理学として歯科薬理学がある．すなわち，歯科薬理学というのは薬理学の基礎である一般薬理学および歯科臨床上重要な薬物，薬物の名称，性状，薬理作用，作用機序，主要な臨床的応用，副作用，相互作用，処方に対する知識を知る学問である．

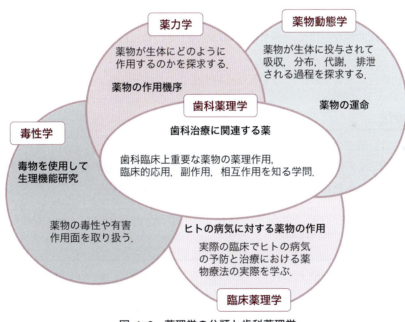

図 1-2　薬理学の分類と歯科薬理学

## B 薬物療法の目的

SBO　薬物療法の目的を説明できる．
　　　原因療法を説明できる．
　　　対症療法を説明できる．
　　　補充療法を説明できる．
　　　予防療法を説明できる．

　**病気**というのは身体の恒常性が失われた状態であり，興奮作用と抑制作用が強くなり両者のバランスがくずれることであることについてはすでに述べた（図 1-1b）．したがって，薬物による治療の目的はこのバランスのくずれを修復させることであり，バランスが興奮作用に傾いていれば**抑制薬**を，逆に抑制作用に傾いていれば**興奮薬**を用いることになる（図 1-1c）．

　しかしながら，恒常性にかかわる生体の機能は単純ではなく，神経系，内分泌系，免疫系によって幾重にも調節されている．このような多彩な調節機構をもつ生体機能に薬物が単純に作用しているとは考えにくく，薬物が求める作用（主作用）とは別の作用（**副作用，有害作用**）を引き起こす可能性がつねにある．したがって，**薬物治療**はあくまで生体の機能としての恒常性の回復を手助けしている補助的な作用で，本来の生体の回復力がつねに必要になることを忘れてはならない．

　実際の薬物療法においては，次のような目的に応じて薬物が使用されることになる．

### 1　原因療法

　**原因療法**とは，病気にみられる原因を根本的に除去するための療法である．代表的なものとして，感染症を起こす病原微生物を死滅させる**抗菌薬**（**抗生物質，化学療法薬**）や癌細胞の消滅を目的とする**抗悪性腫瘍薬**などがあげられる（図 1-3）．原因療法は病気を治す意味で本質的な治療として重要である．

### 2　対症療法

　**対症療法**とは，病気の治療上，根本原因に対する治療とは別に，病気の示す症状に対して，これを鎮静除去するための療法である．一般の「かぜ薬」として市販されている消炎鎮痛薬が代表例で，咳，疼痛，発熱などそれぞれの症状を抑える薬物であるが，原因である病原微生物を除去しているわけではない．高血圧や糖尿病の原因はいまだ特定されていないので，血圧を降下させる高血圧症治療薬による治療や血糖値を下げる糖尿病治療薬による治療も対症療法である（図 1-3）．したがって，対症療法は原因療法の併用療法としても行われるが，原因療法が不能な場合でも患者の苦痛を緩和することや生活の質（QOL；quality of life）を向上させるために臨床の現場でしばしば用いられている療法である．

## 3　補充療法

　補充療法とは，生体内で機能を維持するために必要な物質（ホルモン，ビタミン，因子）が不足して起こる病気において，その不足した物質を補充することで病気からの回復を図る療法である．代表的な例として，インスリンが分泌できなくなった糖尿病患者にインスリンが注射される治療があげられる（図 1-3）．補充療法は継続的に投与されるので対症療法であり，作用からいえば原因療法でもあり，原因療法と対症療法の中間的な位置である療法である（図 1-3）．

## 4　予防療法

　予防療法とは，病気の発症を予防するために行われる療法で，感染症，伝染病を防ぐワクチンや花粉症などのアレルギーを予防する抗アレルギー薬などがあげられる（図 1-3）．

　以上に述べた薬物療法を含めた薬物療法の具体例について図 1-3 にまとめた．

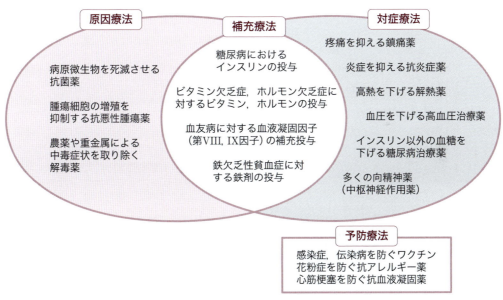

図 1-3　薬物療法の具体例

## Self Check

下線部に誤りがあればそれを正せ．

・病気とは，身体の₁平衡性が失われた状態である．
・薬物とは，₂生体機能に影響を与える化学物質である．
・市販の風邪薬は₃原因療法である．
・抗菌薬は₄対症療法である．
・インスリンが分泌できなくなった糖尿病患者にインスリンが注射されるのは₅対症療法である．
・花粉症などのアレルギーを予防する抗アレルギー薬は₆原因療法である．

**解答**
1．恒常性　　　3．対症療法　　　5．補充療法
2．○　　　　　4．原因療法　　　6．予防療法

## C 適用方法

SBO 薬物の適用部位により作用発現時間に差が生じることを説明できる．
　　 薬物の投与方法の利点，欠点を説明できる．
　　 薬物の適用方法の種類と特徴を説明できる．

### 1　薬物の投与経路

薬物はさまざまな経路で生体に適用される（**表 1-1**，**図 1-4**）．

**表 1-1　薬物の投与経路**

| 薬 | 投与経路 | |
|---|---|---|
| 内服薬 | 経口投与 | 消化管<br>舌下 |
| 注射薬 | 注射による投与 | 静脈内注射<br>点滴静注<br>動脈内注射<br>皮下注射<br>髄腔内注射<br>筋肉内注射 |
| 外用薬 | 外用による投与 | 皮膚<br>消化管内<br>眼，耳，鼻<br>直腸 |
| | 吸入による投与 | 肺 |

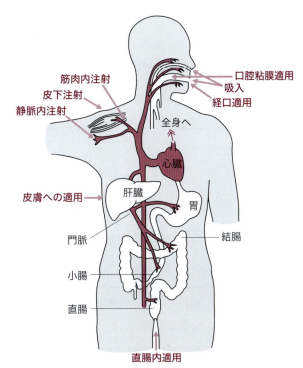

**図 1-4　薬物の適用経路**
（鈴木正彦：改訂2版 新クイックマスター・シリーズ 薬理学，医学芸術社，2005）

**1）経口投与**

PO（ラテン語で Per Os の略）ともいい，一般に飲み込んだ薬物は消化管から吸収され，門脈・肝臓を経て血液中に移行する．

経口投与の特徴として，①注射器など特別な器具を用いなくてよい，②注射に比べて血液中の薬物濃度の上昇が穏やかなため安全性が高く，身体を傷つけることがない，③自宅で患者自身が服用できる，などの利点がある．一方，薬物の一部は肝臓や小腸で代謝を受ける（初回通過効果）うえ，注射に比べて薬効が現れるのに時間を要するため，緊急の際には不向きである．また，薬物を飲み込むことができる患者にしか投与できない．

## 2）静脈内投与

静脈注射や点滴静脈注射による投与で，IV（Intravenous）ともいう．静脈内投与は即効性があり，緊急時にも役立つ．しかし，血液中の薬物濃度が急激に上昇するため，経口投与に比べると安全性が低く，注意が必要である．

## 3）筋肉内投与

筋肉内への注射による投与で，ワクチンおよび難水溶性薬物の投与に用いられる．

## 4）皮内投与

アレルギー検査やツベルクリン検査で用いられる．

## 5）皮下投与（SC）

SC（Subcutaneous）ともいい，インスリンなどを皮下に注射する．

## 6）吸入投与

肺や気管支から吸入する．喘息治療薬（気管支拡張薬），吸入麻酔薬，抗ウイルス薬（ザナミビル水和物，ラニナミビルオクタン酸エステル水和物）などに用いられる．

## 7）粘膜投与

舌下膜投与（ニトログリセリン）や直腸粘膜投与（坐薬）などは薬物が粘膜を通過して直接血液中に移行する．

## 8）経皮投与

ニコチンパッチやオピオイドパッチなど，皮膚表面から薬物を吸収させる．

## 9）その他

経鼻投与，点耳投与，点眼，腹腔内投与，皮内投与，動脈内投与などがある．

# 2　放出制御

投与後，製剤から薬物が溶出する速度をコントロールすることを放出制御といい，**徐放性製剤**と**時限放出型製剤**に分類される．

## 1）徐放性製剤

投与後，徐々に薬物が溶出するため，薬物の投与回数を減らしたり，血液中の薬物濃度の急激な上昇を防いだりすることができる．

## 2）時限放出型製剤

投与後，一定時間が経過すると薬物が放出されるため，朝方に増悪しやすい気管支喘息など，日内変動を伴う疾患に有効である．また，薬物によっては消化管などの特定の部位で薬効を発揮させることも可能である．

# D 薬物動態学

SBO 薬物の吸収（輸送）機構，生体内分布，薬物の代謝機構，排泄機構，薬物動態理論を説明できる．

　すばらしい薬理効果をもつ薬物でも，標的臓器において薬理効果を発揮するのに十分な濃度に達していなければ，臨床では用いることはできない．すべての薬物は臨床上の有効性を示すことが最低限度必要とされる．生体に投与された薬物は，諸過程〔ADME：吸収（absorption），組織への分布（distribution），代謝（metabolism），排泄（excretion）〕を経て，薬効，副作用にかかわる標的組織中のターゲット分子（受容体や酵素など）に到達する．

## 1　膜透過

　細胞膜は，脂質二重膜により構成されており，脂質中の疎水性側鎖は膜の内側に存在している．薬物輸送にとって生体膜の脂溶性コアが主要な障壁となる．生体膜の通過様式には**受動的輸送**と**能動的輸送**がある（表 1-2）．脂溶性（非解離型，非イオン性，非極性）の分子は，容易に膜を拡散透過することができるが，多くの極性分子，**4級アンモニウム塩**や**カテコールアミン**は，透過しにくく，担体（トランスポーターなどのキャリアー）により運ばれたり，細胞表面の受容体に作用するか，あるいはエンドサイトーシスにより細胞内部に取り込まれたあとに細胞内部に遊離される．

　薬物の脂溶性と吸収性との間には比較的よい相関があり，**脂溶性**（オクタノール・水分配係数＝log P）の高い薬物ほど生体膜に分配しやすくなり，膜透過速度は大きくなる．しかし，吸収性には上限値が存在する．これは，消化管管腔中の薬物が小腸上皮細胞の細胞膜に至る過程で，その近傍にある非攪拌水層中（膜表面付近での，管腔中央に比べて攪拌が悪く流動性が抑えられた水層）での拡散過程が律速になっているためと説明される．細胞膜に存在するP-糖タンパク質（p.26 Column 参照）は吸収された物質を排泄する．

表 1-2　受動的輸送と能動的輸送

| 受動的輸送 | 能動的輸送 |
|---|---|
| ・濃度勾配に従って移動する | ・濃度勾配に逆らって通過する |
| ・生体エネルギーを必要としない | ・生体エネルギーを必要とする |
| ・非特異的な通過 | ・特異的，担体が必要 |
| ・水，イオン，脂溶性，非解離型，低分子の輸送 | ・$Na^+$，$K^+$，糖，アミノ酸，ビタミンなどの輸送 |
| ・ほとんどの薬物が該当 | ・輸送能力に限界がある |
| ・消化管による吸収，糸球体での濾過 | ・尿細管分泌，胆汁分泌 |

### Column　トランスポーター

　脂溶性の物質や薬物は拡散により膜を通過する．一方，水溶性あるいは脂溶性の低い物質の輸送（吸収，排泄）や，濃度勾配に逆らった輸送には，トランスポーターという膜タンパク質が関与している．消化管，肝臓，腎臓，血液脳関門，神経などに存在する．神経伝達物質のシナプス小胞や神経終末への取り込みにも，トランスポーターがかかわっている．レセルピンは，モノアミンのシナプス小胞トランスポーターと結合し，取り込み作用を抑制することによって，シナプス伝達を阻害する．

## 2 吸収過程

摂取された錠剤やカプセル剤は，吸収される前にまず消化管内で崩壊され，消化管液により溶解され，消化管上皮細胞を通過する．消化管における薬物の吸収は，主として小腸で行われるが，胃および大腸でもある程度の吸収は行われる．胃内は強い酸性であるので一般に酸性の薬物は吸収されやすいが，塩基性の薬物は吸収されにくい．しかし，胃の粘膜層の表面積は小腸と比べてはるかに小さいので，酸性の薬物でも小腸粘膜からの吸収が重要となる．

### a 弱酸性薬物

**弱酸性薬物**は，pHが低いほど非イオン型になりやすく，吸収されやすい．

アスピリンなどの弱酸性薬物（pKa=3.5）は，胃の中のような強酸性条件下（pH=1.4）では水素化され（そのため電気的に中性になる），非イオン化状態の薬物は，胃粘膜を構成する脂質二重膜をより透過しやすいため，薬物吸収速度が速くなる．

$$H^+ + A^- (イオン型分子) \rightleftarrows HA (非イオン型分子)$$

$$Ka (解離定数) = \frac{[H^+][A^-]}{[HA]}$$

H：Hydrogen（水素）
$H^+$：プロトン
A：Acid（酸）
[HA]：HA（酸）の濃度
$[A^-]$：$A^-$の濃度

対数をとり，

$$\log Ka = \log [H^+] + \log \frac{[A^-]}{[HA]} \quad (\text{Henderson-Hasselbalch の式}),$$

移行し，

$$\log \frac{[非イオン型分子]}{[イオン型分子]} = \log \frac{[HA]}{[A^-]} = -\log Ka + \log[H^+] = pKa - pH = 3.5 - 1.4 = 2.1$$

よって，$\frac{[HA]}{[A^-]} = 10^{2.1} = 130$

したがって，胃の中では，電気的に中性状態の水素化した薬物は，脱水素化された荷電状態の薬物濃度の130倍存在する．つまり，薬物の99.2%は中性状態で存在する．この水素化された分子は，胃粘膜障壁を拡散透過し，血液中に到達することができる．

### b 弱塩基性薬物

**弱塩基性薬物**は，pHが高いほど非イオン型になりやすく，吸収されやすい．

抗不安薬のジアゼパムは，小腸で吸収されやすい．塩基性物質の吸収は，比較的アルカリ性である小腸の中で（非イオン型が多くなり），より効率よく行われる．

$$BH^+（イオン型）\rightleftarrows B（非イオン型）+H^+$$

解離定数 $Ka = \dfrac{[B][H^+]}{[BH^+]}$     B：Base（塩基）

対数をとり，

$$\log Ka = \log[H^+] + \log\dfrac{[B]}{[BH^+]}$$

移行し，

$$\log\dfrac{[非イオン型分子]}{[イオン型分子]} = \log\dfrac{[B]}{[BH^+]} = pH - pKa$$

アルカリ性（pH）が高いほど pH－pKa の値は大きくなり，非イオン型薬物の割合が多くなる．

### c 中枢神経系

中枢神経系（CNS；central nervous system）は，外来性の薬物から強く遮断されている．**血液脳関門（BBB**；blood brain barrier，p.12 Column 参照）は血管内皮細胞とペリサイト（周皮細胞）を裏側からアストロサイトで押さえつけることで，特殊な接合帯（tight junction）を形成し，体循環から脳循環中への薬物の受動拡散を大きく制限している．BBB を通過するには，十分な脂溶性を有するか，**キャリアー（担体）**タンパク質を利用しなければならない．

### d 生物学的利用能（バイオアベイラビリティ）

生物学的利用能（bioavailability）とは，どれだけの量の薬物が体内に入っていくかを表したものである．

$$生物学的利用能 = \dfrac{全身循環に到達した薬物量}{投与された薬物量} = \dfrac{ある投与法によるAUC}{静脈内注射によるAUC}$$

- **AUC**（area under the curve；血中濃度曲線下面積，図 1-5）：血中濃度曲線と血中濃度（縦）軸および時間（横）軸で囲まれた部分の面積，つまり血中濃度の時間積分 $\int Cdt$ を示している．

**静脈内投与**された薬物は直接全身循環に注入される．つまり，投与量と全身循環に達した薬物量が等しく，**生物学的利用能**は 1.0 である．それに対して，同一の薬物を経口投与した場合には，

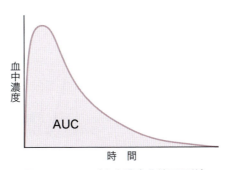

図 1-5　AUC（血中濃度曲線下面積）

薬物の吸収が完全ではなく，また吸収された薬物は肝臓で代謝を受けるために**生物学的利用能**は通常1.0以下となる．

> **Column ● 薬物の中枢神経系への関門**
>
> 血中の薬物が中枢神経系へ入るには，バリアーを通過しなければならない．血液と脳との物質交換のバリアーを血液脳関門（blood brain barrier）という概念で呼ぶ．解剖学的には血液と，脳神経組織の間の血液脳関門と，脈絡叢を介して脳脊髄液（CSF；the cerebrospinal fluid）との間に存在する血液脳脊髄液関門（blood CSF barrier）がある．最近ではこれらが解剖学的関門であるのみならず，排出輸送のトランスポーターが機能する動的な関門であることが知られている．

## 3　分布

生体内の薬物動態を非観血的に経時的に検討するためには，生体を単純にある一定量の箱（コンパートメント）の集まりと考え，この箱の中の薬物濃度を一定とみなして，薬物量の時間的な推移を解析することが便利である．静脈内に投与後，血中から組織へ移行する速度が無視できるほど速い薬物（血中と組織中濃度が平衡に達するために時間がかからない薬物）は，1-コンパートメントで近似でき，投与された薬の血中における濃度変化は，一次反応式に当てはまる（図 1-6，左グラフ）．これに対して，血中から組織へ移行する速度が目に見えて遅い薬物（血中と組織中濃度が平衡に達するために時間がかかる薬物）は，2-コンパートメントモデルで取り扱われ，血中薬物濃度が二相性を示す（図 1-6，右グラフ）．血液ならびに心臓，脳，肝臓，腎臓のような血流の速い組織が1つの中央コンパートメントとしてまとまり，他方で，筋肉，皮膚，脂肪，骨のようなより血流の遅い組織が最終コンパートメント（すなわち，組織コンパートメント）としてふるまうと見なすことができる．血中と組織中濃度が平衡に達したあとは，合わせて1つの「箱」になるので，結局は「箱1つ」と見なして何ら問題はない．2-コンパートメントモデルに当てはまる薬物の血中濃度推移は，2つの直線（分布を示す$\alpha$相と消失を示す$\beta$相）の合計で表される（図 1-6）．

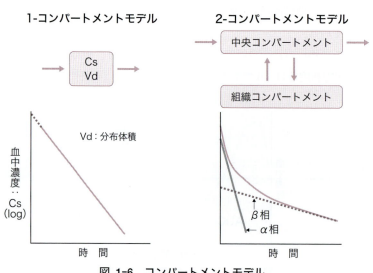

図 1-6　コンパートメントモデル

多くの場合，組織中薬物の効果は血中濃度と相関する．さまざまな組織およびコンパートメントにおける薬物分布の支配因子は血中濃度に大きな影響を及ぼす．

### a 分布容積

薬物の**分布容積**（Vd；volume of distribution）は，吸収された薬物が定常状態の血中濃度と均一な濃度で組織などに存在すると仮定した場合に必要な液体の容積である．

分布容積は，Vd＝体内薬物量／血中濃度で表される．つまり薬物が見かけ上，血中濃度と等しい濃度で均一に分布するような体液の容積のことで，体内量と血中濃度を結びつけるために考えられた換算定数である．Vdが大きいほど薬物の血中濃度は低く，組織に移行しやすいといえる（図 1-7）．

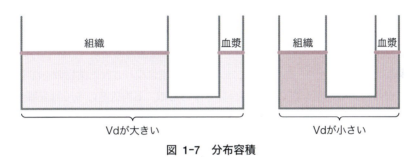

図 1-7　分布容積

薬物が全体として体に吸収される程度は，薬物が体中の組織に広く分布するときに大きくなる．血管が密に存在するコンパートメントに分布する薬物の分布容積は小さい．筋肉，脂肪，血管があまり存在しないコンパートメントに分布する薬物の分布容積は大きくなる．同等の効能を得ようとする場合，体内組織への分布が大きい薬物は体内組織への分布が小さい薬物に比べて大きな初期投与量を必要とする．

### b 血漿タンパク結合

多くの薬物は脂溶性および静電気的な力でアルブミンに対して低親和的に薬物固有の一定比率で結合（結合型）する．薬物は，血漿タンパク質に結合することで拡散が制限され，薬理作用を示さず代謝・排泄も受けない．一方で，血漿タンパク質と結合していない遊離型は細胞膜を拡散透過することができ，薬効を示し，代謝・排泄を受ける．

**タンパク結合率**の高い薬物は血管内にとどまる傾向を示すため，分布容積が比較的小さい（典型的には70 kgの人で7〜8 L）．タンパク結合率の高い薬物を併用すると，アルブミンを競合することで双方の遊離型血中濃度が上昇し，作用増強につながる．

### c 薬物分布の速度論的・熱力学的モデリング

血管の密なコンパートメントは，血流量も多くて速度論的に薬物が移行しやすいため，このコンパートメントは薬物濃度が上昇する最初の血管外コンパートメントとなる．

筋肉および脂肪の多いコンパートメントでは，血管が密なコンパートメントに比べ**薬物蓄積能**

力が大きい．脂肪の多いコンパートメントでは，通常薬物蓄積能力は最も大きくて血流量が低いため，他のコンパートメントに比べ多量の薬物を取り込むことができるが，その速度は遅い．

薬物が出ていく速度は，血管が密なコンパートメントが一番速く，次に筋肉，脂肪のコンパートメントの順に続く．

一般的に高齢患者では，骨格筋は若い人より少なく，血中濃度に影響を与える筋肉組織への薬物取り込みの寄与が小さくなる（p.19 高齢者における薬物動態参照）．優秀な運動選手では筋肉量が多く血流も比例して大きくなるため，血中濃度に影響を与える筋肉組織への薬物取り込みの寄与が大きくなる．肥満の人では，脂肪組織への薬物取り込み能力が大きくなることが予想される．

## 4　代　謝

経口投与された薬物は全身循環に至る前に門脈を通り肝臓へ移行する．門脈循環は，摂取してしまった毒物から個体を守るために肝臓で解毒するという役割をはたす一方で，薬物の全身循環への移行を妨げる．すなわち，経口投与されたすべての薬物は**初回通過効果（first-pass effect）**を肝臓で受けてから全身循環に至る．この過程では，肝代謝酵素は投与された薬物の一部を不活化する．

肝臓には多様な代謝酵素が存在し，その含量も多いため，薬物代謝の多くは肝臓において行われる．脂溶性の高い薬物は，通常細胞（肝細胞も含む）への移行も容易であるため，結果として，肝臓では脂溶性の薬物が代謝されやすくなる．水溶性薬物は，そのまま尿中へ排泄されるが，**脂溶性薬物**は腎臓の尿細管で再吸収されるため，肝臓において水溶性の構造に変換され，腎臓での再吸収を低下させて，排泄しやすくさせることが必要である．肝臓における薬物代謝は 2 つのタイプに分けられ，それぞれ**第 1 相**反応，**第 2 相**反応と呼ぶ．プロドラッグは副作用軽減，腸管吸収性向上，半減期延長，選択的移行性・有効性の向上などを目的として，化学修飾された薬物であるが，体内で代謝されて不活性型から活性型に変換される．

### a　第 1 相反応

**第 1 相**では，**酸化，還元，加水分解**などによって薬物の化学構造を変化させる．ミクロソーム画分（滑面小胞体）に存在するシトクロム P-450〔一酸化炭素と結合して 450 nm の光を吸収する色素（pigment）〕システムが最も一般的な経路であり，多くの酸化反応をつかさどる．酸化的代謝反応には，水酸基や酸素原子を薬物に付加する反応がある．また，不活性なプロドラッグを活性化する場合もある．

### b　第 2 相反応

第 2 相では，第 1 相反応で賦活化された脂溶性薬物を，尿中や胆汁中へ排泄するために，水溶性分子で抱合させる反応（**グルクロン酸抱合**，硫酸抱合，グルタチオン抱合，アミノ酸抱合など）が行われる．

## 5　排　泄

第 1 相および第 2 相の生体内変化を受けることにより脂溶性薬物およびその代謝物は親水性が

増し，もともと親水性の高い薬物と同じ排泄経路を通って排泄されるようになる．

　腎排泄は最も重要な薬物排泄機序であり，この排泄機序は，薬物および代謝物の親水性に依存している．胆汁中に排泄される薬物はほんの一部である．経口投与された多くの薬物は小腸上部で完全には吸収されず，残った薬物は便中に排泄される．他は少量であるが，呼気中および皮膚を通して排泄される．その他，消化管，肺，唾液腺，乳腺などからも排泄される．最も重要な排泄経路は腎臓である．

### a　腎排泄

　腎臓の機能としては，①ホルモンの産生・分泌作用，②水・電解質の調節作用，③尿の生成と排泄作用があげられる．

　代謝されて極性構造に変化したあとに排泄される．腎臓は1日に1.5 Lの尿をつくる．身体に有害な物質や不要な物質を排泄し，体液の成分や性状を調節する（酸塩基平衡）．腎血液量は全身循環血の25％を占め，腎臓は血液中で検出される薬物により持続的な暴露を受ける．腎臓からの薬物消失速度は，糸球体濾過，尿細管分泌，尿細管再吸収のバランスに依存している（第6章参照）．

#### 1）糸球体濾過

　糸球体は約100万個あり，1日200 Lの原尿が糸球体で血液から濾過される．分子量5,000以下の物質が濾過される．輸入細動脈からは遊離型薬物および血漿タンパク結合した薬物の両方が糸球体へ流れ込む．一般的に遊離型薬物は尿細管へ濾過されて行く．血流の増加，糸球体濾過速度の上昇，血漿タンパク結合率の低下は，すべて薬物排泄速度の増加につながる．アルブミンと結合した薬物は通過できないため，半減期が長くなる．また，細胞もほとんどのタンパク質も濾過されない．

　糸球体濾過量（GFR）は，糸球体基底膜を介しての押し出しと尿細管内圧の差と，糸球体基底膜の透過性（抵抗）などによって決まる．尿量が多いと濾過は減少し，尿量が少ないとフィードバック調節により濾過は増加する．

#### 2）近位尿細管での再吸収

　糸球体で濾過された尿中の身体に役立つ物質（栄養分）は，そのほとんどが**受動輸送**で再吸収される．脂溶性分子のほうが，水溶性分子より再吸収されやすい．逆に，肝臓で代謝を受け水溶性を獲得した分子は，再吸収されにくく，排泄されやすい．

　再吸収は，主としてpHの影響を大きく受ける．尿細管を流れる原尿は一般的に酸性であり，弱塩基イオンは，再吸収されにくく，原尿中にとどまる傾向を示す．尿アルキル化剤（水酸化アルミニウムゲル・水酸化マグネシウム含有制酸薬など）を投与した場合，尿のpHが上昇するため，**Henderson-Hasselbalch**の式（p.10参照）に従って，酸性薬物ではイオン型が増加し，再吸収が低下して薬効が低下するが，弱塩基性薬物では非イオン型が増え，再吸収が促進し薬効が増強する．尿酸性化剤（塩化アンモニウム，ビタミンC，アスピリン）を投与した場合では弱酸性薬物の再吸収は促進するが，弱塩基性薬物の再吸収は低下する．

#### 3）尿細管分泌

　イオン性薬物は促進拡散による再吸収を受けにくく，**輸送体タンパク質による分泌**が促進され

る．極性の高い酸性，塩基性物質がそれぞれのキャリアー（担体）を介して能動輸送で排泄される．近位尿細管に分布する薬物トランスポーター群は，基質認識性が広いため輸送される薬物は多様である．負もしくは正の電荷をもつ分子は血液側から尿中へ能動的に分泌を受けるために，尿中の薬物濃度は近位尿細管において上昇する．通常，血液中の遊離型と結合型の平衡は非常に速い速度で起こっているため，タンパク結合率は薬物の分泌に比較的小さな影響しか及ぼさない．

#### 4）ヘンレ係蹄（ループ）
尿の濃縮，髄質の中の塩分と尿素の濃度，浸透圧を高くする．

#### 5）集合管
主細胞-周囲の浸透圧によって，尿中から水分を引き抜き，尿を濃くする．バソプレシンの抗利尿ホルモン作用により促進的に調節する．細胞膜受容体を介してcAMPを上昇させる．バソプレシンがないと薄い尿が大量に排出され，身体の水分が失われ，**尿崩症**（大量の低張尿を排出する病態）に罹りやすい．

### b 胆汁排泄

消化器系からの排泄で重要なのは，肝臓から胆汁への経路である．

薬物の多くは肝臓で代謝され，変化を受け，または未変化体のまま胆汁中へ排泄される．胆汁排泄（biliary excretion）の過程は，腎臓での尿細管分泌と同じ能動輸送である．肝取り込み，および胆汁への分泌ではさまざまなトランスポーターが関与する．胆汁に含まれ腸管へ排泄された薬物は，再び腸管で吸収され門脈を経て肝臓を通り，一部は全身循環へ，一部は再び胆汁中へ排泄される．腸管と肝臓の間の循環を腸肝循環という．腸内には，100種100兆個（total＝$10^{14}$）の腸内細菌（ヒトの全細胞数に匹敵）が生息し，その脱抱合酵素が腸肝循環に関与している．

胆汁中に排泄される薬物に**マクロライド系抗菌薬**があり，腸肝循環により肝臓に刺激が加わり，副作用として肝障害を引き起こす可能性がある．腸肝循環を受ける薬物としては，ジゴキシン，クロラムフェニコールなどもある．

## 6 薬物動態の臨床応用

### a クリアランスの概念

血中濃度と体内からの薬物の消失速度の比として定義される．体内に存在する薬物が血中濃度と等しい濃度で存在すると仮定した場合の，体内に存在する薬物総量の見かけの変化速度として説明される．

$$クリアランス＝\frac{（代謝＋排泄）}{（血中濃度）}$$

$$トータルクリアランス＝腎クリアランス＋肝クリアランス＋他のクリアランス$$

#### 1）代謝と排泄の速度論
薬物が代謝，排泄される速度は，臓器への血流速度によって制限される．大部分の薬物は，標準的な治療投与量で用いられる場合，一般的に一次速度論に従った反応を示す．単位時間当たり

に代謝もしくは排泄される薬物量は，全身循環中の薬物濃度に比例する．通常の条件下では，ほとんどの薬物のクリアランス機構は飽和しないため，血中濃度の上昇は薬物の代謝排泄速度の上昇につながる．

一次消失速度（代謝と排泄の両方の消失を含む）は，Michaelis-Menten 速度論に従って次のように表される．

$$E = \frac{(V_{max} \times C)}{(K_m + C)}$$

$V_{max}$：最大薬物消失速度
$K_m$：消失速度が $V_{max}$ の半分の値を示す薬物濃度
C：血中濃度
E：消失速度

ある臓器における薬物のクリアランスに対する寄与は，抽出率（extraction ratio）を用いて定量でき，その数値は臓器へ入る直前（in）と直後（out）の血中濃度の比較により求められる．

$$抽出率 = \frac{(C_{in} - C_{out})}{(C_{in})} \qquad C：濃度$$

### b 半減期

薬物の消失半減期（$t_{1/2}$；elimination half-life）とは，血中濃度の初期値より半分の値まで減少するのにかかった時間をさす．ほとんどの薬物は，一次式に従って消失していくので，体全体が分布容積に等しい容積をもつ１つのコンパートメントであると考えるモデルを想定することができる．

$$t_{1/2} = \frac{(0.693 \times 分布容積)}{(クリアランス)}$$

クリアランスの減少，分布容積の上昇は，半減期を延長させる傾向にあり，そのことにより，薬物の標的臓器への効果も持続する傾向にある．

### c 半減期を変化させる要因

① 患者の年齢が上昇すると骨格筋の総量が減少し，分布容積が減少する．
② 肥満の人は脂肪組織への薬物分布量が上昇する．
③ 脂肪組織への分布が大きな人は，血中濃度が治療域に達するのに多くの投与量が必要となる．
④ シトクロム P-450 酵素が誘導されると薬物代謝が亢進する．
⑤ シトクロム P-450 酵素が阻害されると薬物代謝が低下する．
⑥ 肝障害が起こると，薬物代謝酵素の機能も変化し，胆汁排泄も減少する．
⑦ 心拍出量が減少すると，薬物の消失にかかわる臓器への血流量も減少する．
⑧ 腎障害が起きると，糸球体濾過および尿細管分泌の低下が起こり，腎排泄が低下する．
⑨ 肝臓，腎臓，心臓の障害が起こると，薬物代謝，消失の能力が落ち，消失半減期が延長する．

## 7　小児における薬物動態

　肝臓の薬物代謝機能や腎臓の薬物排泄機能は成人より未熟であり，薬物感受性が強く，副作用が発現しやすい．とくに，中枢神経系作用薬の影響を受けやすい．

　① テオフィリンは，主として CYP1A2 により代謝される．テオフィリンのクリアランスは，2〜3 歳児で最高に達し，成人の約 2 倍も高い．

　② 一般に硫酸抱合の発達は早く，ヒトの胎児にもかなりの活性が認められているが，グルクロン酸抱合の発達は遅い．

## 8　妊婦，胎児

　母体に投与した薬物が胎児あるいは乳児に影響を与える可能性がある．そのため極力使用を控える．使用する場合は，催奇形の危険度の低い薬物を使用する．

### a　妊娠中の薬物動態の特徴

　① 腎血液量が増えて，腎クリアランスが高まる．アンピシリン水和物やジゴキシンなどの**腎排泄型の薬物**の排泄が速くなり，**血中濃度が低下**する．

　② 一般に，肝血流や薬物の肝排泄については大きな変化はない．

　③ 血漿容積が 50％増加し，心拍出量が 30％増加する．体水分量は，平均 8 L 増加し，その 6 割は胎盤および羊水に，残りの 4 割は母体の組織に分布すると考えられている．このため，多くの薬物の**血中濃度が低下**する．

　④ 薬物のタンパク結合が低下するため，遊離型薬物が増加し，組織への移行が容易になり，大きな分布容積となる．抗痙攣薬（フェニトイン，ジアゼパム，バルプロ酸ナトリウムなど）のタンパク結合は妊娠第三半期に向かって減少するので留意する．

　⑤ 母体に投与された薬物は，一部の例外を除いて胎盤を通過して胎児へ到達する．

### b　薬物の胎盤通過

　① 血液胎盤関門は，血液脳関門と類似した性質をもち，トランスポーターによって薬物の胎盤への移行を制御している．

　② 分子量が 300〜600 程度の薬物は，比較的容易に胎盤を通過し，1,000 以上になると通過しにくい．抗凝固療法が必要な妊婦では，胎盤通過性の高いワルファリンカリウムではなく，通過性の低いヘパリンが選択される．

　③ 脂溶性の薬物（ビタミン A，フェノバルビタールなど）は，水溶性の薬物よりも容易に通過する．一般的に，イオン型で水溶性の高いアルブミン，タンパク結合薬物，水溶性の抱合薬物，4 級アンモニウム塩（抗コリン薬）は通過しない．

　④ タンパク結合率が低い薬物（ジゴキシンやアンピシリン水和物など）は，胎児や羊水において比較的高い濃度に到達する．タンパク結合率が高い薬物は，遊離型のみが血液胎盤関門を通過するために，母体において高く，胎児では低い濃度となる．

⑤ 胎児血のpHは母親よりもわずかに低いため，**弱塩基性薬物**は，胎盤を通過しやすくなる．
⑥ 妊婦への薬物投与による胎児の催奇形性（形態的異常の誘発）は，妊娠4〜15週に起こりやすく要注意である．これは，妊娠4〜7週では重要な器官が発生・分化し，8〜15週では性器の分化が継続して起こるためである．一方，妊娠3週まで，あるいは16週以降では，薬物による形態的異常は起こらない．しかし，妊娠16週以降の薬物投与では，催奇形性以外の異常，たとえば，胎児の死亡，発育不全，臓器機能不全などが発生し得る（p.50参照）．

### c 授乳期の薬物投与

初乳は，新生児を感染から守る免疫グロブリン，ラクトフェリン，ビタミンA，βカロチン，ビタミンE，亜鉛などの供給源でもある．
① 分子量が小さく，水溶性の薬物は，細孔を通過し，母乳中に移行する．
② 脂溶性の薬物は，脂肪滴に溶け込み，母乳中に容易に移行する．
③ 血漿タンパク質との結合率の高い薬物は移行性が低い．
④ 母体血漿のpHは約7.4で，成乳のpHは約6.8であるため，**弱塩基性薬物**は母乳中に移行しやすい．

## 9　高齢者における薬物動態

高齢者では，心拍出量，組織血液量，肺活量，肝機能，腎機能，基礎代謝率が低下し，動脈硬化や臓器の萎縮などが生じる．

とくに，生物学的半減期の長いジゴキシンなどや，腎から排泄されるアミノグリコシド系抗菌薬および肝臓で代謝される脂溶性薬物のフェノバルビタールの投与に注意する．

また，筋組織が萎縮し，脂肪組織に置換されるため，若年者に比べて体内の水分量が減少し，**脂肪組織**が増加する．このため，**脂溶性薬物**の**分布容積**（Vd）が増加し，分布に要する時間が延長し，生物学的半減期が長くなり，蓄積して副作用や中毒を起こしやすい．逆に，水溶性薬物のVdが減少し，シメチジン，アミノグリコシド系抗菌薬など**水溶性薬物**の血中濃度が上昇する．

### 1）肝機能変化

① 薬物代謝酵素の発現量は大きな変化がない．肝重量は20〜30％減少する．**肝血液量**は20〜50％減少する．
② **アルブミン**は肝臓で合成されるが，生後1年で成人値に達する．30歳までは男女ともに一定であるが，40歳代から50歳代にかけて徐々に低下し，高齢になるまでこの傾向は続く．アルブミンと結合するフェニトイン，バルプロ酸ナトリウムおよびテイコプラニンのタンパク結合率は高齢者で低下することから，非結合型濃度が高くなり，副作用の発現頻度が高くなる．
③ 肝臓での**薬物の抱合能**は加齢によって大きく変化しない．
④ 肝血液量の低下に伴って，代謝クリアランスが肝血液量に依存するリドカイン塩酸塩

（局所麻酔薬）の全身クリアランスが低下する．

2）腎機能変化
① 腎臓の長径・大きさは，50歳代をピークとして，その後減少する．
② 小動脈は内膜の線維成分が増加し管腔が小さくなり，そのため輸入・輸出動脈においてもコラーゲン線維の増生により内膜の肥厚がみられる．最終的には糸球体を介さず輸入動脈から輸出動脈への血液の短絡が起こる．
③ ネフロンの非可逆的な硬化（硝子化）が進行し，数も減少する．
④ **糸球体濾過量の減少**によってクレアチニンクリアランス（Ccr）が低下する．尿中クレアチニン排泄量は加齢によって減少する．
⑤ 腎血流量の減少．
⑥ **腎血液量の減少**は加齢に伴う腎動脈硬化による．糸球体濾過速度および尿細管分泌能が低下し，薬物の腎クリアランスが低下する．
⑦ **尿濃縮・希釈能**の減少，尿浸透圧は著明に低下する．

### クレアチニンクリアランス（Ccr）

クレアチンリン酸代謝の最終産物のクレアチニン（cr）は，通常きわめて均一の速度で，筋肉により産生され腎臓で排泄される．クレアチニンクリアランス（Ccr）は，1分間当たりの腎糸球体で濾過される血漿の量（mL/分）であり，一定時間貯めた尿中のクレアチニン量と血清クレアチニン量から計算される．Ccrは，簡便で安価に検査できる腎機能の指標であり，医薬品によらない．中等度腎障害（30＜Ccr＜60）では，残存腎機能は30～50%，高等度の腎障害（腎不全期：Ccr＜30）では，残存腎機能は10～30%とされる．高齢者では，Ccrが低下して，腎排泄型薬物の効果消失を遅延させるため，減量すべきである．

## 10　全身性疾患

### a　肝臓疾患

肝機能が低下すると，肝臓における**初回通過効果（薬物代謝機能）**が減少するため，正常時よりも**生物学的半減期**が延長し，副作用が起こりやすい．

### b　腎臓疾患

腎臓での**排泄時間**が延長されたり，**蓄積作用**により副作用が生じやすい．また，腎不全では，血中アルブミンが尿中に出やすくなり，低アルブミン血症を生じ，アルブミンとの結合力の大きいワルファリンカリウム，フェニトインなどは副作用が強く現れる．

### c　心臓疾患

心不全では，うっ血（血液の部分的な滞留）と低酸素状態を呈し，各臓器への供給酸素量が減少し，ミクロソームにおける薬物酸化反応が障害され，副作用の発現が高くなる．とくに，狭心症，高血圧症患者へのアドレナリン添加の局所麻酔薬の使用は禁忌である．

# Self Check

**下線部に誤りがあればそれを正せ.**

- 腎尿細管における再吸収は，[1]能動輸送である.
- 腎尿細管における再吸収は，特別な担体（チャネル，トランスポーター）を[2]必要としない.
- 腎尿細管において，尿のpHがアルカリ性に傾くと，弱塩基性薬物の再吸収は[3]促進される.
- 腎尿細管において，一般に血漿アルブミン結合型薬物は[4]再吸収されやすい.
- 腎尿細管においてイオン型薬物は尿細管で[5]再吸収されやすい.
- 分布容積の増加は，生物学的半減期（$T_{1/2}$）を[6]短縮する.
- 血漿タンパク質との結合力の低下は，生物学的半減期（$T_{1/2}$）を[7]短縮する.
- 薬物代謝酵素の誘導は，生物学的半減期（$T_{1/2}$）を[8]短縮する.
- 肝腎機能低下は，生物学的半減期（$T_{1/2}$）を[9]短縮する.
- 腸肝循環は，生物学的半減期（$T_{1/2}$）を[10]短縮する.
- シトクロムP-450（CYP）は，[11]第2相反応（抱合反応）を触媒する酵素である.
- 肥満の人は脂肪組織への薬物分布量が[12]減少する.
- 脂肪組織への分布が大きな人は，血中濃度が治療域に達するのに多くの投与量が[13]必要となる.
- 腎障害が起きると，糸球体濾過および尿細管分泌は[14]増加する.
- 生物学的利用能＝［ある投与法によるAUC］／［[15]静脈内注射によるAUC］である.
- 高齢者では，心拍出量の低下に伴い組織血液量が[16]低下する.
- 高齢者では，脂溶性薬物の分布容積（Vd）が増加し，逆に水溶性薬物のVdが[17]減少する.
- 高齢者では，水溶性薬物の血中濃度が[18]減少する
- 高齢者では，酸性薬物の結合タンパク質であるアルブミン濃度は[19]低下する.
- 加齢に伴い経口投与した薬物の吸収が[20]遅れる.
- 高齢者では血漿アルブミン量が減少し，代謝や排泄能が[21]低下する.

---

**解 答**

| | | | | |
|---|---|---|---|---|
| 1. 受動輸送 | 6. 延長 | 11. 第1相反応 | 16. ○ | 21. ○ |
| 2. ○ | 7. ○ | 12. 増加 | 17. ○ | |
| 3. ○ | 8. ○ | 13. ○ | 18. 増加 | |
| 4. 再吸収されにくい | 9. 延長 | 14. 減少 | 19. ○ | |
| 5. 再吸収されにくい | 10. 延長 | 15. ○ | 20. ○ | |

## E 薬物の効果

SBO 薬理作用を規定する要因を説明できる．
　　薬物の併用を説明できる．

　本項では，薬物の効果に影響する因子，薬物間の相互作用，薬物と食品・嗜好品との相互作用，薬効の評価について解説する．

### 1　薬物の効果に影響する因子

#### a　生体側の因子（表 1-3）

　小児と高齢者は，薬物動態や感受性が成人と異なるため薬物投与には注意が必要である．また小児の薬用量を算定する際にはいくつかの計算方法がある（p.50 参照）．

　**個人差**は薬物の吸収，代謝，排泄などの体内動態に差があるために生ずると考えられる．薬物代謝酵素には遺伝的多型がみられるものがある．人種間での遺伝的多型の典型的なものは，エタノールの代謝にかかわる酵素群である（後述）．

　動物種が異なると薬理作用にも差が出ることがあり（**種差**），動物とヒトでは薬理作用が異なる場合も多い．

　薬物に対する感受性に**性差**があると考えられており，とりわけ薬物有害作用に性差がみられる場合がある．また胎盤や母乳を介した薬物の影響から，妊娠中や授乳中の女性に薬物投与する際には，とくに注意が必要である．

　薬物としての活性がないもの（**偽薬**，**プラセボ**）を投与して治療効果を現すことがあり，これを**プラセボ効果**という．

　病気の状態によっても薬効に差が現れることがある．肝臓で代謝される薬物を肝疾患の患者に投与すると，代謝が遅れて血中濃度が上昇し中毒を起こすことがある．また腎臓から排泄される薬物を腎機能障害の患者に投与すると，血中濃度が上昇し有害作用を起こしやすくなる．

表 1-3　薬物の効果に影響する因子

| 生体側の因子 | 年　齢 | 小児，高齢者 |
|---|---|---|
| | 個人差 | 薬物代謝酵素の遺伝的多型 |
| | 種　差 | 動物とヒトとの間の薬感受性の差 |
| | 性　差 | 薬物感受性は女性のほうが高い |
| | プラセボ効果 | 薬物として活性のないものが現す暗示的治療効果 |
| | 病気の状態 | 肝疾患，腎疾患 |
| | 時　間 | 投与時刻 |
| 薬物側の因子 | 薬物の適用方法 | |
| | ・適用経路 | 経口，注射，吸入，舌下，直腸，皮膚など |
| | ・剤　型 | カプセル，錠剤，散剤，顆粒剤，シロップ剤など |
| | 薬物の投与量 | 無効量，有効量，中毒量，致死量 |
| | 薬物相互作用 | 薬力学的薬物相互作用，薬物動態学的薬物相互作用 |

個体レベル，細胞レベルで生理的な反応・機能に概日リズム（サーカディアンリズム）があり，薬物に対する感受性や薬物動態に日内変動があると考えられている．

#### b 薬物側の因子（表 1-3）

薬物の適用経路が異なると，薬物の吸収過程が異なるので薬効の発現までの時間，薬効の持続時間などが変わる．たとえば，静脈内注射では薬物は確実かつすみやかに吸収されるので薬効に個体差が現れにくい．経口投与では剤型の違いによって薬物が溶け出す速度が異なるので吸収されるまでの時間が異なる．

薬物が併用されると，薬理作用を強めあったり（**協力作用**），打ち消したり（**拮抗作用**）することにより，単独で使用される場合には現れない作用が発現することもある．薬物の併用により，薬理作用に影響が現れることを**薬物相互作用**という．

## 2　薬物間の相互作用

薬物間の相互作用には，薬力学的薬物相互作用と薬物動態学的薬物相互作用がある．
併用により相互作用を現す具体的な薬物名を**表 1-4**にまとめた．

#### a 薬力学的薬物相互作用

受容体などの薬物の作用部位における相互作用では，血中の薬物濃度が変わらずに薬理作用の増強や減弱が起こる．これを薬力学的薬物相互作用という．複数の薬物が同じ作用点に作用して相互作用を起こす場合と，異なる作用点に作用して相互作用を起こす場合がある．

１）協力作用

複数の薬物を併用して，単独で投与する場合よりも効果が大きくなる場合を**協力作用**という．

① **相加作用**：併用の効果が個々の薬物の効果の和になる場合を相加作用という．エーテルとクロロホルムとの併用による麻酔作用の増強はその例である．

② **相乗作用**：併用の効果が効果の和よりはるかに大きくなる場合を相乗作用という．リドカイン塩酸塩とアドレナリンとの併用による局所麻酔作用の増強，エーテルとクロルプロマジン塩酸塩との併用による中枢神経抑制作用の増強などがその例である．

２）拮抗作用（p.30 参照）

２つの薬物の併用により１つの薬物の効果が減弱するような場合を拮抗という．拮抗の機構が受容体を介する場合は競合的拮抗および非競合的拮抗に分けられる．さらに，機能的拮抗，化学的拮抗，生化学的拮抗に分けられる．

① **競合的拮抗**：受容体に結合する作動薬（p.30 参照）は，その用量が増加すればやがて最大反応に達する（**図 1-8a**）．受容体に可逆的に結合する拮抗薬を加えて作動薬を作用させても，作動薬の用量を増加し続ければ反応が最大反応に達する．結果的に用量-反応曲線は右に移動する（**図 1-8b**）．このように受容体を作動薬と拮抗薬が奪い合う拮抗の形式を競合的拮抗という．アセチルコリンの骨格筋収縮作用に対するd-ツボクラリンの拮抗作用はその例である．

表 1-4　薬物の併用により現れる相互作用

| 影響を受ける薬物 | 影響を与える薬物 | 併用により発現する作用 | 相互作用の機序 |
|---|---|---|---|
| リドカイン塩酸塩 | アドレナリン | 局所麻酔作用の増強 | 血管収縮による吸収遅延 |
| アドレナリン | クロルプロマジン塩酸塩 | 血圧低下 | α受容体遮断によりβ受容体刺激作用優位 |
|  | プロプラノロール塩酸塩 | 血圧上昇 | β受容体遮断によりα受容体刺激作用優位 |
|  | イミプラミン塩酸塩 | 血圧上昇 | カテコールアミン再取り込み阻害 |
|  | ハロタン | 不整脈 | 心筋アドレナリン受容体の感受性亢進 |
| ニューキノロン系抗菌薬 | 酸性 NSAIDs | 痙攣 | γ-アミノ酪酸の GABA 受容体への結合阻害 |
|  | $Ca^{2+}$, $Mg^{2+}$, $Al^{3+}$ 製剤 | 抗菌力低下 | 消化管における吸収阻害 |
| テトラサイクリン塩酸塩 | $Ca^{2+}$, $Mg^{2+}$, $Al^{3+}$ 製剤 | 抗菌力低下 | 消化管における吸収阻害 |
| マクロライド | テオフィリン | 不整脈 | 薬物代謝酵素の阻害 |
| ペニシリン系抗菌薬 | プロベネシド | 作用増強 | 尿細管分泌の抑制 |
| ワルファリンカリウム | ビタミン K | 作用低下 | ビタミン K 依存性凝固因子の合成促進 |
|  | フェノバルビタール | 作用低下 | 薬物代謝酵素の誘導 |
|  | シメチジン | 作用増強 | 薬物代謝酵素の阻害 |
|  | 抗菌薬 | 作用増強 | 腸内細菌によるビタミン K 産生低下 |
|  | 酸性 NSAIDs | 作用増強 | 遊離型薬物の増加 |

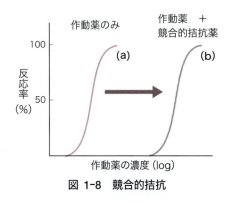

図 1-8　競合的拮抗

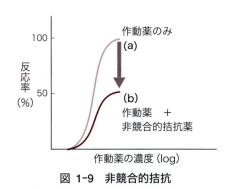

図 1-9　非競合的拮抗

② **非競合的拮抗**：作動薬の結合部位に不可逆的に結合する拮抗薬を加えて作動薬を作用させると，作動薬が結合できる受容体の数が限られてしまうため，作動薬の用量を増加させても最大反応は低下する．また拮抗薬が作動薬の結合部位以外の場所に結合し，作動薬の結合を抑える場合も同じように最大反応は低下する（図 1-9b）．このような拮抗の形式を非競合的拮抗という．

③ 機能的拮抗：生理的拮抗ともいい，機能的に異なる作用をもつ2つの薬物でみられる拮抗作用である．たとえば，副交感神経作動薬のアセチルコリンにより血圧が低下するが，交感神経作動薬のアドレナリンは血圧を上昇させる．また，局所麻酔薬の中毒時にみられる痙攣に対する抗痙攣薬のジアゼパムの投与もその例である．
④ 化学的拮抗：2つの薬物の化学反応による拮抗である．たとえば，ヒ素，水銀，鉛などに対する解毒薬のジメルカプロールは重金属とキレート結合を形成して不活性化する．
⑤ 生化学的拮抗：薬物代謝酵素を誘導する薬物を投与した場合に，その酵素で代謝される薬物の作用が減弱することがある．

### b 薬物動態学的薬物相互作用

薬物が投与されてから排泄されるまでの，吸収，分布，代謝，排泄のそれぞれの過程における薬物の相互作用は，血中の薬物濃度に変化を及ぼし薬物の効果に影響する．

#### 1）吸収過程における相互作用

経口投与された薬物は消化管で吸収される．キレート形成や消化管 pH の変化が薬物の吸収に影響を及ぼす．たとえば，乳酸カルシウム水和物のような**カルシウム**製剤，**酸化マグネシウム**や**水酸化アルミニウム**を含む制酸薬，**鉄剤**などは**テトラサイクリン系抗菌薬**や**ニューキノロン系抗菌薬**と**キレート**を形成し，これら抗菌薬の吸収が阻害される．

#### 2）分布過程における相互作用

薬物は，一部が血液や組織中ではアルブミン，グロブリンなどの血漿タンパク質と結合している結合型になり，残りは結合していない遊離型になる．結合型になりやすいワルファリンカリウムを，同様に結合率の高いフェニルブタゾンと併用すると，ワルファリンカリウムが血漿タンパク質の結合部位から追い出されて遊離型が増加しその抗凝固作用が増強する．

#### 3）代謝過程における相互作用（表 1-5）

薬物代謝酵素シトクロム P-450（CYP）の誘導または阻害により相互作用が現れる．

① **酵素誘導**：拮抗作用の一形式（生化学的拮抗）である．抗てんかん薬フェノバルビタールは，ワルファリンカリウムの薬物代謝酵素を誘導し，ワルファリンカリウムの抗凝固作用が減弱し，血栓ができやすくなる．
② **酵素阻害**：H$_2$受容体遮断薬のシメチジンは，ワルファリンカリウムの薬物代謝酵素を阻害するので，ワルファリンカリウムの抗凝固作用が増強し，出血傾向が大きくなる．

#### 4）排泄過程における相互作用

抗菌薬の**ペニシリン**は腎臓の尿細管にある担体によって分泌される．痛風治療薬**プロベネシド**を併用するとペニシリンと担体を競合して，ペニシリンの尿細管分泌が抑制されペニシリンの血中濃度が上昇する．

表 1-5 シトクロム P-450（CYP）で代謝される薬物とその阻害薬，誘導薬

| CYP 分子種 | 代謝される薬物 | 阻害薬 | 誘導薬 |
|---|---|---|---|
| CYP1A2 | テオフィリン | ニューキノロン系抗菌薬 | 喫煙 |
| CYP2C9 | ワルファリンカリウム<br>ジクロフェナクナトリウム | イソニアジド<br>メトロニダゾール | フェノバルビタール |
| CYP2C19 | ジアゼパム<br>イミプラミン塩酸塩 | シメチジン | リファンピシン |
| CYP2D6 | コデインリン酸塩水和物<br>プロプラノロール塩酸塩 | チクロピジン塩酸塩 | |
| CYP2E1 | エタノール<br>アセトアミノフェン<br>テオフィリン | ジスルフィラム | イソニアジド |
| CYP3A4 | ワルファリンカリウム<br>テオフィリン | シメチジン<br>マクロライド系抗菌薬 | リファンピシン |

### Column ● P-糖タンパク質 ●

　多くの抗癌剤を細胞内から能動的に分泌方向に輸送して吸収を制限する ATP 依存的な排出ポンプであり，ATP binding cassette（ABC）トランスポーターとして知られている．1970 年代に癌細胞の抗癌剤に対する多剤耐性（MDR；multi-drug resistance）の主要因として見出され，MDR 遺伝子がヒトから単離された．肝臓，血液脳関門，腎臓，小腸などの正常な組織細胞膜にも発現している．生体異物に対する防御，解毒機構として機能しているものと考えられている．
　P-糖タンパク質を阻害または競合（併用薬の分泌を低下，吸収を増加，薬効を増強）するものには，スタチン，マクロライド系抗菌薬，アゾール系抗真菌薬，ベラパミル塩酸塩などがある．
　P-糖タンパク質を誘導（併用薬の吸収を低下，薬効を減弱）するものとしては，リファンピシン（抗結核薬），フェノバルビタール，セイヨウオトギリソウ（セント・ジョーンズ・ワート），フェニトイン，カルバマゼピン，副腎皮質ステロイド薬などがある．

### Column ● 歯科臨床で問題となる薬物の相互作用 ●

　歯科臨床で用いられる薬物は数がそれほど多くはないが，頻用されるもので相互作用が問題になるものをまとめておく．
- ペニシリン系薬とマクロライド系抗菌薬：ペニシリン系薬は細菌の細胞壁合成を阻害して抗菌作用を現す．ところがマクロライド系抗菌薬は静菌的に作用するため，細菌は細胞壁合成を行うステージに入らなくなり，ペニシリン系薬の抗菌作用が弱くなる．
- マクロライド系抗菌薬とテオフィリン：β-ラクタム系抗菌薬にアレルギーがある症例でマクロライド系抗菌薬を選ぶことがあるが，ピモジドやテオフィリンと併用すると心電図上で QT 延長を伴う危険な不整脈が発現することが知られている．
- ワルファリンカリウムと抗菌薬：抗菌薬は一般に腸内細菌叢に影響し，腸内でのビタミン K 合成が低下するためワルファリンカリウムの作用が増強し，出血傾向が現れやすい．
- 酸性非ステロイド性抗炎症薬の併用：副作用の発現頻度や重症度が増加する可能性があり，併用は避けるべきである．
- 逆性石けんと普通石けん：逆性石けんは陽イオン性界面活性剤である．普通石けんは陰イオン性界面活性剤であり，両者が混合すると消毒力が減弱する．

## 3　薬物と飲食物・食品との相互作用

アルコール，果物ジュース，お茶，カフェイン，含有食品と薬物の相互作用が知られており，それぞれ注意が必要である．

### a　アルコールと薬物との相互作用

セフェム系抗菌薬のセファマンドールナトリウム，セフォペラゾンナトリウム，ラタモキセフナトリウムなどの抗菌薬を投与されている患者がアルコールを摂取すると，ジスルフィラム様反応，すなわち悪酔いを呈する．これは，これらのセフェム系抗菌薬が**アセトアルデヒド脱水素酵素**を阻害してしまうために，アセトアルデヒドが体内に蓄積して起こる．市販ドリンクにもアルコールが含まれことがあるので，注意が必要である．

アルコール中毒患者が多量（1日4g以下）のアセトアミノフェンを服用した場合，重篤な肝障害とさらには死に至る可能性がある．肝臓におけるアセトアミノフェンの肝毒性誘発代謝物の生成が促進するためと考えられる．

### b　果物ジュース

グレープフルーツジュースを薬物と同時に摂取すると，多くの場合，血中薬物濃度を上昇させ，ときに有害作用を引き起こす．グレープフルーツジュースに含まれる化学物質が小腸に存在する**薬物代謝酵素CYP3A4**を阻害し，この阻害により初回通過効果が減少し，結果として**バイオアベイラビリティ**の増加と**最高血中濃度の上昇**をもたらす．グレープフルーツジュースの薬物代謝に対する効果は，初回通過効果の高い薬物（フェロジピン，アミオダロン塩酸塩など）において顕著で，薬物代謝を阻害し結果として最高血中濃度の増加と血中濃度曲線下面積の増加になる．

表 1-6　グレープフルーツジュースによる相互作用を受ける薬物

|  | 薬物名 |
| --- | --- |
| カルシウム拮抗薬 | フェロジピン<br>ニカルジピン塩酸塩<br>ニフェジピン<br>ニソルジピン<br>ニトレンジピン |
| HMG-CoA還元酵素阻害薬 | アトルバスタチンカルシウム水和物<br>ロスバスタチンカルシウム<br>シンバスタチン |
| 抗痙攣薬 | カルバマゼピン |
| 免疫抑制薬 | シクロスポリン |
| ベンゾジアゼピン系抗精神薬 | ジアゼパム<br>ミダゾラム<br>トリアゾラム |
| HIVプロテアーゼ阻害薬 | サキナビルメシル酸塩 |

表 1-6 にグレープフルーツジュースによって相互作用を受ける薬物を示す．

　ある特別な薬物（フェキソフェナジン塩酸塩，ジゴキシン）に対しては，オレンジジュース，リンゴジュース，グレープフルーツジュースなどの果物ジュースが**薬物トランスポーター**である **OATP**（organic anion transporting polypeptide）を介した**薬物吸収阻害**を起こす．吸収が阻害されることにより血漿中の薬物濃度を低下させる．

### c　お　茶

　緑茶に含まれるタンニン（カテキン類）は，鉄と複合体を形成して鉄の消化管からの吸収を阻害する．したがって，一般に鉄剤を服用しているときは，その前後で緑茶の飲用を控えるほうがいいと従来考えられていた．しかしながら，最近の臨床試験の結果では一般的な量の緑茶の飲用は，鉄剤の吸収とその治療効果にほとんど影響されないと報告されている．その理由として，鉄を必要とする貧血患者においては鉄を吸収する機能が亢進しているためと考えられている．

### d　カフェイン

　カフェインは緑茶やコーヒーなどに含まれる**アルカロイド**で，ドパミンを制御しているアデノシンと構造が似ており，アデノシン受容体に拮抗する．カフェイン多量摂取ではドパミンを制御できなくなるため**ドパミンの興奮作用**が強くなる．また，カフェインは cAMP を分解するホスホジエステラーゼ活性を抑制するため，カテコールアミンの作用を増強する．

### e　ビタミン K 含有食品

　ビタミン K は緑色野菜，果物，納豆などに多く含まれる．ワルファリンカリウムは，ビタミン K に対して拮抗阻害することにより，抗凝血作用を示す薬物なので，ビタミン K 含有食品はワルファリンカリウムの薬理作用に影響を与える．納豆菌はビタミン $K_2$ を産生するので，納豆はとくに注意が必要である．

# Self Check

**下線部に誤りがあればそれを正せ．**

- 薬物感受性は男性よりも女性のほうが₁低い．
- 薬物の効果は患者の₂心理状態に影響される．
- 高齢者は，他の医療機関からも投薬されている場合があるので₃相互作用に注意する．
- 偽薬により現れる治療効果を₄プラセボ効果といい，薬効に影響を及ぼす₅薬物側の因子である．
- リドカイン塩酸塩にアドレナリンを添加すると，局所麻酔作用は₆減弱する．
- ニューキノロン系抗菌薬と酸性非ステロイド性抗炎症薬を併用すると₇痙攣を起こすことがある．
- 酸化マグネシウムを含む制酸薬はテトラサイクリン系抗菌薬の吸収を₈阻害する．
- ワルファリンカリウムを投与されている患者に抗菌薬を投与すると抗血栓作用が₉減弱することがある．
- ワルファリンカリウムによる皮下出血に対しては，₁₀ビタミンKや新鮮凍結血漿の投与が必要である．
- アゾール系抗真菌薬は，シトクロムP-450（CYP）を₁₁活性化する．

## 解答

1. 高い
2. ○
3. ○
4. ○
5. 生体
6. 増強
7. ○
8. ○
9. 増強
10. ○
11. 阻害

# F 作用機序

SBO　薬物の作用機序を説明できる．

薬物が作用を発現するメカニズム（作用機序）は，受容体を介するしくみと介さないしくみに大別される．

## 1　受容体を介する作用

受容体を介して作用を現す具体的な薬物名は第2章まとめ（p.87）に示した．

### a　受容体とは

生体は，外界からあるいは生体内からさまざまな刺激を受けると，生体内の必要な部位に情報が伝達され細胞が応答を示す．刺激を伝達するシステムには神経系，内分泌系，免疫系などがあり，いずれのシステムでも，細胞が分泌した微量の物質（伝達物質）が標的となる細胞の特定の部位に結合して，細胞外の情報が細胞内に伝えられる（図 1-10）．このとき，伝達物質が結合する細胞の特定のタンパク質分子を**受容体**という．

受容体には細胞膜に存在するものと，細胞内に存在するものがある．

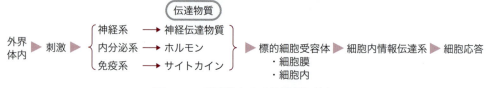

図 1-10　受容体を介する情報の流れ

### b　受容体と薬物

多くの薬物は受容体に結合して，細胞の応答を制御して効果を現す．受容体を介して情報伝達を促進し，細胞の応答を引き出す薬物を**作動薬（アゴニスト）**，受容体を介する情報伝達を遮断し，細胞の応答を抑える薬物を**拮抗薬（アンタゴニスト）**または**遮断薬（ブロッカー）**という．伝達物質，作動薬，拮抗薬など受容体に結合するものを総称して**リガンド**という．

リガンドと受容体との関係は「カギ」と「カギ穴」との関係に例えられることがあり，ある受容体に結合して類似の薬理作用を示す薬物は共通の立体構造をもっていることが多い（例：モルヒネ塩酸塩水和物とコデインリン酸塩水和物，図 1-11）．一方，化学構造は似ているが拮抗作用を示すものもある（例：モルヒネ塩酸塩水和物とナロキソン塩酸塩，図 1-11）．

同じ受容体に作用するアゴニストでも，図 1-12 に示すように最大反応率が異なることがある．薬物濃度を上げてすべての受容体に結合すると反応率が100％になるものを**完全アゴニスト**，すべての受容体に結合しても反応率が100％にならず部分的な反応しか示さないものを**部分アゴニ**

**スト**という．また，結合した受容体の活性を低下させるアゴニストを逆アゴニストという．

受容体が作動薬に刺激され続けると，受容体が細胞内に取り込まれて細胞膜上の受容体の数が減少し，細胞の反応性が低下する（**ダウンレギュレーション**）．作動薬による刺激がなくなると細胞膜の受容体数は回復する（図 1-13）．

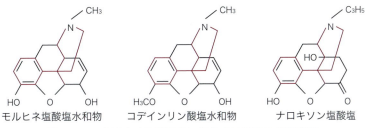

図 1-11　オピオイド受容体に結合する薬物の化学構造

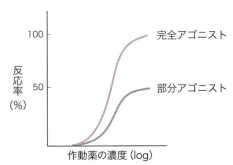

図 1-12　完全アゴニストと部分アゴニストとの反応率の違い

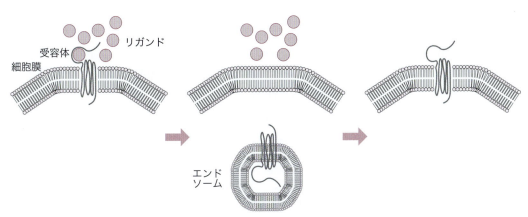

図 1-13　受容体のダウンレギュレーションと回復

### c　細胞膜受容体の構造と細胞内情報伝達系

受容体はタンパク質からなる高分子である．たとえば，骨格筋には運動神経の伝達物質であるアセチルコリンが結合するニコチン受容体が分布している．ニコチン受容体は異なる4種類のサブユニットから構成される五量体を形成している（図 1-14，p.73 図 2-7）．

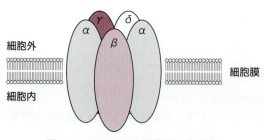

図 1-14　ニコチン受容体の模式図

細胞膜に存在する受容体は，その構造と下流の情報伝達系の違いから3種類に分けられている．

#### 1）Gタンパク質共役型受容体

このタイプの受容体は細胞膜を7回貫通する構造をもっている．受容体の休止状態において，$αβγ$のサブユニットからなる**Gタンパク質**（GTP-binding regulatory proteins）はGDPと結合している．リガンドが受容体に結合すると，受容体はGタンパク質のGDPをGTPに変換し，Gタンパク質を活性化する．GTPが結合した$α$サブユニットが細胞膜に沿って移動し，エフェクターの活性化または抑制を起こす．**エフェクター**は**セカンドメッセンジャー**の細胞内濃度を調節し，細胞の行動を変化させる反応を引き起こす（図 1-15）．

たとえば，アドレナリンが$β$受容体に結合すると促進性Gタンパク質（Gs）が活性化され，エフェクターであるアデニル酸シクラーゼが活性化されるので，セカンドメッセンジャーであるサイクリックAMP（cAMP）が増加する．アドレナリンが$α_2$受容体に結合すると抑制性Gタンパク質（Gi）が活性化され，アデニル酸シクラーゼが抑制されるので，cAMPが減少する．アドレナリンが$α_1$受容体に結合すると別のGタンパク質（Gq）が活性化され，ホスホリパーゼCが活性化され，細胞内カルシウム濃度が上昇する（図 1-16，p.74 図 2-10，p.75 表 2-4）．表 1-7 にGタンパク質共役型受容体が局在する代表的な細胞，Gタンパク質の種類，エフェクター，発現する作用をまとめた．

#### 2）イオンチャネル内蔵型受容体

このタイプの受容体はいくつかの**サブユニット**からなる．このサブユニットは膜を貫通する空洞をもっている．リガンドが結合しない状態において，その空洞（チャネル）は閉じている．リガンドが受容体に結合すると，サブユニットの構造が変化して空洞が開き，それぞれの受容体に特異的な**イオン**が通過する小孔となる．たとえば，ニコチン受容体$α$サブユニットにアセチルコリンが結合すると，イオンチャネルが開き$Na^+$が細胞外から細胞内に流入して膜の興奮性が変化する（図 1-17）．代表的なイオンチャネル内蔵型受容体を表 1-8 にまとめた．

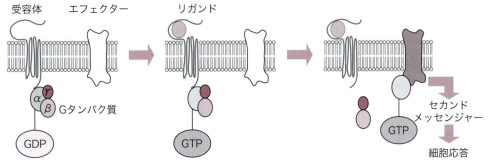

**図 1-15　Gタンパク質共役型受容体を介した情報伝達系**

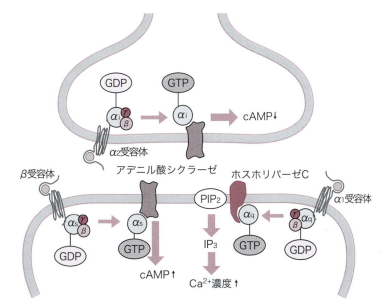

GDP：グアノシン二リン酸，GTP：グアノシン三リン酸，αs：促進性Gタンパク質αサブユニット
αi：抑制性Gタンパク質αサブユニット，αq：Gタンパク質αサブユニット
PIP2：イノシトール-4,5-二リン酸，IP3イノシトール-1,4,5-三リン酸，cAMP：サイクリックAMP

**図 1-16　Gタンパク質を介したアデニル酸シクラーゼの活性化と抑制およびホスホリパーゼCの活性化**

**表 1-7　Gタンパク質共役型受容体**

| リガンド | 標的細胞 | 受容体サブタイプ | Gタンパク質 | エフェクター | 作用 |
|---|---|---|---|---|---|
| アドレナリン | 末梢血管平滑筋 | アドレナリンα1 | Gq | ホスホリパーゼC | 血管収縮 |
| アドレナリン | シナプス前膜 | アドレナリンα2 | Gi | アデニル酸シクラーゼ | ノルアドレナリン分泌抑制 |
| アドレナリン | 心筋 | アドレナリンβ1 | Gs | アデニル酸シクラーゼ | 心機能亢進 |
| アドレナリン | 気管支平滑筋 | アドレナリンβ2 | Gs | アデニル酸シクラーゼ | 気管支拡張 |
| アセチルコリン | 心筋 | ムスカリンM2 | Gi | $K^+$チャネル | 心機能抑制 |
| アセチルコリン | 唾液腺腺房 | ムスカリンM3 | Gq | ホスホリパーゼC | 唾液分泌促進 |

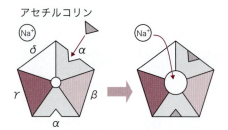

図 1-17 アセチルコリンの結合によりニコチン受容体を介して$Na^+$が流入する模式図

表 1-8 イオンチャネル内蔵型受容体

| リガンド | 受容体 | 透過するイオン |
|---|---|---|
| アセチルコリン | ニコチン受容体 | $Na^+$ |
| GABA | $GABA_A$受容体 | $Cl^-$ |
| グリシン | グリシン受容体 | $Cl^-$ |
| グルタミン酸 | NMDA型グルタミン酸受容体 | $Na^+$, $K^+$, $Ca^{2+}$ |

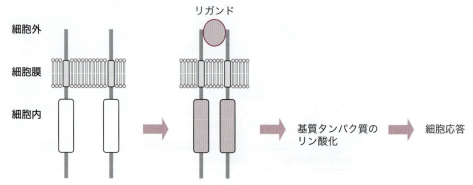

図 1-18 キナーゼ型受容体を介した情報伝達系

### 3）キナーゼ型受容体

このタイプの受容体は細胞膜を1回貫通する．増殖因子やサイトカインの受容体は大部分がキナーゼ型受容体であり，リン酸化酵素活性をもつ．上皮成長因子受容体（EGFR）受容体はチロシン残基をリン酸化するチロシンキナーゼ活性を，トランスフォーミング増殖因子（TGF）β受容体はセリン/スレオニン残基をリン酸化するセリン/スレオニンキナーゼ活性をもつ．骨基質中に存在し，異所性骨形成を誘導する bone morphogenetic protein（**BMP**）の受容体もセリン/スレオニンキナーゼ活性をもつ．

キナーゼ型受容体の細胞外領域にはリガンド結合部位があり，細胞内領域にはキナーゼ活性領域がある．受容体は休止状態では単量体だが，リガンドが結合すると多量体を形成しキナーゼ活性が上昇する（図 1-18）．たとえば，上皮成長因子受容体（EGFR）にリガンドが結合すると二量体をつくる．BMP受容体にリガンドが結合すると四量体をつくる．キナーゼ活性が上昇すると基質タンパク質のチロシン残基，セリン残基，スレオニン残基がリン酸化されて情報が伝達され，細胞応答が引き起こされる．キナーゼ型受容体を標的とする薬物の開発も進められている．悪性腫瘍に対する分子標的薬のゲフィチニブはEGFRチロシンキナーゼ阻害薬であり，セツキシマブはEGFRに対するモノクローナル抗体である（p.241 参照）．

### d　細胞内受容体

細胞膜を通過する脂溶性リガンドの受容体は細胞内に局在する．**エストロゲン**，アンドロゲン，**副腎皮質ホルモン（糖質コルチコイド，鉱質コルチコイド）**，甲状腺ホルモンなどは，細胞膜を通過して細胞質に存在する受容体に結合する．リガンドが結合すると受容体は核内に移行し，DNAに結合して遺伝子の転写調節因子として働く．たとえば，糖質コルチコイドは細胞膜を通過して細胞質内の糖質コルチコイド受容体（GR）に結合して核内に移行し，二量体を形成して糖質コルチコイド応答配列（GRE）に結合することにより，標的遺伝子の転写を調節する．また**活性型ビタミン$D_3$**は細胞膜と核膜を通過して核内に入り，ビタミンD受容体（VDR）に結合する．VDRはさらに別の核内受容体であるレチノイン酸受容体（RXR）と二量体を形成し，ビタミンD応答配列（VDRE）に結合して標的遺伝子の転写を調節する（図 1-19）．

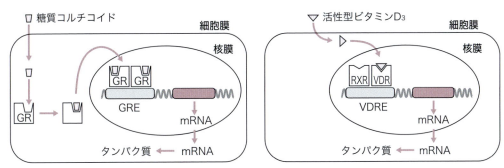

図 1-19　細胞内受容体を介した標的遺伝子の調節

## 2　受容体を介さない作用

受容体を介さずに作用を現す具体的な薬物名は第 2 章まとめ（p.88）に示した．

### a　イオンの輸送体を介して作用を現す薬物

細胞膜内外のイオンの組成は膜に存在するチャネル，ポンプ，担体などのイオンの輸送体によって維持されている．このような輸送体に作用して細胞内外のイオン組成を変化させ，効果を現す薬物がある．たとえば，神経細胞膜に刺激が加わると，膜に存在する**$Na^+$チャネル**が開いて細胞内に$Na^+$が流れ込み，活動電位が発生して興奮の伝導が起こる．局所麻酔薬のリドカイン塩酸塩は細胞膜を通過して細胞内に入り，$Na^+$チャネルに結合して$Na^+$の流れ込みを抑制する．結果的に活動電位の発生が抑えられ，興奮の伝導が遮断され麻酔効果を現す（図 1-20，p.268 図 20-3）．

イオンの輸送体を介して作用を現す薬物には，カルシウム拮抗薬のニフェジピン（$Ca^{2+}$チャネル），強心配糖体のジギタリス製剤（$Na^+$ポンプ）などがある．

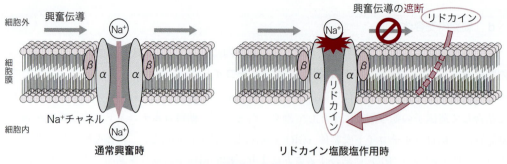

図 1-20　リドカイン塩酸塩による興奮伝導遮断の機構

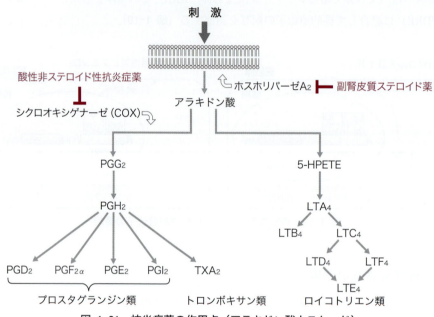

図 1-21　抗炎症薬の作用点（アラキドン酸カスケード）

### b　酵素に働いて作用を現す薬物

　体内のさまざまな化学反応を触媒する酵素の活性や代謝に影響を与えて効果を現す薬物がある．炎症を引き起こす刺激が細胞膜に及ぶと細胞膜のリン脂質にホスホリパーゼA₂という酵素が作用してアラキドン酸が遊離する．アラキドン酸は**シクロオキシゲナーゼ（COX）**という酵素の作用でプロスタグランジン類に変化して，炎症反応を増強する．**アスピリン**のような酸性非ステロイド性抗炎症薬は，COXの活性を阻害して**プロスタグランジン**類の合成を抑制することにより炎症反応の増強を抑え，抗炎症作用を現す（図 1-21，p.177 参照）．

　神経伝達物質であるアセチルコリンは**コリンエステラーゼ**によって分解される．コリンエステラーゼに対する阻害薬はアセチルコリンの分解を抑制し，濃度を高めることによって作用を現す．ネオスチグミンのような可逆的**コリンエステラーゼ阻害薬**は重症筋無力症の診断・治療に用

いられる．一方，有機リン酸化合物やサリンのような不可逆的コリンエステラーゼ阻害薬はアセチルコリン濃度を過剰に高めることにより中毒症状を起こす．

その他，酵素に働いて作用を現す薬物には，アンジオテンシン変換酵素阻害薬のカプトプリル，インフルエンザウイルスのノイラミニダーゼの阻害薬である**オセルタミビルリン酸塩**などがある．

> **Column** ──●副腎皮質ステロイド薬の作用機序●──
> 
> 　副腎皮質ステロイド薬は，受容体を介してさまざまな生理作用・薬理作用を現すことをすでに述べたが，その抗炎症作用の一部は遺伝子の転写後のmRNAの代謝やタンパク質への翻訳の過程を調節する炎症の情報伝達系の抑制に基づくこと（post-transcriptional effects）が報告されている．また，副腎皮質ステロイド薬の作用には非常に短時間で発現するものがあり，それらは遺伝子を介さずに現れる作用（nongenomic action）であると考えられるが，そのメカニズムはほとんど解明されていない．

### c　化学的作用を現す薬物

炭酸水素ナトリウム・水酸化アルミニウム配合薬のような制酸薬は胃酸を中和するために用いられる．これはアルカリによる酸の**中和反応**である．EDTAやジメルカプロールのような重金属の解毒に用いられる薬物は，金属と**キレート結合**を形成して生体組織から解離させる．これらはいずれも化学的作用に基づくものである．

### d　物理化学的作用を現す薬物

塩類下剤に属する硫酸マグネシウム水和物や浸透圧利尿薬のD-マンニトールは浸透圧の変化により水分を管腔側に移行させる物理化学的作用を現す薬物である．

> **Column** ──●作用機序の分類●──
> 
> 　薬物の作用機序を分類して説明してきたが，1つの機序に分類しきれないものも多くある．たとえば，GABA$_A$受容体はイオンチャネル内蔵型の受容体であり，ジアゼパムはこの受容体に結合して，Cl$^-$の細胞内への流入を促進させる．ジアゼパムの標的はGABA$_A$受容体であり，Cl$^-$チャネルであるともいえる．ジギタリス製剤はイオン輸送体のNa$^+$ポンプに作用するが，その本体はNa$^+$，K$^+$-ATPaseであり酵素阻害薬であるともいえる．

> **Column** ──●一酸化窒素●──
> 
> 　一酸化窒素（NO；nitric oxide）は，多彩な生理・病態生理活性を有することがわかってきた．NOは血管弛緩作用に代表される循環系の情報伝達に限らず，神経系，炎症・免疫反応におけるメディエーターとして機能している．NOは活性酸素種のO$_2^{\cdot-}$同様のフリーラジカルであり，比較的安定な気体である．長年不明であった狭心症治療薬であるニトログリセリンの薬理作用が，このNOによる血管弛緩作用であることが解明され，その他の狭心症治療薬である硝酸薬も同様の作用機序である（第4章参照）．

## Self Check

下線部に誤りがあればそれを正せ.

- 受容体には₁微量の伝達物質が結合して，細胞外の情報を細胞内に伝達する.
- 受容体は細胞膜₂表面のみに存在する.
- アドレナリン受容体は₃Gタンパク質共役型受容体である.
- リドカイン塩酸塩は₄Na⁺ポンプを抑制する.
- アスピリンは₅ホスホリパーゼA₂を阻害して抗炎症作用を現す.
- ネオスチグミンはコリンエステラーゼを₆可逆的に阻害し，₇アセチルコリンの濃度を増加させる.
- 副腎皮質ステロイド薬は受容体を₈介さずに作用を現す.

**解 答**

1. ○
2. 表面および細胞内
3. ○
4. Na⁺チャネル
5. シクロオキシゲナーゼ
6. ○
7. ○
8. 介して

## G 用量

**SBO** 用量-反応曲線，安全域，有効量，中毒量，致死量を説明できる．

### 1 用量

用量（dose）とは，薬用量，すなわち，生体，細胞，酵素反応などに対する薬物の投与量のことであり，体重当たりの薬物量（たとえばmg/kg），1個体当たり1回の薬物量，mg/mLなどとして表される．

### 2 薬物-受容体結合

最も簡単な場合を考えると，受容体は遊離（占有されていない）あるいは可逆的に薬物と結合している（占有されている）．この場合，次のように記述できる．

$$L + R \underset{}{\overset{Kd}{\rightleftarrows}} LR$$

L：リガンド（薬物）
R：遊離型受容体
LR：薬物-受容体複合体

解離定数 $Kd = \dfrac{[L][R]}{[LR]}$

受容体全濃度 $[R_0] = [R] + [LR] = [R] + \dfrac{[L][R]}{Kd} = [R]\left(1 + \dfrac{[L]}{Kd}\right)$

$[LR] = \dfrac{[L][R]}{Kd} = \dfrac{[L]}{Kd} \times \dfrac{[R_0]\,Kd}{Kd + [L]} = \dfrac{[R_0][L]}{[L] + Kd}$

したがって，リガンドと結合している受容体の割合は $\dfrac{[LR]}{[R_0]} = \dfrac{[L]}{[L] + Kd}$

薬物に対する反応は，薬物と結合した（占有された）受容体の濃度に比例するという仮定が有用である．最大の薬物-受容体結合は，[LR] が [R₀] に等しい場合，すなわち [LR]/[R₀]=1 の場合に起こる．[L]=$K_d$のとき，[LR]/[R₀]=$K_d$/2$K_d$=1/2 である．すなわち，$K_d$は結合可能な受容体が50%結合するときのリガンド濃度と定義できる．

### 3 用量-反応関係

薬物に対する反応は，薬物と結合した（占有された）受容体濃度に比例する．

$\dfrac{反\ 応}{最大反応} = \dfrac{[DR]}{[R_0]} = \dfrac{[D]}{[D] + Kd}$

[D]：遊離型薬物濃度
[DR]：薬物-受容体複合体濃度
[R₀]：総受容体濃度
Kd：平衡解離定数

用量-反応曲線を図 1-22 に示す．

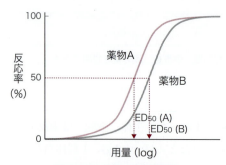

図 1-22 用量-反応曲線
薬物 A は，薬物 B よりも低い濃度で最大効果の半分を示すので，薬物 B よりも強い potency をもつ．

## 4 用量の分類

用量は薬理作用を規定する因子の1つである．日本薬局方では成人への有効量（薬用量，治療量）で，通常は経口投与量を示し，次の3つに大別される．

- 有効量
  ① 最小有効量：薬理効果を現す最小の量
  ② 最大有効量（＝最小中毒量）：中毒を起こさずに最大効果を示す量
- 中毒量
  ① 最小中毒量：中毒を現す最小の量
  ② 最大中毒量＝最大耐量（＝最小致死量）
     死には至らないが中毒を示す最大量．この量を超えて投与できない．
- 致死量
  ① 最小致死量：死に至る最小の量

これらは，さらに次の9つに細分される（図 1-23）．

ⓐ 無効量（ineffective dose）
ⓑ 最小有効量（minimal effective dose）
ⓒ 50％有効量（$ED_{50}$；50％ effective dose）
ⓓ 最大有効量（maximal effective dose）
ⓔ 最小中毒量（minimal toxic dose）
ⓕ 50％中毒量（50％ toxic dose）
ⓖ 最大耐量（maximal tolerated dose）
ⓗ 最小致死量（minimal lethal dose）
ⓘ 50％致死量（$LD_{50}$；50％ lethal dose）

### 1）安全域（治療係数，図 1-23）

① 治療係数：$LD_{50}/ED_{50}$
② 値の大きいものほど安全性が高い．
③ 安全域は必ず1より大きい値を示す．

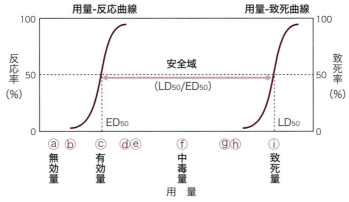

図 1-23 用量の分類と安全域（治療係数）

## 5　治療薬物モニタリング（TDM）

　個人の遺伝的・環境的因子や疾患により，薬物の体内動態が著しく異なるので，最大の治療効果と最小の副作用を発現させる投与量を設定しなければならない．そのためには，**治療薬物モニタリング**（**TDM**；therapeutic drug monitoring）が重要になる．TDM とは，個人に適切な投与量・投与方法を設計し，安全性と有効性を確認し，至適な血中濃度を維持させることを目的に，血中濃度を測定し，生体内半減期，除去速度などを計算することである．体内動態の個体間のバラツキが大きいので，TDM を行う必要がある．クレアチニンクリアランスが低いヒトは，排泄が遅いので，初回投与量を下げる．濃度が最小薬効発現濃度を下回ると効果が現れないため，その直前で次回の投与を行う（**図 1-24**）．

　**表 1-9** に TDM を行うべき薬物とその特徴を示す．

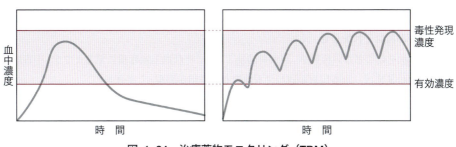

図 1-24　治療薬物モニタリング（TDM）

表 1-9 TDM により安全性と有効性を確認すべき薬物とその特徴

| 薬物 | 分類 | 特徴 |
|---|---|---|
| ワルファリンカリウム | 抗凝固薬 | 治療域が比較的狭い，薬物相互作用を受けやすい |
| フェニトイン | 抗てんかん薬 | 治療域が狭い，長期投与が必要，体内動態の非線形性（血清タンパク質との結合が飽和により生じる），投与量の増加により定常状態の血中濃度は投与量の増加以上に増加する |
| タクロリムス水和物 | 免疫抑制薬 | MDR1 mRNA 高発現の患者は，低発現群よりもタクロリムス水和物の投与量を約 2 倍必要とする |
| シベンゾリンコハク酸塩 | 抗不整脈薬 | 治療域が狭い，体内動態の個体間のバラツキが大きい，腎排泄型である，クレアチニンクリアランスが低い高齢者は初回投与量を下げる |
| ジゴキシン | 強心配糖体 | 投与量に個人差がある，同一用量を患者に投与したときの血中濃度は幅広い範囲に分布する |

---

**ホルメシス：薬物のもつ二面性**

Column

　毒性物質の影響に関する用量依存性のモデルとして，線形閾値なしモデル，閾値モデルおよびホルメシスモデルの 3 種がある．

　線形モデルでは，毒性が用量依存的に現れる．閾値モデルでは，あるレベルまでは毒性が出ないが，ある閾値（threshold）以上になってはじめて毒性が現れる．ホルメシス（hormesis）とは，低濃度では促進性の，高濃度では抑制性の濃度依存的な現象である．ホルメシスは，促進の程度が低く，また，濃度と作用時間を最適化しないと検出できないため，これまで見過ごされていた．

　ホルメシスという言葉は，ギリシャ語の "horme" すなわち "to excite（興奮させること）" に由来している．ホルメシスの用量曲線の形態は，終点が何かにより，逆 U 型（逆 J 型とも呼ばれる）あるい J 型（U 型とも呼ばれる）になる．また，2 相性あるいは β 曲線とも呼ばれる．増殖，寿命，生殖能力，認識機能は，逆 U 型を示す．発病においては J 型を示す．

---

## Self Check

下線部に誤りがあればそれを正せ．

- 薬物が中毒症状を起こさない極量を ₁最大有効量 といい，それ以上致死量に至るまでを ₂中毒量 という．
- 安全域が大きい薬物は，治療用量が同じでも重篤な副作用が発現 ₃しやすい．
- 最大耐量は，50％中毒量よりも ₄大きい．
- 最小致死量は，最大耐量よりも ₅大きい．
- 競合的受容体アンタゴニストは，アゴニストの最大反応を ₆低下させる．
- ホルメシスとは，低濃度では ₇促進性の，高濃度では ₈抑制性の濃度依存的な現象である．
- ₉TDM は，個人に適切な投与量・投与方法を設計し，安全性と有効性を確認し，至適な血漿中濃度を維持させることを目的とする．

解　答
1. ○　　3. しにくい　　5. ○　　7. ○　　9. ○
2. ○　　4. ○　　　　 6. 維持する　8. ○

# H 薬物の反復投与（連用）による耐性，依存

SBO　耐性を説明できる．
　　　脱感作を説明できる．
　　　依存を説明できる．

## 1 耐 性

　薬物（アゴニスト）を反復して投与する（連用）ことで，投与された**ヒト**や**動物**が抵抗性を獲得して薬物の効力が低下し，同じ薬物量を用いても当初の効果が現れなくなる現象を**薬物耐性**（drug tolerance）という．また，類似の化学構造または作用を有する薬物にも同時に耐性がみられることが多く，これを**交差耐性**（cross tolerance）という．

　一般的薬物の耐性（tolerance）に対し，細菌やウイルスなどの**病原性微生物**や**癌細胞**などが，それらの病原体による疾患を治療する抗菌薬や抗悪性腫瘍薬など（化学療法薬）の薬物に対して抵抗力を獲得し，これらの薬物が効かない，あるいは効きにくくなることを**薬物抵抗性**（drug resistance）という．

　一般に耐性は耐性が起こる原因から**組織耐性**（**機能耐性**）と**代謝耐性**に分けられる．

　　① 組織（機能）耐性：薬物（アゴニスト）の反復投与により，その薬物が作用する受容体の数が減少（ダウンレギュレーション，p.31 参照），結合薬物の受容体への親和性低下，受容体による細胞情報伝達系の活性低下などが原因で薬物の効果が軽減するといわれている．

　　② 代謝耐性：肝臓などでその薬物を代謝する酵素（薬物代謝酵素）の産生が誘導された結果，体内の薬物濃度が投与後すみやかに代謝されてしまうので薬物の効果が軽減することをいう．

　急速に起こる耐性を脱感作（desensitization）ともいう．さらに，きわめて短時間の反復投与により起こる現象を**タキフィラキシー**という．

　中枢神経に作用する薬物は耐性を起こしやすい．耐性，依存を起こしやすい薬物を**表 1-10** にまとめた．

## 2 依 存

　依存（dependence）とは，薬物を反復して投与する（連用）ことで，薬物なしにはいられない状態になり，薬物を求めてしまう欲求が強くなる状態をいう．これは薬物耐性により受容体からのシグナルが減少すると生体系がそれに対して代償的に情報伝達系を活性化して，低レベルの刺激で生体機能を順応させることによる．

　薬物の連用による依存作用には**精神的依存**と**身体的依存**がある．

　　① 精神的依存：薬物の使用のコントロールが不可能な状態で，使用を中止すると，精神的離脱症状として強い不快感（焦躁，不安，睡眠障害）を感じて，薬物を欲しがる精神状態のことをいう．

表 1-10 耐性，依存を起こしやすい薬物

| | 薬物 | 受容体 | 耐性 | 精神的依存 | 身体的依存 | 法的規制 |
|---|---|---|---|---|---|---|
| 麻薬 | モルヒネ塩酸塩水和物 | オピオイド受容体 | 最強 | 最強 | 最強 | 麻薬及び向精神薬取締法 |
| | コカイン塩酸塩* | ドパミン受容体 アドレナリン受容体 | なし | 最強 | なし | 麻薬及び向精神薬取締法 |
| 向精神薬 | バルビツール酸類 | GABA受容体 | 強い | 強い | 強い | 麻薬及び向精神薬取締法 |
| | ベンゾジアゼピン類 | GABA受容体 | 中等 | 中等 | 弱い | 麻薬及び向精神薬取締法 |
| 幻覚薬 | LSD | セロトニン受容体 | 中等 | 弱い | なし | 麻薬及び向精神薬取締法 |
| 覚醒剤 | アンフェタミン* | ドパミン受容体 アドレナリン受容体 | 弱い | 強い | なし | 覚醒剤取締法 |
| その他 | 大麻 | カンナビノイド受容体 | 中等 | 中等 | なし | 大麻取締法 |
| | アルコール類 | GABA受容体 NMDA受容体 | 強い | 強い | 中等 | 未成年者飲酒禁止法 |
| | ニコチン（タバコ） | ニコチン受容体 | 最強 | 中等 | 弱い | 健康増進法 未成年者喫煙禁止法 |

＊：p.76参照.

② 身体的依存：薬物の使用を中止することで**退薬症候**（禁断症状：痙攣，嘔吐，下痢，振戦，せん妄）がみられることをいう．

精神的依存の形成には快感発現の神経回路であるドパミン神経系（脳内報酬系）が密接に関与しており，モルヒネ塩酸塩水和物，コカイン塩酸塩，アンフェタミンはこの系を活性化する．退薬症候は依存の重要な要素であり，依存に陥った場合，不愉快な離脱症状を軽減したり回避したりするため，薬物を探し求め，摂取する．離脱症状のため，依存は強化される．依存症患者はみずからを追い込んで身体的にも経済的にも破滅に至ることが多く，社会的な影響が大きいため，依存性薬物のほとんどはあらゆる国で非合法化されている．わが国では**麻薬及び向精神薬取締法，覚醒剤取締法，大麻取締法**により取り締まっている（p.56参照）．

# Self Check

**下線部に誤りがあればそれを正せ．**

- ヒトや動物が抵抗性を獲得して薬物の効力が低下し，同じ薬物量を用いても当初の効果が現れなくなる現象を₁薬物抵抗性という．
- 類似の化学構造または作用を有する薬物にも同時にみられる耐性を₂交差耐性という．
- 代謝耐性は薬物が作用する₃受容体数の減少により起こる．
- ₄末梢神経に作用する薬物は耐性を起こしやすい．
- きわめて短時間の反復投与により起こる急性耐性を₅タキフィラキシーという．
- ₆身体的依存に禁断症状がみられる．
- コカイン塩酸塩は₇身体的依存が最強である．

### 解 答

| | | |
|---|---|---|
| 1．薬物耐性 | 3．薬物代謝酵素の誘導（酵素誘導） | 5．○ | 7．精神的依存 |
| 2．○ | 4．中枢神経 | 6．○ | |

# I 副作用・有害事象

**SBO** 副作用と有害事象について説明できる．
歯科領域で繁用されている薬の副作用について説明できる．
副作用の予防，対策について説明できる．

## 1 主作用と副作用

　**主作用**（main effect）は，治療の目的にかなった作用をいう．アスピリンは鎮痛作用，解熱作用，抗炎症作用を現し，炎症を抑制するために投与する場合の主作用である．

　**副作用**（side effect）は，主作用に伴って起こる治療目的とは異なる別の作用である．ただし害のない作用も含まれる．

　どの薬物にも主作用と副作用とが共存している．ある疾病の治療には主作用でも，別の疾病治療では副作用となる薬物もある．モルヒネ塩酸塩水和物は主作用として強力な鎮痛作用があるが，副作用は蠕動運動抑制による止瀉作用である．痔疾患による手術後のモルヒネ塩酸塩水和物の投与は，蠕動運動抑制による便秘や鎮痛作用が主作用になり，鎮咳作用，下痢症状の改善は副作用となる．

　副作用の症状や副作用の程度は，人種，性別，年齢，体質，体調，薬の量，併用する薬などにより異なる．

## 2 薬物有害反応

　副作用とは別に**薬物有害反応**（adverse drug reaction）がある．副作用と薬物有害反応とは異なる語句であり，とくに治験などの臨床試験では，明確に使い分けられている．一般に副作用には薬物有害反応を含んで用いられることが多い．

---

**Column　副作用・有害作用・有害事象**

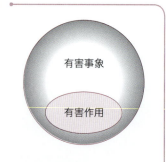

　一般に医薬品の投与を増加していくと生体にとって好ましくない作用（有害作用；adverse drug reaction）が現れる．わが国では医薬品の好ましくない有害作用を副作用と呼ぶこともある．副作用（side effect）は医薬品の主作用に対するものであり，副作用がつねに生体にとって有害なものであるとは限らない．WHOによる有害作用の定義は「予防，診断，治療あるいは生理機能の調節のために使用される用量で起こる，身体にとって意図しない有害な反応」としている．医薬品を投与された患者に生じたあらゆる好ましくない医療上の反応（有害事象）と医薬品との因果関係を結論づけることはたいへんむずかしく，医薬品による有害事象（adverse event）をまず取り上げ，そのあとに「因果関係があるらしい」とか「因果関係を否定できない」など有害作用であるかどうかを判断する．

（安原一ほか：新薬理学，改訂第4版，日本医事新報社，2006）

## 3　薬の副作用の予防と対策

　副作用が起こりやすいのは，アレルギー体質，肝・腎機能障害，高齢者，複数の薬を服用中などの場合である．**副作用の防止**とその**対策**は，次の2つに大別される．

① 処方された薬の，決められた用法，用量を守る．
② あらかじめ予想される副作用に対して準備をする．
　　胃炎を起こす薬であれば，あわせて胃薬も処方するなど，予想される副作用への対策が有効である．

　各医薬品による口腔領域に現れる副作用を**表 1-11** にまとめた．

## 4　薬　害

　**薬害**とは，副作用あるいは医薬品の使用による有害事象のうち社会問題となるまでに規模が拡大したもので，そのなかでもとくに不適切な医療行政の関与が疑われるものをさす．具体的には，副作用のなかで危険なものが見過ごされ，死傷者が多発した場合であり，過去に多くの薬害が起こり，また現在も薬害の可能性として議論中のものもある．

　フィブリノゲン糊使用による肝炎ウイルス感染，サリドマイドの催奇形性による薬害，血液製剤によるエイズウイルス感染，肝炎ウイルス感染などが知られている．

表 1-11 口腔領域に現れる副作用

| 副作用 | 分類 | 一般名 |
| --- | --- | --- |
| 味覚障害 | 抗炎症薬 | ジクロフェナクナトリウム |
| | 降圧薬 | アラセプリル，カンデサルタンシレキセチル |
| | 抗うつ薬 | アミトリプチリン塩酸塩，クロミプラミン塩酸塩，トリミプラミンマレイン酸塩，ノルトリプチリン塩酸塩，マプロチリン塩酸塩，ミルナシプラン塩酸塩 |
| | 抗葉酸代謝拮抗薬 | ホリナートカルシウム |
| | ビスホスホネート製剤 | リセドロン酸ナトリウム水和物 |
| | 抗菌薬 | ミノサイクリン塩酸塩 |
| | 緑内障治療薬 | アセタゾラミド |
| | 抗ヒスタミン薬 | セチリジン塩酸塩 |
| | 肝疾患治療薬 | インターフェロンアルファ |
| | 癌疼痛治療薬 | オキシコドン塩酸塩水和物 |
| | 抗悪性腫瘍薬 | シクロホスファミド水和物，テガフール，テガフール・ウラシル配合，ビンデシン硫酸塩，フルオロウラシル，パクリタキセル |
| | 抗血小板薬 | シロスタゾール |
| | 脳疾患診断薬 | イオマゼニル ($^{123}$I) |
| | 禁煙補助薬 | ニコチン |
| 歯肉肥厚（歯肉肥大） | 降圧薬（Ca拮抗薬） | ニフェジピン |
| | 免疫抑制薬 | シクロスポリン |
| | 抗てんかん薬 | フェニトイン |
| 唾液分泌抑制 | 利尿薬 | D-マンニトール，トリクロルメチアジド，フロセミドなど |
| | 抗コリン薬 | アトロピン硫酸塩水和物，ブチルスコポラミン臭化物など |
| | 抗ヒスタミン薬 | クロルフェニラミンマレイン酸塩など |
| | 制吐薬 | アザセトロン塩酸塩 |
| | 鎮咳去痰薬 | ベンプロペリンリン酸塩，ジメモルファンリン酸塩，クロフェダノール塩酸塩など |
| | 抗パーキンソン病薬 | レボドパ，プラミペキソール塩酸塩水和物など |
| | 抗うつ薬 | イミプラミン塩酸塩，クロミプラミン塩酸塩，マプロチリン塩酸塩，ミアンセリン塩酸塩など |
| | 睡眠薬 | トリアゾラム，フルニトラゼパム，フルラゼパム塩酸塩，クアゼパムなど |
| | 喘息治療薬 | プロキシフィリン配合 |
| | 筋弛緩薬 | エペリゾン塩酸塩など |
| 顎骨壊死 | ビスホスホネート製剤 | |

注）歯科でよく使われる抗炎症薬の副作用は p.188，抗菌薬の副作用は p.228 に示した．

# J 薬物適用上の注意

SBO　薬の警告・禁忌・特定の背景を有する患者に関する注意について説明できる．
　　　小児・妊婦・高齢者へ投薬時の注意点について説明できる．
　　　薬物の投薬と病態との関連について説明できる．
　　　服薬指導について説明できる．

　薬物の薬理作用に影響を与える因子には，種差，性差，年齢，個体差，特異体質，病状，プラセボ効果などがある（p.22 参照）．

## 1　薬物の警告・禁忌・特定の背景を有する患者に関する注意

　薬物を投薬する際には警告，禁忌，併用禁忌，併用注意，特定の背景を有する患者に関する注意など，適用上の注意について記載された**添付文書**や**インタビューフォーム**を読み，当該薬物の副作用について十分理解する必要がある．

① **警告**：致死的または重篤な副作用が生じる可能性があり，とくに注意する．
② **禁忌**：症状や既往歴，体質などの理由から投与すべきではない．
③ **併用禁忌**：他の薬物との相互作用により重大な副作用が生じる可能性があり，そのような薬物とは併用すべきではない．
④ **併用注意**：他の薬物との相互作用による副作用に注意する．
⑤ **特定の背景を有する患者に関する注意**：合併症・既往歴等のある患者，腎機能障害患者，肝機能障害患者，生殖能を有する者，妊婦，授乳婦，小児，高齢者など特定の背景を有する患者に関する注意事項を記載する．

## 2　小児・妊婦・高齢者への投薬

### 1）小児等への投薬

　小児に繁用される薬物には，抗菌薬，解熱鎮痛薬，抗炎症薬，抗痙攣薬，止瀉薬，便秘薬，気管支拡張薬，気管支喘息治療薬，抗ヒスタミン薬などがある．一般に小児は薬物に対する感受性が高く，代謝や排泄能が未熟で薬物の排泄速度が遅いため血中濃度が高い状態が続く．このため成人よりも少量の薬物でも十分な効果が得られる反面，過量投与による副作用が発現しやすい．また，血液脳関門が未発達なため薬物が中枢神経系に移行しやすく，小児の投与量（**小児薬用量**）には十分な注意が必要である．小児投与量は，年齢や体重，体表面積から算出する方法がある．

　小児薬用量の算出には次の式や表が用いられるが，体重よりも体表面積から算出したほうがよいとされている．

① 年齢からの算出：Young の式，Augsberger の式，von Harnack の換算表
② 体重からの算出：Clark の式
③ 体表面積からの算出：Crawford の式

・平均体重（参考）

| 年　齢 | 0か月 | 3か月 | 1/2歳 | 1歳 | 2歳 | 3歳 | 4歳 | 5歳 | 6歳 |
|---|---|---|---|---|---|---|---|---|---|
| 体重（kg） | 3 | 6 | 8 | 10 | 12 | 14 | 16 | 18 | 20 |

- Young の式………小児量＝年齢/（12＋年齢）×成人量
- Augsberger の式…小児量（2歳以上）＝（年齢×4＋20）/100×成人量
- von Harnack の換算表

| 年　齢 | 未熟児 | 新生児 | 1/2歳 | 1歳 | 3歳 | 7・1/2歳 | 12歳 | 成人 |
|---|---|---|---|---|---|---|---|---|
| 投与量 | 1/10 | 1/8 | 1/5 | 1/4 | 1/3 | 1/2 | 2/3 | 1 |

- Clark の式………小児量（2歳以上）＝体重（ポンド）/150×成人量
- Crawford の式……小児量＝成人量×体表面積（m$^2$）/1.73

$$体表面積（cm^2）＝[体重（kg）]^{0.425}×[身長（cm）]^{0.725}×71.84$$

表 1-12　小児に対して注意すべき薬物

| | 薬　物 | 有害事象 |
|---|---|---|
| 抗炎症薬 | 副腎皮質ステロイド薬<br>ジクロフェナクナトリウム | 成長・性成熟の阻害<br>Reye（ライ）症候群，インフルエンザ様急性脳症 |
| 抗菌薬 | クロラムフェニコール<br>テトラサイクリン系薬<br>ニューキノロン系薬 | Gray（グレイ）症候群<br>骨成長・歯の着色・エナメル質形成障害<br>発育障害 |

**2）妊婦への投薬**

**妊婦**への投薬は，胎児への催奇形性と血液胎盤関門通過を考慮しなければならない．

妊娠により薬物代謝の変化，腎機能の上昇などの影響により薬物効果の低下がみられる（p.18参照）．わが国でも1950年代に販売されたサリドマイドによる催奇形性は社会問題となった．催奇形性のある薬は，胎児へ直接影響を及ぼすほか，胎盤機能の低下をまねき，母体から胎児への酸素と栄養分の供給を減少させ，胎児の低体重化や発育不全をまねく場合もある．

●胎児への医薬品の影響
　① 受精前から妊娠3週末まで：この時期の投与は，風疹ワクチン，金チオリンゴ酸ナトリウムなど残存性のある医薬品以外は考慮する必要はない．

表 1-13　妊娠と薬

| 妊娠月数（妊娠週数） | 服用の危険度 | 奇　形 |
|---|---|---|
| 1か月（0〜3） | 無影響期 | 奇形は起こらない |
| 2か月（4〜7） | 絶対過敏期 | 一番注意が必要 |
| 3〜4か月（8〜15） | 相対過敏期〜比較的過敏期 | 注意する |
| 5〜10か月（16〜39） | 潜在過敏期 | 奇形はなくなっていくが，胎児への影響はあるので注意 |

② 妊娠 4～7 週末まで：この時期の医薬品には，十分な注意が必要である．ホルモン剤，ワルファリンカリウム，向精神薬，脂溶性ビタミン剤などに気をつける．
③ 妊娠 8～15 週末まで：妊娠 4～7 週末の期間に比べ，医薬品による胎児への影響は低下するが，なくなるわけではない．
④ 妊娠 16 週～分娩まで：この期間は医薬品による奇形発生は少ないが，胎児の機能的発育に影響するので，発育を阻止するような医薬品は控える．酸性非ステロイド性抗炎症薬（酸性 NSAIDs）は胎児の動脈管を閉鎖する可能性があるので，妊娠後期の使用は避ける（アセトアミノフェンは使用可能）．

抗菌薬では，ニューキノロン系薬は妊婦に対して禁忌，アミノグリコシド系薬およびテトラサイクリン系薬も胎児への有害作用があるため避ける．一方，アンピシリン水和物などのペニシリン系薬やセフェム系薬は使用可能である．

表 1-14　妊婦に対して注意すべき薬物

| 薬　物 | 有害事象 |
|---|---|
| 抗てんかん薬，抗悪性腫瘍薬，副腎皮質ステロイド薬 | 口唇口蓋裂などの催奇形性 |
| ワルファリンカリウム（ビタミン K 阻害薬） | 催奇形性，胎児死亡率上昇 |
| アミノグリコシド系抗菌薬 | 難聴，腎障害 |
| ニューキノロン系抗菌薬 | 安全性が確立されていないので禁忌 |
| テトラサイクリン系抗菌薬 | 歯の着色，骨の成長抑制 |
| 降圧薬（ACE 阻害薬，アンジオテンシン II 阻害薬） | 催奇形性 |
| プロピトカイン塩酸塩（フェリプレシン添加） | 胎児におけるプロピトカイン濃度上昇　フェリプレシンによる分娩促進（早産） |
| 酸性非ステロイド性抗炎症薬（酸性 NSAIDs） | 胎児に対する毒性，動脈管閉鎖 |

### 3）高齢者への投薬（p.19 参照）

**高齢者**は，加齢に伴って胃酸分泌機能や消化管運動が低下する．さらに腸管内表面積が減少するために薬物を吸収する機能が低下する．また，肝・腎機能はじめとする生理機能の低下により，薬物の代謝や排泄能が衰えるために，副作用や薬物の相互作用による有害な作用が出てくる．

## 3　病態との関連

肝疾患の患者では，肝臓の代謝酵素が低下しているために，薬物の効果，毒性ともに強く現れることがある．局所麻酔薬に配合されているアドレナリンは，甲状腺機能亢進症の患者には，感受性が亢進することから注意が必要である（p.20 参照）．

## 4　服薬指導

**コンプライアンス**（compliance）は服用遵守の意味で用いられる．また患者がどれだけ医師・歯科医師の指示どおりに薬を服用しているかを表す．「コンプライアンスが悪い」とは，患者が決められた服用時間や用量を守らないことをさす．このことを**ノンコンプライアンス**ともいう．患者の服薬意識の向上には，薬の服用は疾病の治療と予防に不可欠であること，さらに患者自身の

健康維持にも大切であることを患者に理解してもらうことが重要である．服薬指導には薬を処方する医師・歯科医師だけではなく，薬剤師や看護師などの医療従事者の連携と患者家族との協力も必要である．

2001年WHOでは，コンプライアンスにかわる新しい概念として「アドヒアランス(adherence)」を提唱している．アドヒアランスは患者が治療方針の決定に参加し，能動的，主体的に正しく実践するという概念である．

## 5　個別化医療

**個別化医療**（personalized medicine）とは，個々の人の個性にあった医療を行うことであり，**テーラーメイド医療**（tailor made medicine），**オーダーメイド医療**（order made medicine），**カスタムメイド医療**（custom made medicine）ともいう．

これまでの医療は疾患中心で，疾患の原因の探求やその治療法を開発することが主目的であった．疾患の状態は個々の人によりさまざまで，同じ疾病であっても同じ治療法を適用することは必ずしも適切ではなかった．わが国でも個人の遺伝子情報に応じて患者一人ひとりにあわせた医療を目指して，大学，病院，研究所が中心となりオーダーメイド医療実現化プロジェクトを立ち上げ，約30万人のDNAおよび血清を集め，SNP（single nucleotide polymorphism；一塩基多型，遺伝子の個人差）と薬物の効果，癌や糖尿病などの疾患を対象にバイオバンク構築を行っている．

## 6　歯科領域での漢方薬（生薬）のおもな使用例

近年，歯科においても**漢方薬**が注目されている．難治性の口腔粘膜疾患，口内炎，顎関節症，歯周病の補助療法，口腔心身症，舌痛症，三叉神経痛，口腔乾燥症，さらに医薬品に副作用のある患者などに使用している（第19章参照）．

## 7　薬のリバウンド

薬の**リバウンド**（rebound）とは，薬の服用を止めると症状が再発して以前より悪化する状態のことである．アトピー性皮膚炎の副腎皮質ステロイド薬，降圧薬などがある．

## Self Check

下線部に誤りがあればそれを正せ．
- 小児への副腎皮質ステロイド薬の長期投与は，発育に [1]影響を及ぼすことがある．
- 血液胎盤関門は [2]水溶性薬物のみ通過する．
- 小児では [3]血液脳関門が未発達なために解熱鎮痛薬，抗痙攣薬は脳に移行しやすい．
- 15歳未満のインフルエンザ患児には [4]酸性非ステロイド性抗炎症薬の投与は控える．

**解答**
1．○　　2．脂溶性薬物のみ　　3．○　　4．○

# K 薬物の管理

SBO 医薬品医療機器等法（旧 薬事法）と日本薬局方について説明できる．
医薬品の管理について説明できる．

　医薬品は，人の生命，健康に直接かかわるため，わが国では法律で定めている．従来，薬事法として定められてきたが，**薬事法**は 2014 年から**医薬品，医療機器等の品質，有効性及び安全性の確保等に関する法律**（略称：**医薬品医療機器等法**）と改められた（**表 1-15**）．

　この法律に基づいて**日本薬局方**が制定されている．日本薬局方は，わが国で使用される薬物の規格を定めた政令で，薬物の有効性，安全性，薬用量，純度，規格などを示している．現行のものは 2021 年に交付された**第十八改正日本薬局方**である．医薬品医療機器等法（旧 薬事法）では医薬品を急性毒性，危険度の差などから**毒薬，劇薬，普通薬**に区別している．

　歯科領域で繁用される毒薬・劇薬・普通薬と麻薬・向精神薬を表 1-16 にまとめた．

　**日本薬局方**は，**厚生労働省告示**として制定され，医薬品医療機器等法に基づき**法的強制力をもつ**．第九改正以降は **5 年後ごと**に全面改正されている．日本薬局方では漢方薬の原料を生薬として収載している．

> **Column ● 指定薬物 ●**
> 　近年危険ドラッグが問題となっており，幻覚などの作用を有し，使用した場合に健康被害が発生する恐れのある物質を，医薬品医療機器等法（旧 薬事法）に基づき指定薬物として厚生労働大臣が指定した．指定薬物の輸入，製造，販売などに加え，所持，使用，購入，譲り受けが禁止となった（2014 年）．

> **Column ● 管理医療機器 ●**
> 　医療機器はその機器の身体などに及ぼす危険度に応じて，国際基準に基づき国際的なクラスに分類されている．わが国ではこの分類に基づいて，2005（平成 17）年 4 月に厚生労働省告示により医療機器をクラス I（一般医療機器），クラス II（管理医療機器），クラス III・クラス IV（高度管理医療機器）の 4 種に分類されている．管理医療機器として補聴器，高度管理医療機器としてコンタクトレンズや最近普及が進んでいる ADE などが分けられている．歯科材料，歯科用ユニットなど歯科用医療機器は管理医療機器に属する．

表 1-15 医薬品医療機器等法

| 項目および定義 | 備考 |
|---|---|
| **医薬品** 医薬品とは，次に掲げるものと定義<br>① 日本薬局方に収められているもの（注1）<br>② 人または動物の疾病の診断，治療または予防に使用されることが目的とされているもの（注2）<br>③ 人または動物の身体の構造または機能に影響を及ぼすことが目的とされているものであって機械器具等（機械器具，歯科材料，医療用品，衛生用品ならびにプログラムおよびこれを記録した記録媒体をいう）でないもの（医薬部外品および再生医療等製品を除く）（注3） | （注1）日本薬局方に収載されているものは，すべて医薬品である<br>（注2）健康食品等と称して販売しているもので，製品に疾病の診断，治療または予防の効能効果を表示すれば，医薬品とみなされる<br>（注3）嫌酒薬，催乳薬，やせ薬，覚醒剤などが該当する |
| **医薬部外品** 医薬部外品とは，次に掲げることが目的とされており，かつ，人体に対する作用が緩和なものであって器具器械でないもの（注4）およびこれらに準ずるもので厚生労働大臣の指定するものと定義（注5）<br>① 吐き気その他の不快感または口臭もしくは体臭の防止<br>② あせも，ただれ等の防止<br>③ 脱毛の予防，育毛または除毛<br>④ 人または動物の保健のためにするねずみ，はえ，蚊，のみなどの駆除または防止 | （注4）目的が具体的に規定されている医薬品部外品：口中清涼薬，体臭防止薬，てんか粉類，育毛剤，除毛剤，殺虫剤，殺そ剤<br>（注5）厚生労働大臣の指定する医薬部外品：生理処理用品，染毛剤，パーマネントウェーブ剤，薬用化粧品，薬用歯磨，浴用剤，ソフトコンタクトレンズ消毒剤，外皮消毒剤，きず消毒保護剤，ひび・あかぎれ用剤，あせも・ただれ用剤，うおのめ・たこ用剤，かさつき・あれ用剤，のど清涼剤，健胃清涼剤，ビタミン剤，カルシウム剤，ビタミン含有保健剤など |
| **化粧品** 化粧品は，人の身体を清潔にし，美化し，魅力を増し，容貌を変え，または皮膚もしくは毛髪を健やかに保つため，身体に塗擦，散布その他これらに類似する方法で使用されることが目的とされているもので，人体に対する作用が緩和なものと定義，ただし，医薬品の目的をあわせもつものおよび医薬部外品を除く | 化粧品は，医薬品，医薬部外品と異なり，人に使用されるものだけが対象．動物に使用するものは，この定義の対象外 |
| **医療機器** 医療機器とは，人もしくは動物の疾病の診断，治療もしくは予防に使用されること，または人もしくは動物の身体の構造もしくは機能に影響を及ぼすことが目的とされている機械器具等（再生医療等製品を除く）であって，政令で定めるものと定義 | 器具器械：手術台および診療台，聴診器，体温計，歯科用ユニット，歯科用ハンドピース，歯科用探針など84類<br>医療用品：エックス線フィルム，縫合糸，副木，視力表および色盲検査表など6類<br>歯科材料：歯科用金属，歯冠材料など9類<br>衛生用品：コンドーム，避妊用具など4類<br>動物専用医療機器：11類<br>プログラム医療機器：医療機器の範囲に診断・治療・予防のためのプログラムまたはこれを記録した記録媒体が含まれる |
| **再生医療等製品** 再生医療等製品とは，医療または獣医療に使用されることが目的とされているもののうち，<br>① 人または動物の細胞に培養その他の加工を施したもの<br>② 人または動物の細胞に導入され，これらの体内で発現する遺伝子を含有させたものであって政令で定めるものと定義 | 歯周組織再生を目的として生物由来製品エムドゲインゲル（ブタ歯胚由来エナメルマトリックスデリバティブ），遺伝子組み換えトラフェルミン（FGF）があるが，規制区分としてはそれぞれ高度医療機器，処方箋医薬品であり，再生医療等製品ではない |

表 1-16　歯科領域で繁用される毒薬・劇薬・普通薬と麻薬・向精神薬

| 分　類 | 一般名 | 商品名 |
|---|---|---|
| 毒　薬 | スキサメトニウム塩化物水和物<br>ロクロニウム臭化物<br>ベクロニウム臭化物<br>三酸化ヒ素 | スキサメトニウム<br>エスラックス<br>ベクロニウム「F」 |
| 劇　薬 | インドメタシン<br>アセトアミノフェン（末）<br>ジクロフェナクナトリウム<br>フルルビプロフェン<br>ロキソプロフェンナトリウム水和物<br>ロルノキシカム<br>プロポフォール<br>ブプレノルフィン塩酸塩<br>ペンタゾシン<br>ドロペリドール<br>リドカイン塩酸塩・アドレナリン配合<br>アドレナリン<br>セボフルラン<br>イソフルラン | インテバン SP<br>カロナール<br>ボルタレン<br>フロベン<br>ロキソニン<br>ロルカム<br>ディプリバン<br>レペタン<br>ソセゴン<br>ドロレプタン<br>キシロカイン（歯科用注）<br>ボスミン<br>セボフレン<br>フォーレン |
| 普通薬 | チアラミド塩酸塩<br>アズレンスルホン酸ナトリウム・L-グルタミン<br>メフェナム酸<br>クラリスロマイシン<br>セフジニル<br>セフカペンピボキシル塩酸塩水和物<br>アンピシリン水和物<br>セフトリアキソンナトリウム水和物<br>アセトアミノフェン<br>ポビドンヨード<br>ベンゼトニウム塩化物<br>アクリノール水和物 | ソランタール<br>マーズレン S<br>ポンタール<br>クラリス<br>セフゾン<br>フロモックス<br>ビクシリン<br>ロセフィン<br>カロナール<br>イソジンガーグル，イソジン<br>ネオステリングリーン<br>アクリノール |
| 麻　薬 | モルヒネ塩酸塩水和物<br>モルヒネ塩酸塩水和物徐放剤<br>フェンタニルクエン酸塩<br>フェンタニル | アンペック<br>カディアン，MS コンチン<br>フェンタニル<br>デュロテップ |
| 向精神薬 | ジアゼパム<br>トリアゾラム<br>エスタゾラム<br>クロチアゼパム<br>ミダゾラム<br>ブプレノルフィン塩酸塩<br>フルニトラゼパム | セルシン<br>ハルシオン<br>ユーロジン<br>リーゼ<br>ドルミカム<br>レペタン<br>ロヒプノール |

## 1　医薬品の規制区分

　毒薬・劇薬以外にも，医薬品には各種薬事関係法でさまざまな規制区分が設けられている．毒薬・劇薬が医薬品医療機器等法（旧 薬事法）で指定されているのに対して，麻薬や向精神薬は麻薬及び向精神薬取締法，覚醒剤や覚醒剤原料は覚醒剤取締法で指定されている．

## 2　毒　薬

### 1）保管管理

　医薬品医療機器等法（旧 薬事法）では，毒薬は決められた書式で品名および「毒」の文字を表示（図 1-25），他の医薬品と区別して貯蔵・陳列し，その場所には施錠する．毒薬だけをまとめて施錠して保管するということである．これは，他の医薬品と区別することで紛失や盗難を防止することが目的である．

### 2）表　示

　直接の容器または直接の被包に，黒地に白枠，白字を用いて，その品名および「毒」の文字を記載する．

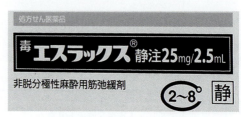

図 1-25　毒薬の表示（MSD）

## 3　劇　薬

### 1）保管管理

　医薬品医療機器等法（旧 薬事法）では，劇薬は決められた書式で品名および「劇」の文字を表示（図 1-26），他の医薬品と区別して貯蔵・陳列する．錠剤棚で保管する際には劇薬と普通薬を分けて陳列する．

### 2）表　示

　直接の容器または直接の被包に，白地に赤枠，赤字を用いて，その品名および「劇」の文字を記載する．

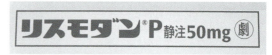

図 1-26　劇薬の表示（中外製薬）

## 4　麻　薬

### 1）保管管理

　麻薬には「㊨」を表示し，麻薬以外の医薬品と区別し，鍵をかけた堅固な設備内に貯蔵する．

### 2）麻薬施用者

　麻薬施用者は医師，歯科医師，獣医師の資格者にのみ与えられる．
　麻薬施用者の申請は，所轄する保健所を通して都道府県知事の免許を受ける．期間は 2 年間の限定で，更新申請する．

## 5 向精神薬

向精神薬には「⑭」を表示し，向精神薬以外の医薬品と区別し，鍵をかけた設備内に貯蔵する．向精神薬は第一種から第三種まで分けられており，おもな向精神薬を**表 1-17** に示した．向精神薬の投薬期間は 1 回 14 日から 30 日，90 日と各種により投与期間や保管方法が異なる．

表 1-17 向精神薬

| | 成　分 | 商品名 | 備　考 |
|---|---|---|---|
| 第一種 | セコバルビタールナトリウム<br>メチルフェニデート塩酸塩 | アイオナール・ナトリウム<br>リタリン | 睡眠薬<br>ナルコレプシー |
| 第二種 | アモバルビタール<br>フルニトラゼパム<br>ブプレノルフィン塩酸塩<br>ペンタゾシン<br>ペントバルビタールカルシウム | イソミタール<br>ロヒプノール<br>レペタン<br>ソセゴン<br>ラボナ | 睡眠薬<br>睡眠薬，麻酔前投薬<br>鎮　静<br>鎮　痛<br>睡眠薬，麻酔前投薬 |
| 第三種 | エスタゾラム<br>クロチアゼパム<br>クロバザム<br>クロルジアゼポキシド<br>ジアゼパム<br>ゾルピデム酒石酸塩<br>トリアゾラム<br>フェノバルビタール | ユーロジン<br>リーゼ<br>マイスタン<br>バランス<br>セルシン<br>マイスリー<br>ハルシオン<br>フェノバール | 睡眠薬，麻酔前投薬<br>抗不安薬<br>抗てんかん薬<br>抗不安薬<br>抗不安薬，麻酔前投薬<br>睡眠薬<br>睡眠薬，麻酔前投薬<br>睡眠薬 |

## 6 生物由来製品，特定生物由来製品

**生物由来製品**とは，おもにヒトや動物に由来する原料を用いた製品のことをいい，生物由来製品のうち，とくにヒトの血液や組織に由来する原料を用いた製品のことを**特定生物由来製品**という．不活化処理などの感染症に関する処理に対して限界があるものであり，厚生労働大臣が指定するものである．それぞれ，直接の容器包装に**白地，黒枠，枠囲い黒字**で「生物」，「特生物」と表示し，製造番号，製造記号も表示する．

特定生物由来製品を使用した場合は，製品名，製品番号（製造記号），患者の氏名・住所，投与日を情報として記録し，使用日から少なくとも 20 年間，医療機関で保管する義務がある．

## 7 医薬品の貯蔵温度と容器

### 1）医薬品の貯蔵温度

標準温度は 20℃，常温は 15～25℃，室温は 1～30℃，微温は 30～40℃，冷所は 1～15℃の場所とする．

## 2）容 器

**容器**は医薬品を入れるもので，栓，ふたなども容器の一部である．

- ① **密閉容器**：固形の異物が混入することを防ぎ，内容医薬品の損失を防ぐ容器をいう．
- ② **気密容器**：固形または液状の異物が侵入せず，内容医薬品の損失，風解，潮解または蒸発を防ぐ容器をいう．
- ③ **密封容器**：気体の侵入しない容器をいう．

## 3）遮 光

**遮光**とは，内容医薬品に規定された性状および品質に対して影響を与える光の透過を防ぎ，内容医薬品を光の影響から保護することである．

## 8　医薬品の安全管理体制

病院などの管理者は，医薬品の安全使用，安全管理のための体制を確保しなければならず，それは医薬品医療機器等法（旧 薬事法）ではなく医療法で定められる．

## Self Check

下線部に誤りがあればそれを正せ．

- 日本薬局方は [1]厚生労働省告示 によって示されている．
- 日本薬局方は [2]法的強制力 をもっている．
- 日本薬局方には化粧品が [3]収載されている．
- ペンタゾシンは麻薬管理が [4]必要である．
- 麻薬の保管場所で適切なのは [5]重量金庫 である．
- 劇薬の保管には施錠が [6]必要である．
- 大麻は [7]麻薬及び向精神薬取締法 により規制されている．
- 生物由来製品には製造番号が [8]記載されている．
- 特定生物由来製品の使用記録には，患者の [9]住所 を記録しなくてはならない．
- 特定生物由来製品を使用した場合には，その記録を少なくとも [10]10年 は保存しなくてはならない．

**解 答**
1. ○
2. ○
3. 収載されていない
4. 必要でない
5. ○
6. 必要でない
7. 大麻取締法
8. ○
9. ○
10. 20年

# L 処方と処方箋

SBO　処方と処方箋の書き方を説明できる．

**処方**とは，医師，歯科医師が特定の患者の疾病に対して，どのようにして医薬品を交付するかの意見である．

**処方箋**とは，医師，歯科医師が患者への医薬品名，分量，用法など投薬方法を薬剤師に指示した文書である．

## 1　処方箋の種類

処方箋は院外処方箋と院内処方箋に分けられる．

### 1）院外処方箋

**院外処方箋**は，「医師法」，「歯科医師法」に基づき，病院，診療所が外来患者に対する投薬を院外にある「医薬品医療機器等法（旧 薬事法）」で定める薬局で調剤させるために発行する処方箋であって，「歯科医師法施行規則」第20条の規定による記載事項を具備することが必要で，所定の記載事項の省略，記号や略号を用いた約束処方を記載することはできない．

### 2）院内処方箋

**院内処方箋**は，「歯科医師法施行規則」による記載事項を，必ずしもすべてを具備する必要はない．病院内で処方箋として通用しても，病院外では正規の処方箋とはいえない．

## 2　処方箋の記載事項

### 1）「歯科医師法施行規則」第20条の記載事項

　① 患者の氏名（男女の別）
　② 年　齢
　③ 薬　名
　④ 分　量
　⑤ 用法・用量
　⑥ 発行年月日
　⑦ 使用期間（処方箋の有効期間）
　⑧ 病院・診療所の名称および所在地
　⑨ 処方箋発行者たる歯科医師の住所，記名押印または署名

なお，麻薬を使用する場合には，麻薬処方箋を用い，次の記載事項も記入する．

　⑩ 患者の住所
　⑪ 麻薬施用者の免許証番号

### 2）記載時の注意点

歯科医師が保険適用の処方箋を発行する場合は，歯科医師の記名押印，またはフルネームの自筆でもよい．処方箋の様式は保険診療を行う場合に「保険医療機関及び保険医療養担当規則」第

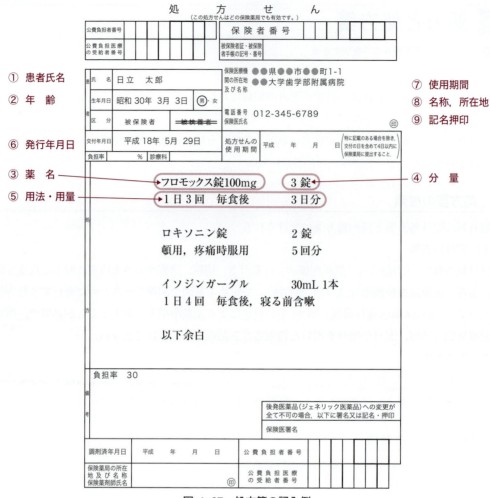

図 1-27　処方箋の記入例

23条に規定されたものが利用されている（**図 1-27**）．

　**ジェネリック**医薬品（後発医薬品）への変更を認めない場合に署名を行う．

　基本的に医薬品名は，局方名，商品名，一般名を用いる．

　分量は，内服では1日量，頓服では1回量，外用では投薬総量を記載する．

　処方箋に用いる用語は自国語で記載するのを原則としている．近年，患者の知る権利を保障するためのカルテ開示の傾向もある．カルテの電子化も進められている．

## 3　処方箋の保存

　処方箋の保存は，麻薬処方箋とは区別して保存する．

　医療機関では，保険扱いの処方箋は3年間保管する．

## Column ● 用法，分量，用量

　処方箋には分量，用法，用量を記載することになっている（医師法施行規則第21条，歯科医師法施行規則第20条）．
　分量とは1日当たりの投与量，頓用では1回当たりの投与量を示す．
　用法とは1日当たりの服用回数，服用時期（食前，食後，就寝前，疼痛時など）を示す．
　用量とは慣習的には投与日数のことを示す．しかし，薬剤師会の調剤指針では"薬剤の投与総量"とし，1日の分量に投与日数を乗じた値を提唱している．この点では不統一である．
（堀了平 監修：医療薬学，第4版，廣川出版，2005）

## Column ● アドレナリン，エピネフリン

　第十五改正日本薬局方では，エピネフリンはアドレナリンに名称変更された．しかし，従来通り両者の名称を覚えておくことは大切である．アドレナリンは1900年に高峰譲吉と上中啓三により牛の副腎から結晶化された．同時期に米国のエイベルは羊の副腎から分離してエピネフリンと名づけた．アドレナリン adrenaline もエピネフリン epinephrine も同じ物質である．adrenaline はラテン語の adrenal（副腎）から，epinephrine はギリシャ語の epi（上）と nephrose（腎臓）から由来している．アドレナリンは副腎髄質より分泌されるホルモンで，神経伝達物質でもある．

## Column ● 要指示医薬品

　要指示医薬品は，2005（平成17）年4月の改正薬事法の施行により削除された．施行前は医療用医薬品のうち，「要指示医薬品」に分類されないものも多く，医師の指示があれば処方箋なしで販売できたことから，医薬品の適正使用をより一層図るために，医薬品の分類を見直し「処方箋医薬品」という分類が新たに設けられた．

## Column ● ジェネリック

　ジェネリック（generic drug）とは後発医薬品のことであり，先発医薬品の特許が切れたのち，臨床試験などを省略して許可された，有効成分，品質，効能が同じで，より安価な薬である．国はジェネリックが市場に出回ることにより，医療費の節約が期待できることから支援の方向にある．しかし，医療関係者には品質，先発医薬品との同等性に対する疑念もある．

## Column ● 針刺し事故の対応

　歯科医師による針刺し事故は，歯科診療で患者に局所麻酔薬の追加投与による目的で，リキャップ時に発生している．やむなくリキャップするときは片手すくい法で行う．B型肝炎感染事故のうち，医療従事者の約8割が針刺し事故による．
　① 受傷口を強く圧迫する
　② 針刺し部位の血液を多量の流水下で，絞り出す
　③ ポビドンヨードに受傷口を漬けたまま
　④ 内科を受診する
　日ごろからウイルスワクチンの接種をしておくことが大切である．HBワクチンは通常3回の接種が必要で，抗体確認されるまで初回の接種から約7か月を要する．

### 新しい医薬品の分類と販売制度

薬事法改正〔2013（平成25）年12月13日公布，2014（平成26）年6月12日施行〕に基づく新しい医薬品販売制度が定められた．医薬品は医療用医薬品と一般用医薬品に分かれ，下記のように分類される．

〈旧〉　　　　　　　　　　〈新〉
医療用医薬品　→　医療用医薬品（処方薬）
第一類医薬品　→　要指導医薬品（劇薬，スイッチ直後品目※など）（対面販売のみ）
　　　　　　　　　　第一類医薬品（インターネット販売可能）
第二類医薬品　→　第二類医薬品（インターネット販売可能）
第三類医薬品　→　第三類医薬品（インターネット販売可能）
※スイッチ直後品目：医療用から一般用に移行した直後で，一般用としてのリスクが確定していない薬．

## Self Check

下線部に誤りがあればそれを正せ．

・特異体質の有無は処方箋への $_1$記載事項である．
・内服薬の $_2$投与総量は処方箋への記載事項である．
・頓服薬の $_3$1日量は処方箋への記載事項である．
・$_4$1日当たり服用回数は処方箋への記載事項である．
・$_5$使用期間は処方箋への記載事項である．
・$_6$用量は処方箋への記載事項である．
・$_7$処方者の記名押印または署名は処方箋への記載事項である．

解　答
1．記載事項ではない　　3．1回量　　　5．○　　　7．○
2．1日量　　　　　　　4．○　　　　　6．○

## M 医薬品の開発と治験

　医薬品の開発は段階的に行われる．スクリーニングを経て選ばれた候補物質は，非臨床試験（前臨床試験）で動物を対象として，その薬理作用，薬物動態，毒性などが検討される．非臨床試験は，医薬品の安全性に関する非臨床試験の実施の基準（**GLP**；good laboratory practice）に関する省令で規定されている．

　非臨床試験において有効性，安全性が確認されたのち，ヒトを対象にした臨床試験を行い，有効性，安全性を評価する．未承認薬に対する国からの許可を得るために行う臨床試験を治験という．新薬の治験にとどまらず，ヒトを対象とした臨床試験のあり方について守るべき倫理的規範はヘルシンキ宣言に基づいている．わが国では，ヘルシンキ宣言に基づいた医薬品の臨床試験の実施に関する基準（**GCP**；good clinical practice）に関する省令が定められている．

　治験を進めるには治験を担当する医師のほかに，看護師，薬剤師をはじめとする医療関係者（CRC；clinical research coordinator）の協力が必要である．

● GCP で定められている治験のルール
- 治験の内容を国に届け出ること．
- 治験審査委員会（**IRB**；institutional review board）で治験の内容をあらかじめ審査すること．
- 同意が得られた患者のみを治験に参加させること．
- 治験中に発生したこれまでに知られていない重大な副作用は国に報告すること．
- 製薬会社は，治験が適正に行われていることを確認すること．

● IRB の構成要件
- 治験について倫理的および科学的観点から十分に審議を行うことができること．
- 5 名以上の委員からなること．
- 委員のうち，医学，歯学，薬学その他の医療または臨床試験に関する専門的知識を有する者以外の者が加えられていること．
- 委員のうち，実施医療機関と利害関係を有しない者が加えられていること．
- 委員のうち，治験審査委員会の設置者と利害関係を有しない者が加えられていること．

　医薬品開発の流れ，試験の対象と目的をまとめた（図 1-28，表 1-18）．

　医薬品開発の第 3 相試験ではプラセボ効果（p.22 参照）が現れてしまうと，治験薬の薬効を客観的に評価できなくなるので，担当医師も被験者も治療薬か対照薬のどちらが投与されているかわからない二重盲検法が採用される．

　発売後は投与期間が長期にわたることも多く，併用薬や病態など多種多様な背景をもつ患者に投与される．そこで承認後一定期間（4～10 年），市販後調査（**PMS**；post marketing surveillance）を行い，新薬の有効性，安全性と副作用に関する情報を集めて再審査することになっている．

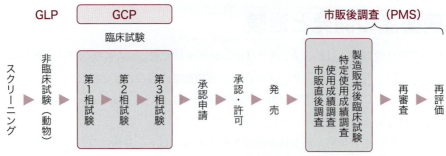

図 1-28 医薬品開発の流れ

表 1-18 臨床試験の対象と目的

| 臨床試験 | 被験者 | おもな目的 |
|---|---|---|
| 第1相 | 少数の健常者 | 安全性と薬物動態の検討 |
| 前期第2相 | 少数の患者 | 安全性と有効性の検討 |
| 後期第2相 | 比較的多数の患者 | 至適用量幅の決定 |
| 第3相 | 多数の患者 | 有効性と安全性の確認 |
| 第4相 | 多数の患者 | 市販後の有効性と安全性の調査 |

> **Column** ● 医薬品開発の相 ●
>
> 医薬品開発のための試験は第1相試験,第2相試験,第3相試験,第4相試験のように開発の相で分類されることが多いが,必要に応じて前の相で行った試験を追加して行うことがあり,試験の種類と開発の相とが必ずしも一致しないこともある.第4相試験は広義には市販後調査をさすが,狭義では製造販売後臨床試験をさす.

# Self Check

**下線部に誤りがあればそれを正せ．**

- 前臨床試験は₁GCP省令に基づいて行われる．治験は₂GLP省令に基づいて行われる．
- GCPは₃ジュネーブ宣言に基づいて定められている．
- ₄第1相試験では薬効の判定に二重盲検法が用いられ，₅プラセボ効果は除外される．
- ₆第4相試験では新薬の市販後にその有効性と安全性に関する情報を広く集める．
- 薬物動態について調べるのは₇第3相試験である．

**解 答**
1．GLP　　2．GCP　　3．ヘルシンキ　　4．第3相　　5．○　　6．○　　7．第1相試験


**参考文献**
1) クロード・ベルナール，三浦岱栄 訳：実験医学序説，岩波文庫，1938
2) 小椋秀亮 監修：現代歯科薬理学，第4版，医歯薬出版，2005
3) 田中千賀子ほか編集：NEW薬理学，改訂第5版，南江堂，2007
4) 植松俊彦ほか編集：シンプル薬理学，改訂第3版，南江堂，2004
5) 大鹿英世，吉岡充弘：系統看護学講座 専門基礎分野5 疾病のなりたちと回復の促進［2］薬理学，第11版，医学書院，2005
6) Stellato C：Post-transcriptional and Nongenomic Effects of Glucocorticoids, Proc Am Thora Soc Vol1, 255-263, 2004
7) 医療情報科学研究所 編集：なぜ？ どうして？ 薬のはなし，MEDIC MEDIA，2006
8) 澤田康文：薬と食・嗜好品の出会いで起こる有害作用，医薬ジャーナル社，2005
9) 澤田康文：薬と食・嗜好品の出会いで起こる治療の失敗，医薬ジャーナル社，2005

# 2 末梢神経系に作用する薬物

## A 末梢神経系とは

末梢神経系は，体性神経系と自律神経系に分けられている（図 2-1）．体性神経系には，中枢からの指令を骨格筋に送る遠心性の運動神経と，感覚器からの情報を中枢へ送る求心性の知覚神経がある．

末梢神経系に作用する薬物は，次の2種類に分けることができる．
① 神経線維に作用する薬物：局所麻酔薬など
② 神経シナプス（自律神経節シナプス，節後線維と効果器とのシナプス，神経筋接合部）に作用する薬物

本章では神経シナプスに作用する薬物について述べる．

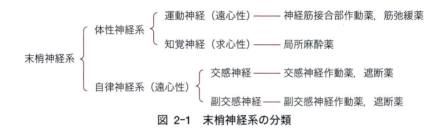

図 2-1　末梢神経系の分類

## B 自律神経系の生理的機能

### 1）自律神経系の分類，分布，調節

自律神経系は交感神経と副交感神経に分けられている．自律神経は，脊髄を出て神経節までの節前線維と，神経節から効果器までの節後線維の2つの神経からなる（図 2-2）．

自律神経系は心臓，内臓の平滑筋，分泌腺などに分布し，不随意に呼吸，循環，消化などの機能を調節している（図 2-2）．多くの場合，1つの器官を交感神経と副交感神経が拮抗的二重支配している（表 2-1）．しかしながら，皮膚や血管では交感神経支配が優勢であり，他の器官では副交感神経支配が優勢である．

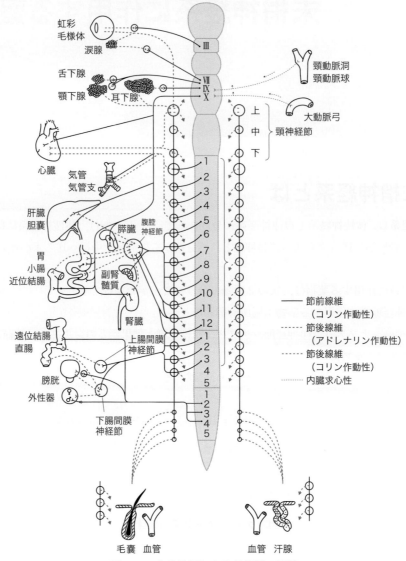

図 2-2 自律神経による効果器の調節
(Goodman and Gilman, 2006)

### 2）自律神経興奮による効果器の反応

　交感神経の興奮は「戦いか逃走に適する準備」と想定すると理解しやすい．このためには全身の筋肉に酸素とエネルギーを素早く供給しなければならない．心臓の働きを高め循環系の機能を促進する．気管は広がり酸素がより多く取り込まれる．肝臓での解糖と脂肪組織での脂肪分解によってエネルギーを供給する．筋肉内の血管は拡張し血流が増大するので，酸素とエネルギーがより多く運びこまれる．また，瞳孔は散大し，周囲がよく見える（表 2-1）．

　一方，副交感神経の興奮は「身体の安静，エネルギーの摂取」と想定する．心臓の働きは低下し，縮瞳し身体は安静状態となる．唾液腺や消化管からの分泌は増大し，消化管の運動亢進によ

表 2-1 自律神経の興奮による効果器の反応

| 器官 | 交感神経 受容体 | 反応 | 副交感神経 受容体 | 反応 |
|---|---|---|---|---|
| 眼：瞳孔散大筋 | $\alpha_1$ | 収縮（散瞳） | | |
| 　　瞳孔括約筋 | | | $M_3$ | 収縮（縮瞳） |
| 　　毛様体筋 | $\beta_2$ | 弛緩 | $M_3$ | 収縮 |
| 血管：皮膚 | $\alpha_1$ | 収縮 | | |
| 　　　筋 | $\beta_2$ | 拡張 | | |
| 　　　内皮 | | | $M_3$ | NO 放出 |
| 唾液腺 | $\alpha_1$ | 水（粘稠性）分泌 | $M_3$ | 水（漿液性）分泌 |
| | $\beta$ | アミラーゼ分泌 | | |
| 気管支：平滑筋 | $\beta_2$ | 拡張 | $M_3$ | 収縮 |
| 心臓：洞房結節 | $\beta_1(+\beta_2)$ | 心拍数の増加 | $M_2$ | 減弱 |
| 　　　心房，心室 | $\beta_1(+\beta_2)$ | 心拍出量の増大 | $M_2$ | 減少 |
| 消化器：分泌 | | | $M_3$ | 促進 |
| 　　　　壁平滑筋 | $\beta_2, \alpha_2$ | 弛緩 | $M_3$ | 収縮 |
| 　　　　括約筋 | $\alpha_1$ | 収縮 | $M_3$ | 弛緩 |
| 代謝：肝 | $\alpha_1, \beta_2$ | 解糖 | | |
| 　　　脂肪組織 | $\beta_3$ | 脂肪分解促進 | | |
| 腎臓：レニン分泌 | $\beta_1$ | 増加 | | |
| 子宮（妊娠時） | $\alpha_1$ | 収縮 | | |
| | $\beta_2$ | 弛緩 | | |
| 皮膚：立毛筋 | $\alpha_1$ | 収縮 | | |
| 　　　汗腺 | M | 全身性発汗 | | |
| | $\alpha_1$ | 局所的，ストレス発汗 | | |

り，消化吸収が促進されグリコーゲンの合成へ進む（表 2-1）．

## C 末梢神経における化学伝達

　自律神経系の**節前線維**と**節後線維**との**シナプス**や節後線維と**効果器**とのシナプスでは**神経伝達物質**によって情報が伝達される（図 2-3）．交感神経と副交感神経の節前線維からは**アセチルコリン**が放出される（**コリン作動性神経**という）．放出されたアセチルコリンは，**シナプス後膜のニコチン（N）受容体**と結合し，節後神経を興奮させる．副交感神経節後線維の神経伝達物質もアセチルコリンであるが，効果器に存在する**ムスカリン（M）受容体**と結合し反応を引き起こす．交感神経節後線維の伝達物質は**ノルアドレナリン**である（**アドレナリン作動性神経**という）．放出されたノルアドレナリンは効果器の**α受容体**や**β受容体**と結合し反応を引き起こす．

　汗腺に分布する交感神経節後線維はコリン作動性である．副腎髄質に分布する交感神経はコリン作動性節前線維とみなすことができる．

　運動神経は骨格筋とシナプス（神経筋接合部）を形成する．運動神経終末からはアセチルコリンが放出され筋終板に存在するニコチン受容体と結合し，筋の収縮が起こる．

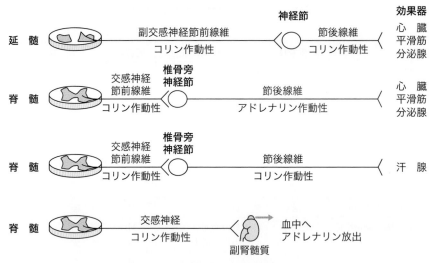

図 2-3 自律神経における化学伝達

# D 末梢神経系の神経伝達物質

## 1 アセチルコリン

アセチルコリン（ACh；acetylcholine）は，最初に化学伝達物質であることが確立された生体内活性物質である．アセチルコリンは4級アンモニウム化合物で陽イオン型であるため，血液脳関門を通過しにくい．

### a 生体内分布

運動神経の神経筋接合部，副交感神経節前および節後線維シナプス，副腎髄質における伝達物質である（図 2-3）．中枢神経系においても伝達物質として働いている．

### b 生合成と貯蔵

アセチルコリンは，神経終末でコリンとアセチル CoA からコリンアセチルトランスフェラーゼによって合成され（図 2-4, 2-5），アセチルコリントランスポーターによってシナプス小胞中に取り込まれ，貯えられる．コリンはトランスポーターによって神経終末に取り込まれる．この過程は律速段階であり，特異的阻害薬（ヘミコリニウム）で阻害すると，アセチルコリンの合成が停止してしまう．

### c 神経終末からの遊離

神経が興奮すると活動電位が神経終末まで伝播し，$Ca^{2+}$チャネルが開口し，$Ca^{2+}$が流入する．その結果，上昇した細胞内 $Ca^{2+}$ 濃度が引き金となって，シナプス小胞から貯蔵されていた伝達物質の遊離が起こる（図 2-6）．すなわち，シナプス小胞が細胞膜に近づき，細胞膜と融合し，開口

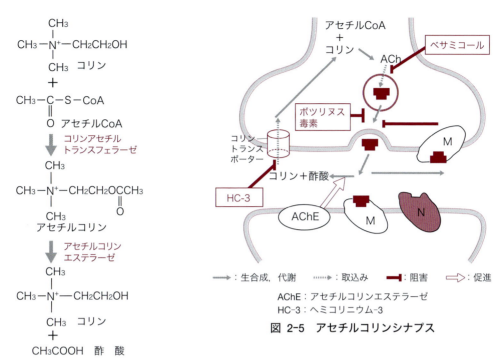

図 2-4 アセチルコリンの生合成と分解

図 2-5 アセチルコリンシナプス

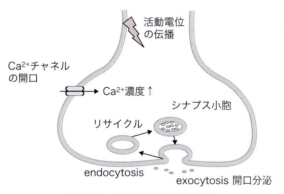

図 2-6 神経伝達物質の遊離

分泌（exocytosis）によってアセチルコリンの遊離が起こる（図 2-5, 2-6）．アセチルコリンの遊離は，最小単位が数千分子（量子）で非連続的に起こる．神経興奮時には数百の量子が遊離される．ボツリヌス毒素は神経終末に結合し，アセチルコリンの遊離を非可逆的に阻害する．興味深いことに，神経の静止時でも神経終末からは常時，自律的に微量のアセチルコリンが遊離している．これが神経筋接合部で微小終板電位（miniature endplate potential）として観察されている．

### d 受容体との結合

シナプス間隙に遊離したアセチルコリンは，シナプス後膜に存在する受容体と結合して反応を引き起こす（図 2-5）．アセチルコリン受容体は，**ニコチン（N）受容体**と**ムスカリン（M）受容体**に大別されている（表 2-2）．

#### 1）ニコチン受容体

ニコチン受容体はイオンチャネル内蔵型受容体（図 2-7）であり，神経筋接合部終板側に存在する**筋肉型**（$N_M$）と，自律神経節や中枢神経に存在する**神経型**（$N_N$）のサブタイプに分類されている．アセチルコリンとの結合によってニコチン受容体の陽イオンチャネルが開き，$Na^+$ が細胞内へ流入し，膜の脱分極が起こる．

#### 2）ムスカリン受容体

ムスカリン受容体はGタンパク質共役型受容体であり，副交感神経効果器や中枢神経に存在する．ムスカリン受容体は，特異的な遮断薬に対する親和性の違いによって3つのサブタイプ（$M_1$，$M_2$および$M_3$受容体）に分類されている（表 2-2）．遊離したアセチルコリンは，シナプス後部のムスカリン受容体と結合することにより，GTP結合タンパクを介した細胞内反応を起こす．

アセチルコリンはシナプス後膜受容体のみならず，シナプス前受容体（自己受容体，$M_2$）にも結合する．後者との結合によりアセチルコリンの遊離が制御される機構が存在する（負のフィードバック，図 2-5）．

表 2-2　アセチルコリン受容体

| 受容体 | | 作動薬 | 遮断薬 | 分　布 | 反　応 | 情報伝達系 |
|---|---|---|---|---|---|---|
| ニコチン受容体 | $N_M$ | ACh | d-ツボクラリン | 神経筋接合部 | 筋収縮 | I |
| | $N_N$ | ACh ニコチン | トリメタファン ヘキサメトニウム | 自律神経節 副腎髄質 | 神経の興奮 分　泌 | I |
| ムスカリン受容体 | $M_1$ | ACh | ピレンゼピン塩酸塩水和物 （アトロピン硫酸塩水和物） | 神経節 | シナプス伝達 | Gq |
| | $M_2$ | ACh | （アトロピン硫酸塩水和物） | 心臓ペースメーカー 心　筋 自己受容体 | 心拍動数減少 収縮力減弱 AChの遊離抑制 | Gi |
| | $M_3$ | ピロカルピン塩酸塩 ベタネコール塩化物 カルバコール | イプラトロピウム臭化物水和物 （アトロピン硫酸塩水和物） | 平滑筋 外分泌腺 血管内皮細胞 | 収　縮 分泌の促進 NOの産生 | Gq |

ACh：アセチルコリン，I：イオンチャネル開口，G：Gタンパク質共役型反応
遮断薬の（　）内は受容体サブタイプ非選択性を示す．

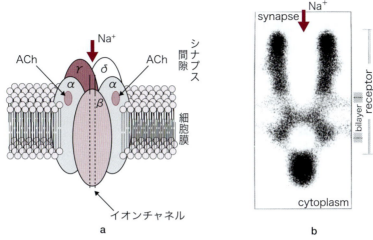

**図 2-7 ニコチン性アセチルコリン受容体**
a：4つのサブユニットからなる五量体構造の模式図．ACh結合部位をもつαサブユニットが2つある．
b：縦断電子顕微鏡像（Toyoshima and Unwin, 1988）

### e 代 謝

遊離したアセチルコリンは受容体と結合するだけでなく，すみやかに**アセチルコリンエステラーゼ**によって分解され，コリンと酢酸となる．コリンはコリントランスポーターによって神経終末に取り込まれ再利用される（図 2-5）．

## 2　カテコールアミン類

**カテコールアミン**（catecholamine）類とは，カテコール核と側鎖にアミンをもつ化合物の総称（図 2-8）であり，生理活性物質である**ドパミン**（dopamine），**ノルアドレナリン**（noradrenaline），**アドレナリン**（adrenaline）を含む．

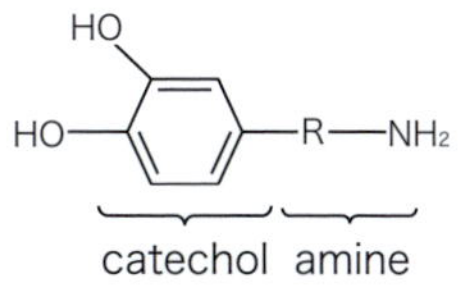

**図 2-8 カテコールアミンの一般式**

### a 生体内分布

ノルアドレナリンは交感神経節後線維の神経伝達物質であり，アドレナリンは**副腎髄質ホルモン**である．ドパミン，ノルアドレナリンおよびアドレナリンは，中枢神経系においても神経伝達物質として働いている．

### b 生合成と貯蔵

カテコールアミンはチロシンからドーパを経て，ドパミン，ノルアドレナリン，そして，アドレナリンの順に生合成される（図 2-9）．

ドパミン系およびノルアドレナリン系神経の終末において，チロシンが能動輸送により取り込

まれる（図 2-10）．ドパミン系神経の終末では，合成されたドパミンが**シナプス小胞**内に取り込まれ，貯蔵される．ノルアドレナリン系神経の終末では，シナプス小胞内に取り込まれたドパミンからノルアドレナリンが合成され，貯蔵される（図 2-10）．副腎髄質クロマフィン細胞と中枢アドレナリン神経では，さらに，ノルアドレナリンからアドレナリンが合成され，細胞内顆粒中に貯蔵される．

### c　シナプスにおける遊離

カテコールアミン（ドパミン，ノルアドレナリンあるいはアドレナリン）が遊離される．多くの伝達物質の遊離が開口分泌によると考えられている．

### d　受容体との結合

シナプス間隙に遊離したドパミンあるいはノルアドレナリンは，シナプス後膜の**ドパミン受容体**あるいは**アドレナリン受容体**とそれぞれ結合する（図 2-10）．この刺激は，細胞内情報伝達系を経て，標的細胞の生理反応を引き起こす．

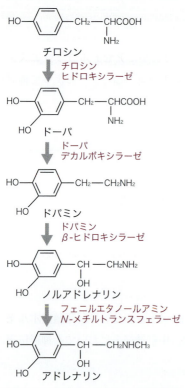

図 2-9　カテコールアミンの生合成

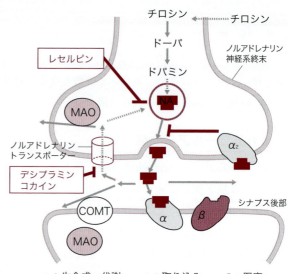

図 2-10　ノルアドレナリンシナプス

表 2-3, 2-4 にドパミン受容体とアドレナリン受容体のサブタイプ, 作動薬, 拮抗薬（遮断薬）および分布を示す. 両受容体の情報伝達系はすべて G タンパク質共役型である. また, シナプス前部の神経終末には**自己受容体**（ドパミンにはドパミン $D_2$ 受容体, ノルアドレナリンには $\alpha_2$ 受容体）が存在し, 神経伝達物質との結合によって逆に伝達物質の遊離が制御される（負のフィードバック, 図 2-10）.

表 2-3 ドパミン受容体

| 受容体 | 作動薬 | 遮断薬 | 分 布 | 情報伝達系 |
|---|---|---|---|---|
| $D_1$ | フェノルドパム | SCH23390 | 脳, 腎血管平滑筋 | Gs |
| $D_2$ | ブロモクリプチンメシル酸塩 | ドンペリドンメトクロプラミド | 自己受容体脳, 平滑筋 | Gi |

表 2-4 アドレナリン受容体

| 受容体 | 作動薬 | 遮断薬 | 分 布 | 反 応 | 情報伝達系 |
|---|---|---|---|---|---|
| $\alpha_1$ | フェニレフリン塩酸塩（AD＞NA＞＞ISP） | プラゾシン塩酸塩 | 血管平滑筋（皮膚, 粘膜）肝 臓 | 収 縮グリコーゲン分解 | Gq |
| $\alpha_2$ | クロニジン塩酸塩（AD＞NA＞＞ISP） | ヨヒンビン | アドレナリン作動性神経中 枢 | NA の遊離抑制降 圧 | Gi |
| $\beta_1$ | ドブタミン塩酸塩（ISP＞NA, AD） | アテノロールメトプロロール酒石酸塩（プロプラノロール塩酸塩） | 心 臓腎 臓 | 心機能亢進レニン放出促進 | Gs |
| $\beta_2$ | サルブタモール硫酸塩テルブタリン硫酸塩（ISP＞AD＞＞NA） | ブトキサミン（プロプラノロール塩酸塩） | 平滑筋（気管, 胃腸管）血管平滑筋（骨格筋, 腹部）肝 臓膵ランゲルハンス島 | 弛 緩弛 緩グリコーゲン分解インスリン分泌促進 | Gs |
| $\beta_3$ | BRL37344（ISP＞NA, AD） | SR59230A（プロプラノロール塩酸塩） | 脂肪組織 | 脂肪分解促進 | Gs |

NA：ノルアドレナリン, AD：アドレナリン, ISP：イソプレナリン塩酸塩
作動薬と遮断薬の（ ）内は受容体サブタイプ非選択性薬物を示す.

### e　カテコールアミンの不活性化

シナプス間隙に遊離したドパミンあるいはノルアドレナリンは，いつまでも情報の伝達を行っているわけではなく，不活性化される．

① トランスポーターによって大部分が神経終末に取り込まれる（図 2-10，取り込まれたカテコールアミンは，再びシナプス小胞に取り込まれ再利用される）．

② 分解酵素（**モノアミンオキシダーゼ**や**カテコール-O-メチルトランスフェラーゼ**）によっても不活性化される．

**再取り込み**の過程は薬理学的に重要である．この過程を阻害すると，シナプス間隙のカテコールアミン濃度が低下せず，作用が増強される．この作用をもつ薬物に，三環系抗うつ薬（イミプラミンなど），アンフェタミン（覚醒剤）やコカイン塩酸塩（麻薬）がある．

自律神経作用薬，中枢神経作用薬，循環系作用薬の多くは，カテコールアミン類のシナプスに作用する．

## E　コリン作動性神経に作用する薬物

### 1　コリン作動薬

神経伝達物質アセチルコリンと，その作用を模倣する薬物をいう．**アセチルコリン受容体**に直接作用する薬物と，分解酵素コリンエステラーゼの作用を阻害してアセチルコリンの作用を持続，増強させる薬物とがある．

#### a　コリンエステル類

アセチルコリンと，誘導体のメタコリン，カルバコール，**ベタネコール塩化物**などのコリンエステル類はアセチルコリン受容体に直接作用する．これらは4級アンモニウム（表 2-5）のためイオン型であるので全身投与した場合，**血液脳関門**は通過せず，中枢作用はない．アセチルコリンは体内で血液中の**コリンエステラーゼ**によって分解されるので，臨床応用には制限がある．

##### 1）アセチルコリンの薬理作用

低濃度（$10^{-7}$～$10^{-8}$M）ではムスカリン受容体に働き**ムスカリン様作用**が現れる．高濃度（$10^{-5}$～$10^{-6}$M）ではニコチン受容体に働き**ニコチン様作用**が現れる．アセチルコリン受容体サブタイプの特徴は**表 2-2**に示した．

① ムスカリン様作用
- 血管：少量のアセチルコリンを静脈内投与すると血圧が一過性に下降する（図 2-11：左）．

　アセチルコリンが血管内皮細胞の**M₃受容体**と結合すると**NO 合成酵素**が活性化され，産生された NO が血管壁に作用する．血管壁では **cGMP** 濃度が増加し平滑筋が弛緩し，血管が拡張する（図 2-11：右）．この結果，血圧は下降する．

表 2-5 コリンエステル類および天然アルカロイドの薬理作用

| コリンエステル類および天然アルカロイド | | ChE 分解 | ムスカリン様作用 ||||ニコチン様作用 |
| --- | --- | --- | --- | --- | --- | --- | --- |
| | | | 心，血管 | 消化管 | 瞳 孔 | | |
| アセチルコリン | $(CH_3)_3N^+CH_2CH_2OCOCH_3$ | ＋＋＋ | ＋＋ | ＋＋ | ＋ | | ＋＋ |
| メタコリン | $(CH_3)_3N^+CH_2CHOCOCH_3$ $\quad\quad\quad\quad\quad\quad\quad\ \ |$ $\quad\quad\quad\quad\quad\quad\quad CH_3$ | ＋ | ＋＋＋ | ＋＋ | ＋ | | ＋ |
| カルバコール | $(CH_3)_3N^+CH_2CH_2OCONH_2$ | － | ＋ | ＋＋＋ | ＋＋ | | ＋＋＋ |
| ベタネコール塩化物 | $(CH_3)_3N^+CH_2CHOCONH_2$ $\quad\quad\quad\quad\quad\quad\quad\ \ |$ $\quad\quad\quad\quad\quad\quad\quad CH_3$ | － | ± | ＋＋＋ | ＋＋ | | － |
| ムスカリン | | － | ＋＋ | ＋＋＋ | ＋＋ | | － |
| ピロカルピン | | － | ＋ | ＋＋＋ | ＋＋ | | － |

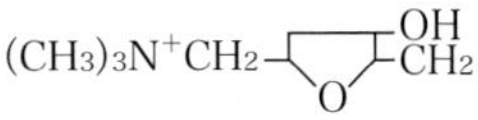

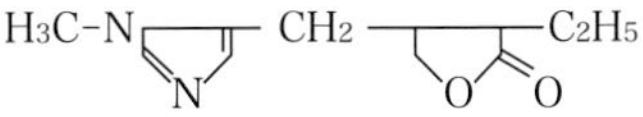

ChE：コリンエステラーゼ

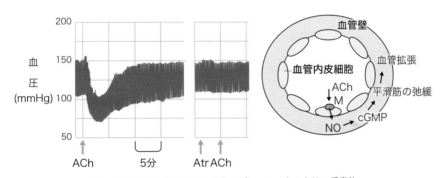

ACh：アセチルコリン，Atr：アトロピン，M：ムスカリン受容体
図 2-11 ウサギ血圧に対するアセチルコリンの作用と血管拡張の機構

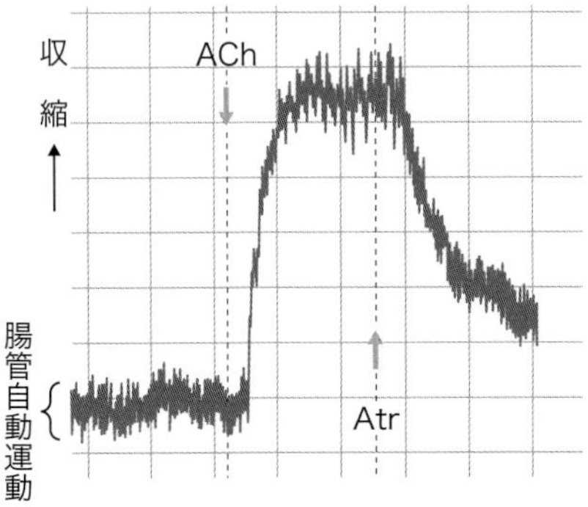

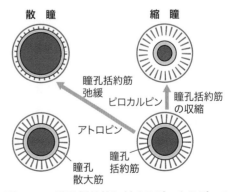

ACh：アセチルコリン，Atr：アトロピン

図 2-12 ウサギ摘出腸管に対するアセチルコリンの作用

図 2-13 瞳孔括約筋に対するピロカルピンの作用

- 心臓：アセチルコリンは **M₂受容体** に働き，心拍の減少と心筋収縮力の減弱が起こる（表 2-2）．これも，血管の拡張とあいまって，血圧の低下を起こす．
- 気管：気管支平滑筋のM₃受容体に働き平滑筋は収縮し，気管支の狭窄を起こす．
- 消化管，膀胱：消化管や膀胱ではM₃受容体に働き，壁の平滑筋は収縮し，括約筋は弛緩し，蠕動が促進する（図 2-12）．
- 外分泌腺：M₃受容体に働き，汗腺，気管，唾液腺，消化管からの分泌は促進される．
- 眼：M₃受容体に働き，瞳孔括約筋が収縮し，縮瞳が起こる（図 2-13）．

② ニコチン様作用

ニコチン受容体の存在する自律神経節や神経筋接合部に作用する．

### 2）ベタネコール塩化物

コリンエステラーゼによる分解を受けないベタネコール塩化物は，心臓や血管に対する作用も少ない（表 2-5）ことから，消化管や膀胱の蠕動促進に用いられる．

### b　コリン作動性天然アルカロイド

天然アルカロイドにはコリン作動性薬物として，**ムスカリン**，**ピロカルピン**などがある（表 2-5）．

ムスカリンはムスカリン様作用の語源である．臨床応用はない．

ピロカルピンは3級アミンでニコチン様作用はほとんどない．M₃受容体に作用し，瞳孔括約筋を収縮させ縮瞳をきたし（図 2-13），また毛様体筋を収縮させシュレム管を開き眼内圧を低下させる．この作用を期待して緑内障の治療に用いられる．唾液分泌促進作用があるので，口腔乾燥症治療薬として用いられる．

### c　抗コリンエステラーゼ薬

アセチルコリンシナプスに存在する**特異的アセチルコリンエステラーゼ**や，血中の**非特異的コリンエステラーゼ**のアセチルコリン分解作用を阻害する．アセチルコリンの作用を持続，増強させる薬物である．可逆的および非可逆的阻害薬がある．

### 1）可逆的コリンエステラーゼ阻害薬

カラバル豆（*Physostigma venenosum*）に含有する**フィゾスチグミン**がコリンエステラーゼ阻害薬の原型である．フィゾスチグミンは3級アミンで血液脳関門を通過し中枢で作用し得る．臨床応用はない．他の合成薬の**ネオスチグミン**や**エドロホニウム塩化物**は4級アンモニウム塩のため中枢作用はない．手術後の腸管麻痺や排尿障害，重症筋無力症の治療や診断に用いる．

### 2）非可逆的コリンエステラーゼ阻害薬

**有機リン化合物**が基本型である．イソフルロフェイト（DFP），神経毒ガスの**サリン**，**タブン**など，殺虫剤のパラチオン，マラチオンなどがある．これらはすべて脂溶性が高く皮膚からも体内に入りやすい．血液脳関門を通過し強力な中枢作用を現す．

有機リン化合物の解毒には**プラリドキシムヨウ化メチル**（PAM）を用い，アセチルコリンエステラーゼを再賦活する．

- 有機リン中毒 -

殺虫剤，農薬，神経毒ガスによる急性中毒である．これらの薬物は20世紀初頭から存在していた．1995年に起きた地下鉄サリン事件で注目された．過剰なムスカリン様作用（気管支閉塞，血圧低下，徐脈，縮瞳，流涙，流涎）とニコチン様作用（筋肉痙攣，呼吸筋麻痺）による．中枢作用には不安，振戦，錯乱，幻覚，痙攣，そして呼吸循環中枢麻痺により死亡することもある．

## 2　コリン作動性効果遮断薬

**コリン作動性効果遮断薬**とは，**ムスカリン受容体遮断薬**と**ニコチン受容体遮断薬**をさす．

### a　ムスカリン受容体遮断薬

副交感神経支配効果器に対するアセチルコリンの作用を競合的に遮断する．たとえば，アトロピンは，ムスカリン受容体を介するアセチルコリンの血管拡張作用を抑制する（図 2-11）．

副交感神経を遮断するため，交感神経優位の状態になる（表 2-1）．心拍数の増加，あらゆる腺分泌の抑制，散瞳（図 2-13），消化器（図 2-12）や気管支の平滑筋の弛緩が起こる．

#### 1）ベラドンナアルカロイド（図 2-14）

アトロピンやスコポラミンはナス科のベラドンナ（*Atropa belladonna*），ハシリドコロ（*Scopolia japonica*）やチョウセンアサガオ（*Datura metel*）に含まれるアルカロイドである．

アトロピンは，気管内挿管による迷走神経刺激に伴う反射性心停止の防止や，全身麻酔薬による気道からの分泌亢進を防ぐ目的で麻酔前投薬として用いられる．

スコポラミンは中枢作用があるため，現在臨床では使われていない．

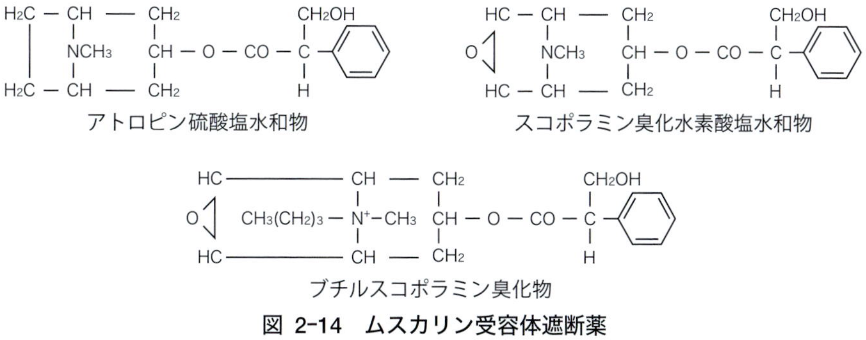

アトロピン硫酸塩水和物

スコポラミン臭化水素酸塩水和物

ブチルスコポラミン臭化物

図 2-14　ムスカリン受容体遮断薬

- ベラドンナアルカロイドの中毒 -

79歳の男性が食用ケナフの花と間違え，チョウセンアサガオの花を3個炒めて食べたところ，しばらくして昏睡状態に陥った．家族に発見され，救急車で病院に搬送された．搬送時，瞳孔散大，痙攣，昏睡状態であった．幸い家族が食べたと思われる花を持ってきてチョウセンアサガオに含まれるスコポラミン，アトロピンの中毒と判明したため救急処置が間に合った（1999年11月1日熊本日日新聞より）．

救急処置にはネオスチグミンなどのコリンエステラーゼ阻害薬が用いられる．

### 2）合成ムスカリン受容体遮断薬

アトロピンは非選択的，持続的に作用し，中枢性副作用があるため，治療目的に合うムスカリン受容体遮断薬が合成されている．

- 散瞳薬：トロピカミドやシクロペントラート塩酸塩はアトロピンと比べ，短時間作用性で瞳孔括約筋や毛様体筋を弛緩させ瞳孔を散大する．
- 気管支喘息治療薬：**イプラトロピウム臭化物水和物**（M₃受容体遮断薬）は4級アンモニウムの荷電のため，膜を通過せず全身作用が少ない．噴霧剤で局所適用し，気管支を拡張する．
- 鎮痙薬：**ブチルスコポラミン臭化物**や**N-メチルスコポラミンメチル硫酸塩**は4級アンモニウム（図 2-14）のため末梢作用のみをもち，神経節遮断作用をもつ．消化管の鎮痙薬に用いられる．
- 胃潰瘍治療薬：**ピレンゼピン塩酸塩水和物**（M₁受容体遮断薬）は迷走神経の胃酸分泌機能を抑制する．
- パーキンソン病治療薬：**トリヘキシフェニジル塩酸塩**は中枢の線条体アセチルコリン神経亢進を抑制することによって治療効果を得る．

### b　ニコチン受容体遮断薬

ニコチン受容体遮断薬はニコチン受容体，すなわち神経筋接合部の**筋肉型（N_M）受容体**と自律神経節の**神経型（N_N）受容体**を遮断する．

#### 1）神経筋接合部遮断薬（図 2-15）

神経筋接合部の運動神経終末に活動電位が伝わるとアセチルコリンが遊離する．遊離したアセチルコリンが終板側に存在するN_M受容体に結合すると，陽イオンチャネルが開き，Na⁺が細胞内

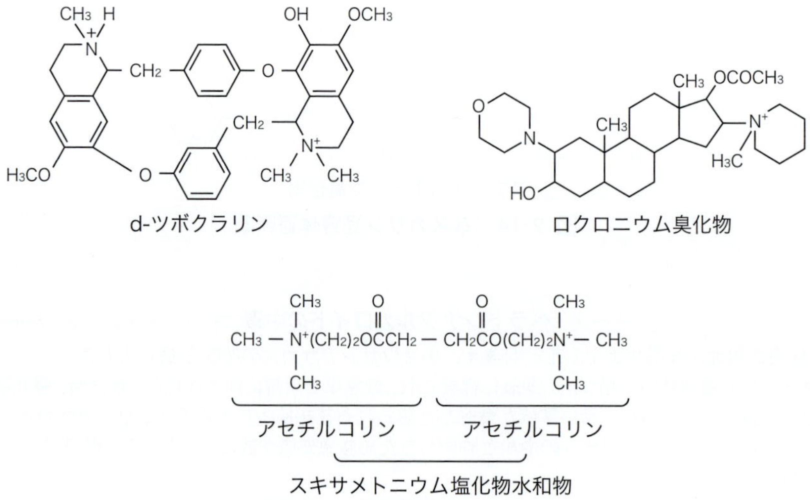

d-ツボクラリン

ロクロニウム臭化物

アセチルコリン　アセチルコリン

スキサメトニウム塩化物水和物

図 2-15　神経筋接合部遮断薬

へ流入し膜の脱分極が起こる．これがT管のジヒドロピリジン（DHP）受容体によって感知され，筋小胞体リアノジン（Ry）受容体の活性化が起こり，筋小胞体のCa$^{2+}$チャネルが開口する．この結果，筋線維内Ca$^{2+}$が増大し，筋収縮が起こる．

神経筋接合部遮断薬は，終板側のN$_M$受容体と結合し神経伝達を遮断し骨格筋を弛緩させるため，筋弛緩薬として使われる．アセチルコリンと受容体を競合して遮断する**競合的遮断薬**と，受容体に結合し脱分極させたのち，脱感作状態にする**脱分極性遮断薬**とがある．

① 競合的遮断薬
- **d-ツボクラリン**：N$_M$受容体遮断薬の原型である．南米で使われていた矢毒クラーレから取り出された有効成分である．ヒスタミン遊離作用のため，臨床では使われなくなった．
- **ベクロニウム臭化物，ロクロニウム臭化物**：合成遮断薬．両者はd-ツボクラリンの5倍以上のN$_M$受容体遮断作用をもつ．ヒスタミン遊離作用はない．ロクロニウム臭化物はベクロニウム臭化物の誘導体で，作用の発現が速い．最近，この両筋弛緩薬と特異的に結合するスガマデクスナトリウムが開発され，筋弛緩拮抗薬として臨床で用いられている．

② 脱分極性遮断薬
- **スキサメトニウム塩化物水和物（サクシニルコリン）**：2分子のアセチルコリンが連結した構造である．作用発現が速いが，コリンエステラーゼですぐ分解されるので持続時間が短い．気管内挿管時の筋弛緩に用いる．

**2）神経節遮断薬の作用**

交感，副交感神経節ともに受容体がニコチン受容体であるため，両神経節ともに遮断される．したがって，各臓器の自律神経支配はどちらが優位であるかによって反応が決まる．たとえば，血管では交感神経支配が優勢であるため，血管の収縮緊張が解かれ血圧が低下する．節遮断薬**ヘキサメトニウム**は血圧を持続的に低下する（図 2-16）．しかし，交感，副交感神経節ともに作用するため副作用が多く，現在は使われなくなった．

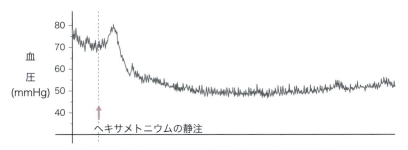

図 2-16　ラット血圧に対するヘキサメトニウムの作用
（血圧は平均値で表示）

# F アドレナリン作動性神経に作用する薬物

## 1 アドレナリン作動薬

交感神経節後線維を刺激した場合と同じ効果を示す薬物をいう．アドレナリン受容体に直接作用する神経伝達物質と，構造の似た合成薬物，また神経に作用して伝達物質を遊離させ間接的に作用する薬物がある．アドレナリン受容体は$\alpha$受容体と$\beta$受容体に分けられ，さらに$\alpha$受容体は$\alpha_1$と$\alpha_2$に，$\beta$受容体は$\beta_1$，$\beta_2$および$\beta_3$のサブタイプに分けられている（表 2-4）．

### a 非選択性アドレナリン作動薬

カテコールアミン類であるノルアドレナリン，アドレナリンと合成薬イソプレナリン塩酸塩はアドレナリン受容体サブタイプに非選択的に結合する（表 2-4）．

#### 1）アドレナリン

$\alpha$受容体と$\beta$受容体の両方に作用する．

- 心臓：$\beta_1$受容体に作用して心機能を亢進する．心筋の$\beta_1$受容体に作用して心筋の収縮力を強める．また，洞房結節や房室結節の$\beta_1$受容体に作用して心拍数を増加する．
- 血管：$\alpha_1$受容体が多い皮膚や粘膜の血管を収縮させ，$\beta_2$受容体が多い骨格筋の血管を拡張させる．
- 血圧：急速に静注すると一過性の，著しい血圧の上昇とそれに続く下降という二相性の変動が観察される（図 2-17）．はじめの血圧上昇の要因として，$\beta_1$受容体刺激による心収縮力の増強と心拍数の増加ならびに$\alpha_1$受容体刺激による末梢血管の収縮がある．次いで血中でアドレナリンが分解され濃度が低下すると，$\alpha_1$受容体の刺激効果が減り，$\beta_2$受容体刺激による末梢血管の拡張が優先的になるため血圧の下降が出現する．

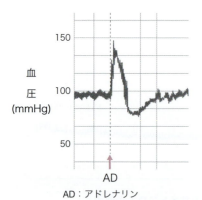

AD：アドレナリン

図 2-17 ウサギ血圧に対するアドレナリンの二相性作用
（グラフは平均血圧を表示）

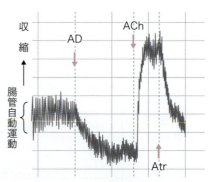

AD：アドレナリン，ACh：アセチルコリン
Atr：アトロピン

図 2-18 ウサギ摘出腸管に対するアドレナリンの作用

- 平滑筋：気管支平滑筋と消化管平滑筋（図 2-18）は $\beta_2$ 受容体刺激により弛緩する．
- 肝臓：$\alpha_1$ と $\beta_2$ 受容体刺激によりグリコーゲン分解が促進され，血糖値が上昇する．
- 脂肪組織：**$\beta_3$ 受容体**刺激により脂肪分解が促進される．
- 中枢神経系：カテコールアミンは通常の治療用量では，血液脳関門を通過しないため，中枢作用はほとんど発現しない．まれに（もしくは大量投与された場合などで）中枢興奮作用（不安，不穏，頭痛，振戦など）が現れる場合がある．
- 臨床応用：ショックによる低血圧，急性心不全，気管狭窄に用いる．麻酔作用の増強と持続時間の延長を目的に局所麻酔薬に配合する．
- 特定の背景を有する患者に関する注意：甲状腺機能亢進症，循環器疾患，糖尿病．

### 2）ノルアドレナリン

$\alpha$ 受容体選択性が強い（表 2-4）．脳血管，冠血管を除くすべての血管を収縮させ，末梢血管抵抗や静脈圧が上昇し収縮期圧と拡張期圧ともに上昇し反射性徐脈が起こる．$\beta_2$ 受容体にはほとんど作用しないので血管弛緩作用はない．

### 3）ドパミン塩酸塩

少量で **$D_1$ 受容体**の刺激により腎，腸間膜，脳などの血管を拡張して血流量を増やす．投与量を増やすと，$\beta_1$ 受容体刺激により心臓収縮力と心拍数を増やして心拍出量を増大させる．ショックに用いる．

### 4）イソプレナリン塩酸塩（塩酸イソプロテレノール）

$\beta$ 受容体選択性が強く $\alpha$ 受容体にはほとんど作用しない．$\beta_1$ 受容体刺激により心機能が亢進するので収縮期圧は上昇するが，$\beta_2$ 受容体刺激により末梢血管は弛緩し末梢血管抵抗が顕著に低下し拡張期圧は低下する．気管支拡張薬である．

## b 選択性アドレナリン作動薬

内因性カテコールアミンは受容体選択性が低く，酵素分解や取り込みの不活性化を受けやすいので内服がむずかしい．より高い受容体選択性をもつアドレナリン作動薬が合成されている（図 2-19）．

### 1）$\alpha_1$ 受容体作動薬：フェニレフリン塩酸塩，メトキサミン，メタラミノール

血管の $\alpha_1$ 受容体に選択的に作用し血圧を上昇させる．持続性があり低血圧症の治療に用いられる．

### 2）$\alpha_2$ 受容体作動薬：クロニジン塩酸塩

中枢神経系の $\alpha_2$ 受容体に作用し交感神経活動を低下させる．アドレナリン作動性神経終末の $\alpha_2$ 受容体（自己受容体）にも選択的に作用し，ノルアドレナリンの遊離を抑制する．高血圧治療薬として使われる．

### 3）$\beta_1$ 受容体作動薬：ドブタミン塩酸塩

ドパミンの類似物質で $\beta_1$ 受容体選択的なので，心臓に対する作用が強い．収縮力増強作用が強い．心原性ショックに有用である．

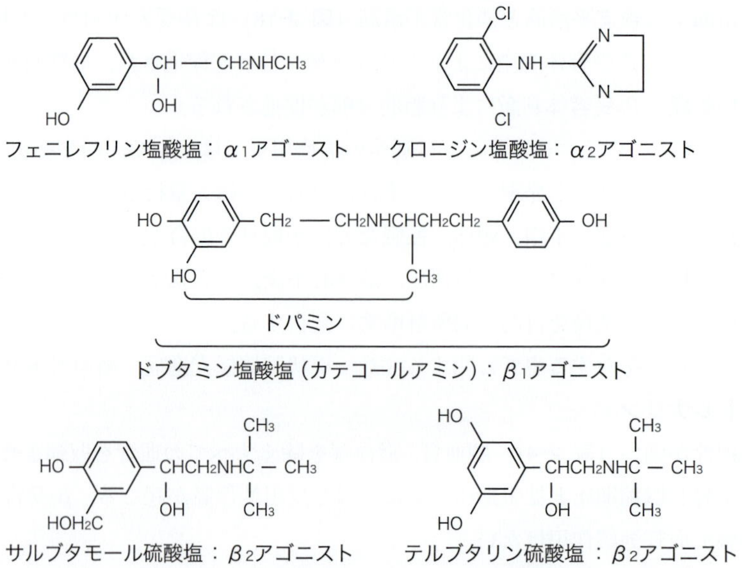

図 2-19 選択性アドレナリン作動薬

### 4）β₂受容体作動薬（β₂刺激薬）：サルブタモール硫酸塩，テルブタリン硫酸塩

β₂受容体を刺激し気管支平滑筋を弛緩させ気道を拡張する．β₂受容体選択的作動薬は心臓のβ₁受容体に作用しないので，気管支喘息治療薬として有用である．

#### c 間接型アドレナリン作動薬

アドレナリン作動性神経終末に作用してノルアドレナリンの遊離を促進し間接的に効果を得る．**チラミン，アンフェタミン，エフェドリン塩酸塩**などがある．

モノアミンオキシダーゼ（MAO）阻害薬を服用中，チラミンを含むチーズ，赤ワイン，ビール，にしん，チョコレートなどを食べると高血圧発作を起こす．

アンフェタミンは間接型アドレナリン作用だけでなくα受容体やβ受容体に対する作用ももつ．中枢でもドパミンやノルアドレナリンを遊離させ強力な興奮作用を示す．このため，覚醒剤として法的規制を受けている．

エフェドリン塩酸塩も間接作用と直接作用とをもつ．カテコール-*O*-メチルトランスフェラーゼ（COMT）やMAOによる分解を受けないので作用持続時間が長い．心臓興奮と血管収縮を起こすので昇圧作用を示す．しかし，繰り返し投与すると**タキフィラキシー**によって効果が減じる．

## 2 アドレナリン遮断薬

α受容体やβ受容体と結合し遮断する**アドレナリン受容体遮断薬**と，交感神経節後線維終末に働き伝達物質の遊離抑制や枯渇を起こし神経伝達を阻害する**アドレナリン神経遮断薬**がある．

### a　アドレナリン受容体遮断薬

**1）α受容体遮断薬（図 2-20）**

- 非選択性α受容体遮断薬：フェノキシベンザミン，フェントラミンメシル酸塩

　　フェノキシベンザミンやダイベナミンは$\alpha_1$，$\alpha_2$の両受容体に不可逆的に結合し持続的な遮断作用を示す．末梢血管の拡張を起こす．α受容体遮断薬を投与すると，アドレナリン投与あるいは交感神経刺激による血圧の上昇（$\alpha_1$作用）は抑制され，血圧の下降（β作用）のみ起こる（図 2-21）．

　　フェントラミンメシル酸塩は競合的な拮抗薬である．褐色細胞腫による高血圧の治療や診断に用いる．

- $\alpha_1$受容体遮断薬：**プラゾシン塩酸塩**

　　$\alpha_2$受容体に作用しないので$\alpha_2$受容体（自己受容体）による伝達物質遊離の制御が正常に行われβ作用の増強がない．$\alpha_1$受容体を選択的に遮断するので，心機能に影響せず血管を弛緩させる．高血圧治療薬として使われる．

- $\alpha_2$受容体遮断薬：ヨヒンビン

　　中枢と末梢神経終末の$\alpha_2$受容体を遮断し，ノルアドレナリンの遊離を増加させる．研究に用いる．

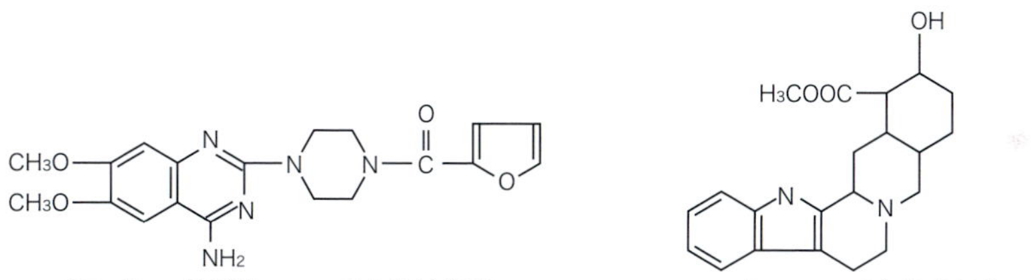

プラゾシン塩酸塩：$\alpha_1$受容体遮断薬　　　　ヨヒンビン：$\alpha_2$受容体遮断薬

**図 2-20　α受容体遮断薬**

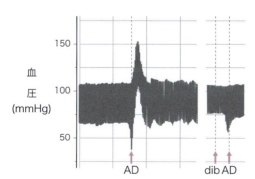

AD：アドレナリン，dib：ダイベナミン（α受容体遮断薬）

**図 2-21　ウサギ血圧に対するアドレナリン作用に及ぼすα受容体遮断薬前処理の影響**

### 2）β受容体遮断薬（図 2-22）

- ●非選択性β受容体遮断薬：**プロプラノロール塩酸塩**

  代表的な**非選択性β受容体遮断薬**であり，$\beta_1$，$\beta_2$の両受容体を遮断する．心拍数を低下させ，収縮力を減少させることによって心拍出量を減少させるので，心筋の酸素需要が減る．狭心症や不整脈の治療に用いる．$\beta_2$受容体を遮断するので気管支喘息には禁忌である．

- ●$\beta_1$受容体遮断薬：アテノロール，メトプロロール酒石酸塩

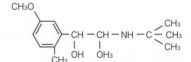

図 2-22　β受容体遮断薬

$\beta_1$受容体遮断薬であるので心臓に選択的に作用する．また，腎臓のレニン分泌も抑制する．糖尿病や気管支喘息の高血圧治療に用いることが可能である．

- ●$\beta_2$受容体遮断薬：ブトキサミン

  臨床応用はない．研究に用いられている．

## b　アドレナリン神経遮断薬

代表的な薬物は**レセルピン**である．

　レセルピンは交感神経節後線維終末のシナプス小胞に結合し神経伝達物質（ドパミン，ノルアドレナリン）の取り込みを阻害する（図 2-10）．このため，シナプス小胞内のノルアドレナリンが枯渇し活動電位がきても伝達物質の遊離がなく，シナプス伝達が遮断される．高血圧症の治療に用いる．

**まとめ 2-1　受容体の種類とその作動薬・拮抗薬**

| 受容体のサブタイプ | 受容体の局在 | 作動薬 | 拮抗薬（遮断薬） |
|---|---|---|---|
| アドレナリン $\alpha_1$ | 皮膚血管<br>唾液腺<br>瞳孔散大筋<br>膀胱括約筋 | アドレナリン<br>ノルアドレナリン<br>フェニレフリン塩酸塩 | プラゾシン塩酸塩 |
| アドレナリン $\alpha_2$ | アドレナリン作動性神経終末 | アドレナリン<br>ノルアドレナリン<br>クロニジン塩酸塩 | ヨヒンビン |
| アドレナリン $\beta_1$ | 心筋 | アドレナリン<br>ノルアドレナリン<br>ドブタミン塩酸塩 | アテノロール |
| アドレナリン $\beta_2$ | 骨格筋に分布する細動脈<br>冠動脈<br>気管支平滑筋<br>肝臓 | アドレナリン<br>サルブタモール硫酸塩 | ブトキサミン |
| アドレナリン $\beta_1+\beta_2$ | | イソプレナリン塩酸塩 | プロプラノロール塩酸塩 |
| ムスカリン $M_1$ | 自律神経節 | アセチルコリン塩化物<br>ムスカリン<br>ピロカルピン塩酸塩 | アトロピン硫酸塩水和物<br>スコポラミン臭化水素酸塩水和物 |
| ムスカリン $M_2$ | 心筋 | | |
| ムスカリン $M_3$ | 唾液腺<br>気管支平滑筋<br>消化管壁平滑筋<br>瞳孔括約筋 | | |
| ニコチン $N_M$ | 神経筋接合部 | アセチルコリン塩化物<br>ニコチン<br>スキサメトニウム塩化物水和物 | d-ツボクラリン<br>ベクロニウム臭化物<br>ロクロニウム臭化物 |
| ニコチン $N_N$ | 自律神経節 | | ヘキサメトニウム |
| ヒスタミン $H_1$ | 血管内皮細胞<br>気管支平滑筋 | ヒスタミン | ジフェンヒドラミン塩酸塩<br>d-クロルフェニラミンマレイン酸塩 |
| ヒスタミン $H_2$ | 胃 | | シメチジン<br>ファモチジン |
| $GABA_A$ | 中枢神経系 | γ-アミノ酪酸<br>ジアゼパム | ピクロトキシン |
| オピオイド $\mu$ | 中枢神経系 | モルヒネ塩酸塩水和物 | ナロキソン塩酸塩<br>ペンタゾシン |
| オピオイド $\kappa$ | | モルヒネ塩酸塩水和物<br>ペンタゾシン | ナロキソン塩酸塩 |
| オピオイド $\delta$ | | モルヒネ塩酸塩水和物<br>フェンタニルクエン酸塩 | ナロキソン塩酸塩 |

**まとめ 2-2　受容体を介さずに作用を現す薬物**

| 薬　物 | 作用機序 | 発現する作用 |
|---|---|---|
| リドカイン塩酸塩 | Na$^+$チャネル阻害 | 局所麻酔 |
| ニフェジピン | Ca$^{2+}$チャネル阻害 | 血圧下降 |
| ジギタリス製剤 | Na$^+$ポンプ阻害 | 心筋収縮増強 |
| アスピリン | シクロオキシゲナーゼ阻害 | 抗炎症 |
| ネオスチグミン | コリンエステラーゼ阻害 | 骨格筋収縮増強 |
| セレギリン塩酸塩 | モノアミン酸化酵素阻害 | 抗うつ |
| アセタゾラミド | 炭酸脱水酵素阻害 | 利　尿 |
| カプトプリル | アンジオテンシン変換酵素阻害 | 血圧下降 |
| オセルタミビルリン酸塩 | ノイラミニダーゼ阻害 | 抗インフルエンザウイルス |
| ニトログリセリン | 一酸化窒素による作用 | 冠血管弛緩 |
| 水酸化アルミニウム | 胃酸中和 | 制　酸 |
| EDTA | 重金属とのキレート | 解　毒 |
| D-マンニトール | 浸透圧の上昇 | 利　尿 |

**まとめ 2-3　コリン作動性神経に作用する薬物**

| 分　類 | 一般名 | 応　用 | 作　用 |
|---|---|---|---|
| コリン作動薬 | アセチルコリン塩化物<br>ベタネコール塩化物<br>ピロカルピン塩酸塩 | 腸管麻痺<br>腸管麻痺<br>口腔乾燥症<br>緑内障 | 腸管平滑筋の収縮（$M_3$）<br>腸管平滑筋の収縮（$M_3$）<br>唾液腺分泌の促進（$M_3$）<br>瞳孔括約筋の収縮（$M_3$） |
| 抗コリンエステラーゼ薬 | ネオスチグミン<br>エドロホニウム塩化物 | 腸管麻痺，排尿障害<br>重症筋無力症の診断 | 腸管，膀胱平滑筋の収縮（$M_3$）<br>$N_M$受容体の刺激 |
| 抗コリン薬 | アトロピン硫酸塩水和物<br>スコポラミン臭化水素塩水和物<br>トロピカミド<br>ブチルスコポラミン臭化物<br>ピレンゼピン塩酸塩水和物<br>トリヘキシフェニジル塩酸塩 | 麻酔前投薬<br>麻酔前投薬<br>散瞳薬<br>鎮痙薬<br>胃潰瘍<br>パーキンソン病 | 気管分泌抑制<br>気管分泌抑制<br>瞳孔括約筋収縮の抑制<br>平滑筋収縮の抑制<br>胃液分泌抑制（$M_1$）<br>中枢アセチルコリン神経の抑制 |
| 神経筋接合部遮断薬 | ロクロニウム臭化物<br>ベクロニウム臭化物<br>スキサメトニウム塩化物水和物 | 筋弛緩<br>筋弛緩<br>筋弛緩 | $N_M$受容体の遮断<br>$N_M$受容体の遮断<br>$N_M$受容体の遮断 |

**まとめ 2-4　アドレナリン作動性神経に作用する薬物**

| 分　類 | 一般名 | 応　用 | 作　用 |
|---|---|---|---|
| アドレナリン作動薬 | アドレナリン<br><br>ドパミン塩酸塩<br><br>サルブタモール硫酸塩<br>クロニジン塩酸塩 | 局所麻酔薬の合剤，止血<br>急性心臓衰弱<br>大量出血，ショック<br><br>気管支喘息<br>高血圧治療薬 | 血管収縮（$\alpha_1$）<br>心機能の促進（$\beta_1$）<br>心拍出量の増大（$\beta_1$）<br>腎血流の増大（$\beta_1$）<br>気管支平滑筋弛緩（$\beta_2$）<br>中枢，末梢神経の抑制（$\alpha_2$） |
| アドレナリン遮断薬 | プラゾシン塩酸塩<br>メトプロロール酒石酸塩<br>プロプラノロール塩酸塩<br>レセルピン | 高血圧治療薬<br>狭心症治療薬，抗不整脈薬<br>狭心症治療薬，抗不整脈薬<br>高血圧治療薬，鎮静 | 血管収縮の抑制（$\alpha_1$）<br>心機能の抑制（$\beta_1$）<br>心機能の抑制（$\beta$）<br>伝達物質の枯渇 |

## Self Check

**下線部に誤りがあればそれを正せ．**

- 神経伝達物質は₁末梢のみの神経シナプスで働いている．
- ノルアドレナリンは₂シナプス小胞内で貯蔵されている．
- ₃アセチルコリンは副腎髄質から放出されるホルモンである．
- 神経末端から放出された神経伝達物質はシナプス後膜の₄受容体と結合する．
- 神経伝達物質やホルモンは₅受容体との結合によって情報の伝達を行っている．
- 放出された神経伝達物質の不活性化は₆分解酵素による代謝のみである．
- シナプス前膜の自己受容体は伝達物質の放出を₇促進している．
- アセチルコリンは₈末梢神経でのみ働いている．
- ₉アドレナリン受容体には$N_M$受容体と$N_N$受容体のサブタイプがある．
- ₁₀アドレナリン受容体はイオンチャネル内蔵型受容体である．
- 遮断薬とは，神経伝達物質が₁₁受容体と結合するのを妨げる薬物である．
- d-ツボクラリンは₁₂神経筋接合部のアセチルコリン受容体を遮断する．
- アドレナリンは$α_1$受容体との結合により末梢血管の₁₃拡張を起こす．
- アトロピンはムスカリン受容体を₁₄刺激することにより，唾液分泌を抑制する．
- アドレナリンは$β_1$受容体との結合により心拍数を₁₅増加させる．
- ベタネコール塩化物は₁₆術後腸管麻痺に用いられる．
- アドレナリンは$α_1$受容体との結合により粘稠な唾液の分泌を₁₇促進する．
- アドレナリンは₁₈$α_2$受容体との結合により気管支の拡張を起こす．
- サリンはコリンエステラーゼを₁₉可逆的に阻害する．
- ピロカルピン塩酸塩は₂₀緑内障の治療に用いられる．
- ₂₁ニコチンは筋弛緩薬として使われる．
- 局所麻酔薬に局所麻酔作用の増強と持続を目的として₂₂アセチルコリン塩化物が配合される．
- サルブタモール硫酸塩は₂₃心臓に対する作用は少なく，気管支拡張作用のほうが勝っている．
- ₂₄プロプラノロール塩酸塩は$α_1$受容体選択的遮断薬であり，高血圧治療薬として使われる．
- プロプラノロール塩酸塩は₂₅$β_1$受容体を遮断するので気管支喘息には禁忌である．
- ₂₆循環器疾患をもつ場合，アドレナリン添加リドカイン塩酸塩の使用によって悪化する恐れがあるので注意が必要である．
- 口腔乾燥症は₂₇コリン作動性薬物の副作用の1つである．
- 有機リン剤中毒に対しては₂₈PAMかアトロピン硫酸塩水和物を用いる．
- ベクロニウム臭化物の筋弛緩作用は，ネオスチグミン投与により₂₉増強される．
- ₃₀ドパミン塩酸塩の静脈内注射はショックに対して有効である．
- アドレナリンは血糖値を₃₁低下させる．

## 解　答

1. 中枢と末梢
2. ○
3. アドレナリン
4. ○
5. ○
6. 分解のみでなく，再取り込みのしくみもある
7. 抑　制
8. 末梢神経や中枢神経
9. ニコチン受容体
10. ニコチン受容体
11. ○
12. ○
13. 収　縮
14. 遮　断
15. ○
16. ○
17. ○
18. $\beta_2$受容体
19. 不可逆的
20. ○
21. ベクロニウム臭化物，ロクロニウム臭化物
22. アドレナリン
23. ○
24. プラゾシン塩酸塩
25. $\beta_2$受容体
26. ○
27. 抗コリン薬
28. ○
29. 拮　抗
30. ○
31. 上　昇

## 参考文献

1) 植松俊彦ほか編集：シンプル薬理学，改訂第3版，南江堂，2004
2) 田中千賀子ほか編集：NEW 薬理学，改訂第7版，南江堂，2017
3) Laurence L. Brunton, John S. Lazo, Keith L. Parker, eds.：Goodman and Gilman's The Pharmacological Basis of Therapeutics 11th ed, McGraw-Hill, 2006
4) A. S. V. Burgen and J. F. Mitchell：Gaddum's pharmacology 9th ed, Oxford university Press, 1985
5) 大谷啓一 監修：現代歯科薬理学，第6版，医歯薬出版，2018
6) 大浦清ほか編集：ポイントがよくわかるシンプル歯科薬理学，第1版，永末書店，2017

# 3 中枢神経系に作用する薬物

## A 中枢神経系の生理機能

中枢神経系は大脳，小脳，脳幹（間脳，中脳，橋，延髄），脊髄からなり，理性，感情，思考，生命維持のほか，神経活動を統合的に制御する役割を担う．ヒトがヒトたる由縁も中枢神経系の機能に由来する．中枢神経系に作用する薬物は，脳の特定領域に作用し，その機能を抑制したり（全身麻酔，鎮静，催眠，解熱，筋弛緩，抗痙攣など），あるいは興奮させたり（血管運動亢進，呼吸運動賦活，覚醒など）する薬物をいう．

本章では，中枢神経系に作用する薬物を中枢抑制薬（全身麻酔薬，催眠薬・抗不安薬，麻薬性鎮痛薬など），向精神薬（抗うつ薬，抗そう薬など），運動異常治療薬（抗てんかん薬，中枢性筋弛緩薬，抗パーキンソン病薬）および中枢興奮薬（痙攣薬，蘇生薬）について述べるが，まず，中枢神経系の生理機能についてまとめる．

### 1　統合作用

神経系は中枢神経系である脳，脊髄とそれ以外の末梢神経系に分けられる．中枢神経系の生理機能の根本は，感覚器からの入力情報を個体が環境に適用できるように（生体の恒常性が維持されるように）処理・判断することにより，効果器に応答を起こさせる統合作用にある．この作用は，感覚受容器からの求心性の刺激が中枢を介して遠心性刺激となり，効果器に生理的応答が起こる現象である反射となってヒトとしてのさまざまな機能を可能にする．脳のそれぞれの領域での機能をみていく．

### 2　中枢神経系の機能的分類

中枢神経系である脳と脊髄を最も高い部位に位置する大脳皮質（高位）から最も低い部位に位置する脊髄（低位）まで，大きく大脳皮質，大脳辺縁系，大脳基底核，小脳，脳幹（間脳，中脳，橋，延髄），脊髄に分け，それぞれの生理機能をまとめた（図 3-1）．

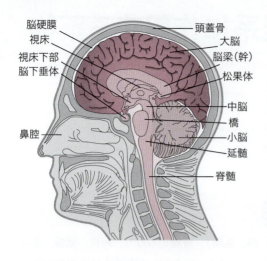

図 3-1 中枢神経の生理機能

## 3 中枢神経系にかかわる神経伝達物質と受容体

### a グルタミン酸

　グルタミン酸（glutamic acid）は，中枢神経に高濃度に存在する．グルタミン酸を含む神経が刺激されると，シナプス小胞から遊離したグルタミン酸はシナプス後神経の興奮を引き起こす．このためグルタミン酸は**興奮性伝達物質**とされる．受容体はイオンチャネル内蔵型（NMDA，AMPA，KA）と，Gタンパク質（Gi, Gq）共役型の代謝型（mGluR$_{1-8}$）に分類されている（**表 3-1**）．たとえば，グルタミン酸がシナプス後部神経細胞膜の**NMDA型グルタミン酸受容体**と結合すると，陽イオンチャネルが開口し$Na^+$が流入する．この結果，脱分極が起こり神経が興奮する（**図 3-2**）．グルタミン酸受容体は，記憶や学習といったシナプス可塑性に関与することが示唆されている．
　NMDA型グルタミン酸受容体には，幻覚作用をもつフェンサイクリジンや，解離性麻酔薬のケタミン塩酸塩の結合部位がある．

表 3-1 グルタミン酸受容体

| 受容体 | | | 作動薬 | 情報伝達系 |
|---|---|---|---|---|
| イオンチャネル型 | NMDA 型受容体 | | グルタミン酸 NMDA | I (Na$^+$, K$^+$, Ca$^{2+}$) |
| | non-NMDA 型受容体 | AMPA 受容体 | AMPA | I (Na$^+$, K$^+$) |
| | | KA 受容体 | KA | I (Na$^+$, K$^+$) |
| 代謝型 | mGluR$_{1-8}$ | | グルタミン酸 | Gq, Gi |

NMDA：*N*-methyl-*D*-aspartic acid, AMPA：*α*-amino-3-hydroxy-5-methylisoxazole-4-propionic acid, KA：kainic acid, mGluR：metabotropic glutamate receptor, I：イオンチャネル開口, Gq：G タンパク質（促進性）, Gi：G タンパク質（抑制性）

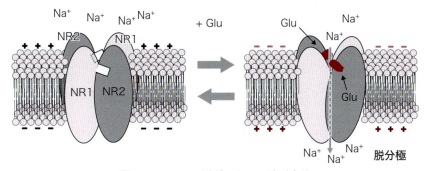

図 3-2 NMDA 型グルタミン酸受容体
2 つのサブユニットからなる四あるいは五量体（左図）．グルタミン酸（Glu）が NR2 サブユニット細胞外領域に結合すると陽イオンチャネルが開口する（右図）．

> **シナプス可塑性の例：シナプス長期増強（LTP）**
>
> 海馬の神経伝達物質であるグルタミン酸は通常，シナプス後膜の non NMDA 受容体との結合により Na$^+$ を透過させ，興奮を伝導している．高頻度刺激をするとグルタミン酸の放出量が増え，グルタミン酸受容体が強く活性化される．増大した脱分極により NMDA 受容体の Mg$^{2+}$ による閉塞阻害が解除され，Na$^+$ ばかりでなく Ca$^{2+}$ も流入させ，Ca 依存性過程の活性化（シナプス電位の増大）が起こる．以後，普通の刺激でもシナプス増強が起こるという．これをシナプス長期増強（LTP；long-term potentiation）という．この現象は動物における条件づけやヒトにおける高度な精神活動などの学習・記録にかかわる．

### b γ-アミノ酪酸（GABA）

γ-アミノ酪酸（GABA；γ-aminobutylic acid）は，中枢神経に，モノアミンと比べ高濃度に存在する．末梢でも腸管神経叢などに存在する．GABAはグルタミン酸の脱炭酸によって合成される（図3-3）．GABAがシナプス後部神経細胞膜の**GABA<sub>A</sub>受容体**と結合すると，Cl<sup>-</sup>チャネルが開口しCl<sup>-</sup>が流入する（図3-4）．この結果，過分極が起こり，神経の活動は抑制される．このためGABAは**抑制性伝達物質**と呼ばれる．抗不安薬であるベンゾジアゼピン（BZD）系薬物は，GABA<sub>A</sub>受容体のBZD結合部位に結合し，GABAの抑制作用を増強する．もう1つのサブタイプ**GABA<sub>B</sub>受容体**は，Gタンパク質共役型（Gi）である．

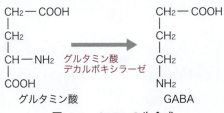

図 3-3　GABA の生合成

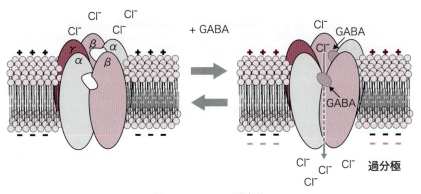

図 3-4　GABA<sub>A</sub>受容体
3つのサブユニットからなる五量体（左図）．2分子のGABAがαとβサブユニット細胞外領域に結合するとCl<sup>-</sup>チャネルが開口する（右図）．

### c セロトニン

セロトニン（serotonin）は，化学名が**5-ヒドロキシトリプタミン**（5-HT；5-hydroxytryptamine）で，インドール核とアミンからなる（図3-5）．セロトニンは，バナナ，アボカド，ナス，トマトなどの果物や野菜にも含まれている．

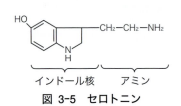

図 3-5　セロトニン

### 1）生体内分布

胃腸管（エンテロクロマフィン細胞）に90%，血小板に8～10%，松果体や脳に1～2%存在している．腸管運動や血液凝固では調節因子として，脳神経や小神経では神経伝達物質として，生体内で広く働いている．

### 2）生合成と貯蔵

セロトニン産生細胞やセロトニン神経系では，必須アミノ酸であるトリプトファンを取り込み，5-ヒドロキシトリプトファンを経て，セロトニンを合成する．セロトニンは，小胞モノアミントランスポーターによって貯蔵顆粒に取り込まれ，蓄えられる．

### 3）シナプスにおける遊離と受容体との結合

中枢などに存在するセロトニン神経が興奮すると，セロトニンはシナプス間隙へ遊離される．遊離したセロトニンは，シナプス後膜の**セロトニン受容体**と結合し，細胞内へ情報を伝達する．

セロトニン受容体は，5-HT$_1$から5-HT$_7$まで分類されている（表 3-2）．情報伝達系は5-HT$_{1,2,4-7}$がGタンパク質共役型であり，5-HT$_3$のみが陽イオンチャネル内蔵型である．受容体は中枢神経系，腸管および血小板などに分布しており，セロトニンは多様な生理的作用をもつ．

### 4）代 謝

遊離されたセロトニンは，セロトニントランスポーターによって神経終末へ取り込まれ，再利用される．また，モノアミン酸化酵素（オキシダーゼ）（MAO）によって不活性化される．

セロトニンシナプスに作用する薬物のなかには中枢神経作用薬が多い．たとえば，**選択的セロトニン再取り込み阻害薬**（SSRI；selective serotonin reuptake inhibitor）が抗うつ薬（p.105）として，5-HT$_3$受容体遮断薬が制吐薬として用いられている．

### 5）機 能

セロトニンは脳や消化管を活性化する．セロトニンには催吐作用，消化管運動促進作用，抗不安作用がみられる（表 3-2）．

表 3-2 セロトニン受容体

| 受容体 | 情報伝達系 | 機 能 | 分 布 |
| --- | --- | --- | --- |
| 5-HT$_1$ | Gi | 自己受容体，過分極 | CNS，腸神経叢 |
| 5-HT$_2$ | Gq | 神経興奮，血小板凝集<br>平滑筋収縮，血管収縮 | CNS，血小板<br>胃腸管，血管内皮 |
| 5-HT$_3$ | I | 神経興奮，嘔吐 | 末梢神経，CNS |
| 5-HT$_{4,6,7}$ | Gs | 神経興奮，胃液分泌<br>蠕動反射 | 腸神経叢，CNS |
| 5-HT$_5$ | Gi | 自己受容体，過分極 | CNS，腸神経叢 |

G：Gタンパク質共役型，I：イオンチャネル内蔵型，CNS：中枢神経系

## B 中枢抑制薬

### 1 全身麻酔薬

全身麻酔とは，中枢神経系に薬物を作用させ，**知覚の喪失**，**意識の喪失・健忘**，**筋弛緩**，**有害反射**の予防の4つを満たす状態にすることで，患者の肉体的・精神的苦痛を取り除き，外科手術を可能な状態にすることをいう．

#### a 全身麻酔の段階（麻酔深度）

全身麻酔薬投与時に認められる症候は，呼吸の状態，瞳孔の大きさ，眼球運動，各種反射および骨格筋の緊張状態を指標として，その麻酔深度は4つの段階に区別されている（図3-6）．

- **第1期（無痛期）**：麻酔導入期であり，大脳などの上位中枢が抑制され，意識や知覚の消失が起こる．痛覚が著しく減弱しているため，短期間の小手術が可能な時期である．
- **第2期（興奮期）**：高位中枢からの抑制が解除されるため，意識消失後，見かけ上，興奮状態が現れる．
- **第3期（手術期）**：この段階は第1相から第4相に分類される．運動抑制や反射機能が抑制され，第1相から第3相の範囲内で外科的手術が行われる．第4相は麻酔深度が深く，危険な状態である．
- **第4期（呼吸麻痺期）**：麻酔が深く入り過ぎた状態で，血圧の低下が著しく，呼吸運動も停止する．

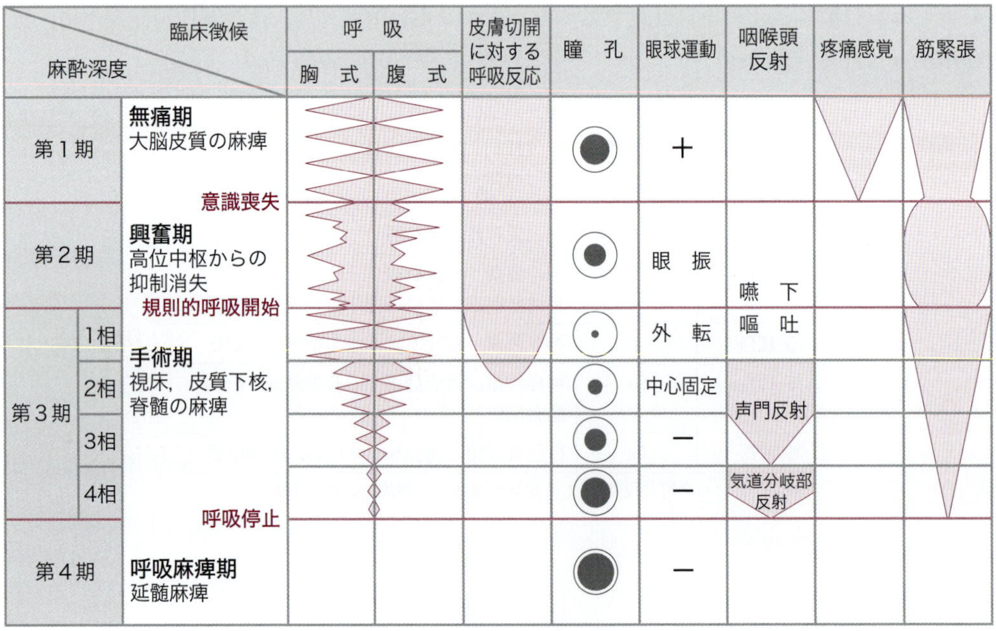

図 3-6 Guedel の麻酔深度表

このように全身麻酔薬は，大脳 → 脊髄 → 延髄の順に**不規則性の下降性抑制**がみられる．一方，バルビツール酸，ベンゾジアゼピン系薬物や麻薬性鎮痛薬は，大脳 → 延髄 → 脊髄の**段階的な下降性抑制**が認められる（睡眠薬・抗不安薬，麻薬性鎮痛薬の項参照）．

### b　全身麻酔薬の作用機序

全身麻酔薬の作用機序については，MeyerおよびOvertonによるリポイド説をはじめとして多くの仮説が提唱されているが，全身麻酔薬の作用機序について完全には解明されていない．

### c　全身麻酔法の種類

全身麻酔法は，吸入麻酔法と静脈内麻酔法とに大別される．吸入麻酔法はさらにガス麻酔薬と揮発性麻酔薬に分類される．

全身麻酔を行う前には**麻酔前投薬**を実施する．

### d　麻酔前投薬

麻酔前投薬に用いられる薬物は，全身麻酔の導入，維持を円滑にし，麻酔薬や手術による副作用を軽減する目的で全身麻酔前に投与する薬物をいう．抗コリン薬，トランキライザー，鎮静薬，鎮痛薬，$H_2$受容体拮抗薬が用いられる．

●麻酔前投薬の目的

① **鎮　痛**

   疼痛閾値を上昇させ，また麻酔薬使用量を軽減させる．
   麻薬性鎮痛薬のモルヒネ塩酸塩水和物，フェンタニルクエン酸塩などが用いられる．

② **抗不安，鎮静**

   患者の不安の除去を目的とする．
   ベンゾジアゼピン系薬物が用いられる．

③ **気道分泌の抑制**

   唾液，気道粘膜からの粘液分泌を抑制する．
   抗コリン薬のベラドンナアルカロイド類（アトロピン硫酸塩水和物，スコポラミン臭化水素酸塩水和物）が用いられる．

④ 迷走神経をはじめとする**有害反射の予防**（第2章 E-2参照）

⑤ **誤嚥性肺炎の防止**

   $H_2$受容体拮抗薬などが用いられる．

### e　吸入麻酔薬

**気体**もしくは**揮発性の液体の蒸気**の**吸入**により，肺胞から拡散によって肺毛細血管中に移行して全身麻酔をもたらす薬物をいう．**麻酔作用**は**最小肺胞内濃度**（**MAC**；minimum alveolar concentration）が低いほど強い（**表 3-3**）．吸入麻酔薬のほとんどは代謝を受けずに呼気中に排泄される．静脈内麻酔薬に比べ，麻酔深度の調節が比較的容易である．

### 1）亜酸化窒素（笑気）（MAC：105）

単独では麻酔作用が弱いため，全身麻酔は不可能である．麻酔導入・覚醒がすみやかで，鎮痛作用が強い．呼吸抑制，血管運動中枢抑制はない．

### 2）ハロタン（MAC：0.78）

麻酔作用は強く，導入・覚醒もすみやかである．鎮痛作用，筋弛緩作用，気道粘膜刺激作用は弱い．通常，亜酸化窒素，酸素と併用して適用される．呼吸抑制，血管運動中枢抑制，心抑制を起こす．**アドレナリン**との併用で**不整脈**を起こす．約20％が肝臓で代謝されるため**肝障害**を引き起こす．その他，**スキサメトニウム塩化物水和物**との併用で，**悪性高熱症**などの副作用を呈することがある．そのため最近ではハロタンの使用頻度は減少している．

### 3）エンフルラン（MAC：1.68）

導入，覚醒が速い．非脱分極性筋弛緩薬の作用を増強させる．呼吸中枢抑制があるが，痙攣作用を有する．肝毒性は少なく，アドレナリンとの併用でも不整脈は起こしにくい．その他，気道分泌促進作用がある．

### 4）イソフルラン（MAC：1.4）

エンフルランの異性体であり呼吸中枢抑制作用があるが，痙攣作用はない．循環系への副作用は弱い．生体内代謝率が少なく（0.17％），肝機能障害の頻度も少ないため，肝機能障害のある患者に使用される．刺激臭があり，気道刺激をもたらし，咳，喉頭痙攣，気管支痙攣を誘発することがある．

表 3-3 吸入麻酔薬の特性

| 一般名 | ガス麻酔薬 亜酸化窒素 | 揮発性麻酔薬 ハロタン | エンフルラン | イソフルラン | セボフルラン |
|---|---|---|---|---|---|
| 化学構造式 | O<br>N=N | H<br>F—C—F<br>Br—C—Cl<br>H | H<br>Cl—C—F<br>F—C—F<br>O<br>F—C—F<br>H | F<br>F—C—F<br>Cl—C—H<br>O<br>F—C—F<br>H | F₃C—C—CF₃<br>H—C—H<br>O<br>F |
| 血液/ガス分配係数 | 0.4 | 2.3 | 1.9 | 1.3 | 0.6 |
| 脳・血液分配係数 | 1.1 | 2.9 | 1.4 | 2.6 | 1.7 |
| MAC（vol％） | 105 | 0.78 | 1.68 | 1.4 | 1.71 |
| 可燃性 | 助燃性あり | なし | なし | なし | なし |
| 体内代謝率 | 0.004 | 20.0 | 2.4 | 0.17 | 2.89 |
| 導入・覚醒 | 速い | 中等度 | 中等度 | 速い | 速い |
| 血圧変化 | なし | 低下 | 低下 | 低下 | 低下 |
| 筋弛緩作用 | なし | あり | あり | あり | あり |
| 肝障害 | なし | あり | あり | あり | なし |

### 5）セボフルラン（MAC：1.71）

エンフルランと同程度の麻酔強度をもち，血液/ガス分配係数が亜酸化窒素に次いで小さいため，導入・覚醒が速い．呼吸中枢抑制作用や気管支拡張作用がある．

#### f 静脈内麻酔薬

静脈内麻酔薬は静脈から投与する麻酔薬であり，吸入麻酔薬とは異なり，特別な器具を必要としないため，短時間の手術に適用される．意識の消失はみられるが，その他の作用はほとんどない．吸入麻酔に比べ麻酔深度の調節がむずかしい．

### 1）バルビツール酸誘導体

鎮静・催眠および全身麻酔の導入に用いられる．鎮痛，筋弛緩作用はない．GABA_A受容体バルビツレート部位に結合し，GABA作用を増強，中枢抑制作用を示す．

代表的な薬物として，チオペンタールナトリウム，チアミラールナトリウムがある．

### 2）ケタミン塩酸塩

フェンシクリジン誘導体ケタミン塩酸塩は，新皮質や視床を抑制し，大脳辺縁系や網様体賦活系を活性化するため解離性麻酔薬と呼ばれる．強い鎮痛作用をもち，呼吸抑制も少ない．NMDA型グルタミン酸受容体を遮断することで薬理作用を示す．また，中枢を介する交感神経刺激作用により血圧は上昇し，心拍数は増加する．副作用として回復期に悪夢や幻覚が現れることがある．「麻薬及び向精神薬取締法」により麻薬に指定された．

### 3）プロポフォール

現在，臨床現場で頻用されている静脈麻酔薬である．麻酔作用はきわめて短時間で，導入・覚醒も速い．他の麻酔薬と併用される．副作用として血管痛や循環抑制がある．

### 4）ベンゾジアゼピン誘導体

導入がやや遅く，回復も遅い．鎮静，筋弛緩，抗痙攣作用をもつ．GABA_A受容体ベンゾジアゼピン結合部位に結合し，GABA作用を増強，中枢抑制作用を示す（p.96参照）．

代表的な薬物として，ミダゾラム，ジアゼパム，フルニトラゼパムがある．

### 5）ドロペリドール

中枢神経系に対して強い鎮静作用をもつ．麻薬性鎮痛薬のフェンタニルクエン酸塩と組み合わせて神経遮断性麻酔（NLA）として使用する．

## 2 催眠薬・抗不安薬

睡眠障害，不安障害は，社会のストレスの増加が絶えない文明社会ゆえの産物であり，催眠薬と抗不安薬が世界で最も多く処方されている薬物である．催眠薬とは正常の睡眠と似た中枢神経抑制状態を起こす薬物をいう．催眠薬・抗不安薬には従来バルビツール酸系薬物が使用されてきたが，中枢抑制作用があり，耐性や依存性を引き起こすことから，現在はベンゾジアゼピン系薬物が用いられている．活性代謝物の血中半減期が100時間に及ぶ長時間型，24時間前後の中間型，半減期が数時間以下の短時間型に分類される（p.111参照）．

### 1）ベンゾジアゼピン誘導体

　ベンゾジアゼピン系は現在最も頻用されている催眠薬・抗不安薬で，催眠作用，鎮静作用，抗不安作用，筋弛緩作用，抗痙攣作用をもつ．

　作用機序は**抑制性伝達物質 γ-アミノ酪酸（GABA）の GABA_A 受容体ベンゾジアゼピン結合部位**に特異的に結合し，**神経過剰活動を抑制**する（p.96 参照）．

　ベンゾジアゼピン系薬物の共通する副作用として，**薬物依存**，急激な減量や中止による**退薬症候**（睡眠障害，神経過敏，痙攣，錯乱など），眠気，行動力低下，運動失調，頭痛，**口渇**がある．**呼吸抑制作用**があるため，重症筋無力症や呼吸機能が減弱している患者には投与しない．また，母乳に分泌されるので授乳婦への投与は避けるか授乳をやめさせる．

　代表的な薬物として，ジアゼパム，ミダゾラム，フルニトラゼパムがある．

### 2）バルビツール酸誘導体

　バルビツール酸誘導体は中枢神経系全般で抑制作用を示し，催眠作用，鎮静作用，麻酔作用および抗痙攣作用を発現する．

　作用機序は **GABA_A 受容体の****バルビツレート結合部位に結合して****興奮性シナプス伝達を抑制**すると考えられている．バルビツール酸系薬物，ベンゾジアゼピン系薬物共通の副作用として用量に依存した**段階的中枢機能抑制**がみられる．したがって用量を増やすと**鎮静，睡眠，麻酔，昏睡**となる（全身麻酔薬，麻薬性鎮痛薬の項参照）．バルビツール酸系薬物はベンゾジアゼピン系薬物に比べて麻酔状態に達し延髄の呼吸中枢を抑制し（呼吸抑制），昏睡や死に至る用量が低いので現在はベンゾジアゼピン系薬物が睡眠薬，抗不安薬として使用されている．また，バルビツール酸系薬物は**薬物代謝酵素誘導作用**があるので相互作用として併用薬の作用を弱める場合がある．

　代表的な薬物として，チオペンタールナトリウム（超短時間作用型），ペントバルビタールカルシウム，アモバルビタール，フェノバルビタールがある．

### 3）催眠薬の副作用

　長時間型は**連用**によって蓄積され，翌日に眠気や精神運動機能抑制を持ち越す（hangover）．短時間型のトリアゾラムの連用を中止すると**反跳性不眠**を引き起こし，不安が強くみられることがあるので退薬は徐々に行う．自動車の運転，高齢者への投薬に注意する．

### 4）抗不安薬

　抗不安薬は脳神経に作用し，不安(恐怖)や緊張といった症状を緩和させる作用をもつ．仕事，育児，学業，本人や家族の病気，離婚，転職などにおいて過剰な不安や心配が続くと，さまざまな精神・身体的変化が起こるようになる．このような患者の不安，心配，恐怖などの心の状態を改善するために抗不安薬が用いられる．また，パニック障害，不安障害，ストレス障害（PTSD，急性ストレス障害）など不安を伴う疾患にも利用され，麻酔前投薬としても用いられる．主として**ベンゾジアゼピン系**の薬物が用いられる（p.112 参照）．

## 3　麻薬性鎮痛薬

　主として中枢神経系に作用し，意識は消失させずに特異的に痛みを軽減ないしは消失させる薬物を麻薬性鎮痛薬という．麻薬性鎮痛薬は**オピオイド受容体**と結合することで鎮痛作用を発現する．優れた鎮痛効果がみられるが，依存作用の強い薬物であるため，「麻薬及び向精神薬取締法」により規制されている．

　麻薬性鎮痛薬は，強力な鎮痛効果，多幸感，薬物依存性が特徴である．非ステロイド性抗炎症薬（NSAIDs）は，歯痛，頭痛，筋肉痛，生理痛などの疼痛に有効であるが，悪性腫瘍末期や心筋梗塞時の激痛には効果がないので，麻薬性鎮痛薬が用いられる．また，麻薬性鎮痛薬は，疼痛の上行性経路である一次ニューロン（感覚神経），脊髄からの視床までの二次ニューロン，視床から大脳皮質知覚領域までの三次ニューロン，この経路とは別の下行経路（抑制作用）に作用する（図3-7）．それに対してNSAIDsは疼痛が起こる部位に作用して，疼痛のメディエーターであるプロスタグランジンの生成を抑制する（図3-7）．

### 1）モルヒネ塩酸塩水和物

　モルヒネ塩酸塩水和物は**オピオイド受容体**（μ, δ, κ）に結合し，鎮痛など多彩な作用を発現する．運動や意識にほとんど影響を与えない濃度で鎮痛作用を示すが，嘔吐中枢（化学受容器引金帯：CTZ）を刺激して悪心・嘔吐をきたす．モルヒネ塩酸塩水和物の主たる臨床適用は，鎮痛，麻酔前投薬，下痢止め，咳止め作用などである．濃度の上昇に従い，催眠作用，呼吸抑制作用などの中枢性**段階的な下行性抑制**作用を示す．ヒスタミン遊離作用をもつため，**喘息患者**では禁忌である．また，高齢者や小児では呼吸抑制が起こりやすいので，できるだけ少量にする．

### 2）コデインリン酸塩水和物

　アヘンアルカロイドの1つで，鎮痛作用は弱く，鎮咳作用が強い．耐性も生じにくく，主とし

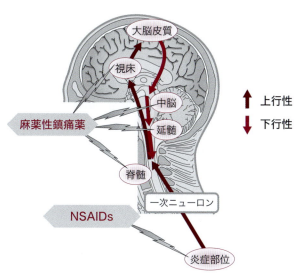

図3-7　麻薬性鎮痛薬と非ステロイド性抗炎症薬（NSAIDs）の疼痛への作用部位

て鎮咳薬として用いられる．

### 3）ペチジン塩酸塩

合成麻薬でμ受容体作動薬であるが，鎮痛作用はモルヒネ塩酸塩水和物より弱い．平滑筋弛緩作用があるので，消化管の痛み（疝痛）に用いられる．代謝はモルヒネ塩酸塩水和物より速く，おもに鎮痛，麻酔前投薬として使用される．

### 4）フェンタニルクエン酸塩

モルヒネ塩酸塩水和物の代用薬で，ピペリジン塩酸塩系の合成麻薬性鎮痛薬である．モルヒネ塩酸塩水和物の約50倍の鎮痛効果をもつ．呼吸抑制作用は中等度で，ドロペリドールとの併用で神経遮断性麻酔（NLA）として使用される．経皮吸収型もある．

## 4　合成非麻薬性鎮痛薬（麻薬拮抗性鎮痛薬）

合成非麻薬性鎮痛薬であるペンタゾシンは，モルヒネ様の中枢作用をもつが，薬物依存性の少ない鎮痛薬である．鎮痛効果は弱く，持続時間も短い．呼吸抑制作用は弱いが，交感神経刺激作用があり，昇圧作用を示す．

## 5　麻薬拮抗薬

麻薬性鎮痛薬の急性中毒，呼吸抑制の治療や薬物依存の診断に用いられる．**オピオイド受容体**に競合的に拮抗し，麻薬性鎮痛薬の**呼吸抑制**および鎮痛作用に拮抗する．

代表的な薬物として，ナロキソン塩酸塩，レバロルファン酒石酸塩がある．麻薬中毒者に対してナロキソン塩酸塩は急性の退薬症候を発現させるので注意する．

# C　向精神薬

脳に作用して思考，判断，感情，意欲などの精神機能に影響する薬物を向精神薬という．向精神薬は，精神疾患の治療に用いられる薬物と，精神異常を発現させる薬物に大別される．

## 1　統合失調症治療薬（抗精神病薬）

統合失調症は，多くは青年期に発症し，精神運動興奮，幻覚，妄想などの陽性症状と，自発性減退，関心の消失，感情の平坦化の陰性症状がみられる．統合失調症やそう病の治療に用いる薬物を抗精神病薬という．抗精神病薬の作用機序は**ドパミン$D_2$受容体遮断**による．抗精神病薬の副作用は，パーキンソン症候群（手指振戦，筋硬直など薬物性パーキンソン症候群），急性**ジスキネジア**（痙攣性斜頸など），長期投与で**遅発性ジスキネジア（口周囲の不随意運動）**がみられる．また，自律神経中枢，体温中枢，錐体外路系の$D_2$，$α_1$，$5-HT_2$遮断作用による副作用として，錐体外路障害，便秘，口渇，肝障害がみられ，重篤なものとして**悪性症候群**（40℃以上の高熱，昏睡，蒼白，呼吸困難，脱水，虚脱，痙攣を起こし死に至ることがある）がみられる．副作用として錐体外路障害がみられるので，パーキンソン病治療薬を併用する．

### 1）フェノチアジン系

**ドパミンD₂受容体**に対する**拮抗作用**により，精神分裂症状を改善する．中枢作用として，静穏作用，抗幻覚・妄想作用，感情の安定化，賦活作用をもつ．しかし，副作用として**錐体外路障害**や自律神経症状を呈する．

代表的な薬物として，クロルプロマジン塩酸塩，ペルフェナジンがある．

### 2）ブチロフェノン系

フェノチアジン系よりもドパミンD₂受容体遮断作用が強いため，強い抗精神病作用を示す．錐体外路障害が起こりやすいが，自律神経作用は少ない．

代表的な薬物として，ハロペリドール，ドロペリドールがある．

## 2　抗うつ薬

精神疾患のなかで**統合失調症**とともに主たる疾患であるうつ病は，全体の半数以上が心因性のもので，配偶者を含む家族の死，過剰な仕事のストレスなどさまざまな社会的ストレスに曝される現代社会ではうつ病の発症は決して他人ごとではない．また，うつ病の患者は「死にたくなる」気持ち（**自殺願望**）をもっている患者が少なくないため，この点を考えると歯科治療においても家族同伴の通院が望ましい．抗うつ薬は中枢神経系に作用し，ノルアドレナリンやセロトニン濃度を高め，これら受容体の興奮性を高めることにより作用を発現する．

### 1）三環系抗うつ薬

**モノアミン**のシナプス前膜への再取り込みを阻害して，シナプス間隙のモノアミンの増量を起こす．これらの薬物は抗コリンの副作用があり，口渇や眼圧上昇などを起こす．副作用としては，**セロトニン，ノルアドレナリン，ドパミン取り込み阻害，抗コリン作用**から，心電図異常，不整脈，パーキンソン症状，**口渇**，便秘，鼻閉，眠気，精神運動機能低下などがみられ，重篤な場合，**悪性症候群**，錐体外路症状などが起こる場合がある．

代表的な薬物として，イミプラミン塩酸塩がある．

### 2）四環系抗うつ薬

作用機序は三環系抗うつ薬と同様であるが，作用発現は三環系よりも速い．また，抗コリン作用も弱い．四環系抗うつ薬であるマプロチリン塩酸塩は，局所麻酔時に**アドレナリン**の作用を増強するので注意する．抗うつ薬を長期投与されている患者において，錐体外路症状である**遅発性ジスキネジア**（口-舌-顔面に現れる不随意運動）により歯科を受診する場合がある．さらに，**口渇による舌炎**，または**カンジダ症**の発生がみられることがある．

代表的な薬物として，ミアンセリン塩酸塩，マプロチリン塩酸塩がある．

### 3）選択的セロトニン再取り込み阻害薬（SSRI）

選択的セロトニン再取り込み阻害薬（SSRI；selective serotonin reuptake inhibitor）はセロトニントランスポーターに作用し，セロトニン（p.96 参照）の再吸収を抑制する．

代表的な薬物として，パロキセチン塩酸塩水和物，フルボキサミンマレイン酸塩がある．

### 4）セロトニン・ノルアドレナリン再取り込み阻害薬（SNRI）

セロトニン・ノルアドレナリン再取り込み阻害薬（SNRI；serotonin noradrenalin reuptake

3　中枢神経系に作用する薬物

inhibitor）は，セロトニンとノルアドレナリンの再吸収を抑制する．

代表的な薬物として，ミルナシプラン塩酸塩がある．

**モノアミン酸化酵素（MAO）阻害薬**

中枢神経を興奮させるセロトニンやノルアドレナリンなどを分解するモノアミン酸化酵素の働きを阻害する薬で，代表的な薬物としてはセレギリン塩酸塩があげられ，抗うつ薬としても使われていたが，薬理作用が非可逆的で副作用など扱いがむずかしいことから現在はパーキンソン病治療薬として使われている．抗うつ薬とは併用禁忌であるので注意する（p.112 参照）．

### 3　抗そう薬

双極性うつ病のそう状態の症状として，誇大的妄想，基本的欲動の亢進，易刺激性がみられる．重症な状態では，自己破壊的，社会性の喪失がみられる．そう症状の治療に**炭酸リチウム**やカルバマゼピンなどが用いられ，気分の大きな変動を抑える．

炭酸リチウムの投与過量により中毒症状（口渇，夜間多尿，嘔吐・食欲不振，震え，運動障害，めまいなど）が起こり，さらに減量しないと中毒が進行して最終的に腎臓障害に至る（**リチウム中毒**）．したがって，定期的な血中濃度の測定を行う．

## D　運動異常治療薬

### 1　抗てんかん薬

てんかんは，**発作性の意識喪失**や**痙攣**が慢性的に繰り返しみられ，脳波の異常を伴う疾患である．発作の様式，発症年齢，脳波の所見によりさまざまな病因が考えられるが，いまだ病因の完全な解明はなされていない．一般にてんかん発作は，使用する治療薬から便宜上，**大発作，小発作，精神運動発作，ミオクローヌス発作，てんかん重積症**に分けられる．てんかん症状は，脳（神経）細胞の過剰な発射（神経刺激作用→脳波の異常）の発現部位によって定まる．

大発作は意識を失ったあとに，強直性痙攣，次いで間代性痙攣が起こる代表的なてんかん発作である．小発作は欠神発作ともいわれ，痙攣を伴わない短時間（数秒間）の意識消失が特徴で，4〜10歳までの小児に多い．精神運動発作は意識障害と異常行動を伴うもので難治性である．ミオクローヌス発作では一般に意識障害はみられないが，瞬間的に四肢，体の一部に強い痙攣が起こる．てんかん重積症は大発作が短時間内に反復する重篤な状態をいう．

てんかん発作に用いられる抗てんかん薬としては，大発作にはフェニトイン，フェノバルビタール，カルバマゼピン，小発作にはバルプロ酸ナトリウム，エトスクシミド，精神運動発作にはカルバマゼピン，プリミドン，ミオクローヌス発作にはクロナゼパム，てんかん重積症にはジアゼパムをゆっくり静注する．ジアゼパムの作用は強くないので，続いてフェニトインを静注する．

## 2 中枢性筋弛緩薬

骨格筋の過度の筋緊張亢進状態を改善させる薬物を筋弛緩薬といい，このうち中枢神経系に作用して筋弛緩作用を発現する薬物を中枢性筋弛緩薬という．脳血管障害や脳性麻痺，多発性硬化症などが適用とされ，その作用機序は，主として脊髄あるいは脳幹でのシナプス伝達に影響を及ぼして，骨格筋緊張を制御する脊髄反射の抑制である．

### 1）トルペリゾン塩酸塩，エペリゾン塩酸塩

トルペリゾン塩酸塩，エペリゾン塩酸塩は単および多シナプス反射をともに抑制する．γ運動系を介して筋紡錘の感度を調節し，痙性麻痺のほか頸肩腕症候群や腰痛症による筋緊張亢進にも有効である．

### 2）バクロフェン

中枢神経系の抑制性伝達物質γ-アミノ酪酸の誘導体で，$GABA_B$受容体に結合して作用する．脊髄では単シナプス反射を強く抑制し，筋弛緩作用が強いため，高度の痙縮に用いられる．

### 3）メフェネシン

高位の中枢に対する抑制作用はなく，脳幹網様体および脊髄の多シナプス反射経路を抑制して筋弛緩作用を発現する．

## 3 抗パーキンソン病薬

パーキンソン病は，1817年にイギリスの内科医ジェムス パーキンソン（James Parkinson）にちなんで名づけられた．パーキンソン病は，振戦，筋固縮，無動，姿勢保持障害，歩行障害などの錐体外路機能異常を主症状とする大脳基底核が変性する疾患である．

大脳基底核に存在する黒質の神経細胞は，その神経終末から神経伝達物質ドパミンを分泌している．このドパミンは，滑らかで素早い運動を行うには必須の神経伝達物質であり，黒質線条体の中にあるアセチルコリン作動性の神経細胞の働きを抑制している．ところが，パーキンソン病

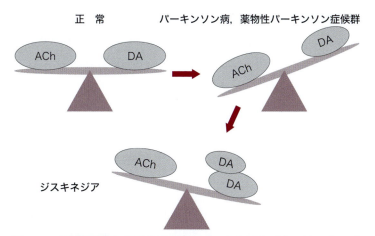

図3-8　大脳基底核におけるドパミン（DA）とアセチルコリン（ACh）のバランス

では黒質の神経細胞が減少するため，線条体に作用するドパミンが減少し，ドパミンによって抑制されていたアセチルコリン作動性の神経細胞の作用が増大してさまざまな運動障害が出現する（図3-8）．

線条体のドパミンが不足しているパーキンソン病にはドパミンの補充がよいが，ドパミンは血液脳関門を通らないため，血液脳関門を通過できるドパミンの前駆物質**レボドパ**を用いることが治療の中心となる．また，線条体でドパミンの機能を高める**抗コリン薬**，ドパミン神経の終末でドパミンの遊離を促進するアマンタジン塩酸塩などもよく使われる．しかし，抗精神病薬によるドパミン受容体の遮断によって生ずる**薬物性パーキンソン症候群**では，レボドパなどドパミン系薬は効果がなく，中枢性抗コリン作動薬が有効である．パーキンソン病治療薬は，神経細胞の伝達物質に作用する治療であるため，長期に内服している患者が急に内服を変更したり中止すると，高熱や意識障害などを示す**悪性症候群**を起こすことがある．またレボドパでは長期間与薬するとジスキネジア（口-舌-顔面に現れる不随意運動）が発現することがある（図3-8）．

### a　ドパミン作動薬

#### 1）レボドパ（L-Dopa）

現在，パーキンソン病に最も効果的な治療薬で**ドパミンの前駆物質**である．95％以上が末梢組織で芳香族L-アミノ酸デカルボキシラーゼによって脱炭酸されてドパミンになり，脳に到達するのは1％以下であるため，この脱炭酸酵素を阻害する**ベンセラジド塩酸塩**，**カルビドパ水和物**を併用する．

#### 2）ブロモクリプチンメシル酸塩

**ドパミン受容体作動薬**で，$D_2$受容体に作用してドパミンアゴニストして作用する．

#### 3）アマンタジン塩酸塩

**ドパミン遊離薬**で，線条体におけるドパミン遊離作用を有する．$A_2$型インフルエンザに有効な抗ウイルス薬でもある．

### b　中枢性抗コリン作動薬

ドパミン神経系の機能低下により相対的に過剰興奮しているアセチルコリン神経系を抑制する目的で，ムスカリン性アセチルコリン受容体に対する特異的遮断薬が用いられる．しかし，末梢性のムスカリン受容体も遮断するため，末梢性の副作用も発現する．トリヘキシフェニジル塩酸塩，ビペリデン塩酸塩，プロフェナミン塩酸塩などがある．初期治療，軽症パーキンソン病に広く使用され，薬物性パーキンソン症候群には欠かせない薬物である．

### c　ノルアドレナリン前駆物質

#### 1）ドロキシドパ

パーキンソン病の症状の進行に伴いノルアドレナリン作動性神経系にも異常を呈し，脳内ノルアドレナリン含量が低下する．この場合，ドパミン-β-水酸化酵素活性も低下しており，レボドパからドパミンを介したノルアドレナリン産生の期待はできない．

ドロキシドパは，芳香族L-アミノ酸脱炭酸酵素の働きによって直接ノルアドレナリンに代謝され，抗パーキンソン病効果を示す．

# E 中枢興奮薬

## 1 中枢興奮薬

中枢神経系の精神機能や体性運動機能に影響し，その機能を亢進させる薬物を中枢興奮薬という．中枢興奮薬は作用部位によって次のように分類される．

① 大脳皮質に作用する薬物
② 脳幹に作用する薬物
③ 脊髄に作用する薬物

中枢興奮薬の臨床応用は少なく，主として用いられるのは呼吸促進薬である．

### 1）呼吸促進薬（蘇生薬）

呼吸促進薬（蘇生薬）は仮死状態の新生児，催眠薬などの薬物中毒，ショック時，麻酔後の術後呼吸抑制などの際に使用される中枢興奮薬である．呼吸中枢あるいは血管運動中枢を刺激する薬物である．

① ドキサプラム塩酸塩水和物：呼吸中枢，頸動脈小体（圧受容体，化学受容体）を刺激して呼吸数よりも呼吸量を増やす．交感神経刺激作用により血圧上昇する．安全域の広い薬である．作用時間が短い（3〜4分）．
② ジモルホラミン：呼吸中枢，血管運動中枢を刺激して呼吸促進，血圧上昇を起こす．作用持続時間が長く，安全域の広い薬である．消化管からの吸収が弱いので注射投与される．

### 2）キサンチン誘導体

お茶の葉，ココアやチョコレートの原料であるカカオの種子やコーヒー豆に含まれているアルカロイドである．キサンチン誘導体のおもな作用機序は，ホスホジエステラーゼ阻害と，骨格筋および心筋中のカルシウムイオン移動の増大である．キサンチン誘導体は，ほぼ同様な薬理作用を有するが，作用強度が異なるため治療目的によって使い分けられている．気管支喘息治療薬，頭痛薬，呼吸促進薬，強心薬として臨床応用されている．

代表的な薬物として，カフェイン，テオフィリン，テオブロミンがある．

### 3）アンフェタミン類

大脳皮質や脳幹網様体に興奮的に作用し，精神活動の興奮性が強く，気分を高揚させ疲労感を消失させる．また，呼吸中枢を刺激して中枢抑制薬による呼吸抑制作用に拮抗する．耐性発現や精神的依存を生じやすい．

代表的な薬物として，アンフェタミン，メタンフェタミン塩酸塩がある．

### 4）ピクロトキシン

ピクロトキシンは，中枢神経系において**GABA受容体**と結合し，GABAによる**シナプス前抑制作用を抑制（拮抗）**することでシナプス後受容細胞の興奮性を高め，**間代性痙攣**を起こす．延髄の血管運動中枢や呼吸中枢も刺激し，昇圧作用や呼吸促進作用を示す．

### 5）ストリキニーネ

ストリキニーネはグリシン受容体と結合し，グリシン受容体による**シナプス後抑制作用を抑制（拮抗）**することで，運動神経細胞の興奮性が高まり反射機能が亢進する．反射機能の亢進により，知覚刺激によって強直性痙攣を起こす．臨床適用はない．

---

**● アルツハイマー型認知症の薬 ●**

認知症は後天的に脳機能の障害がみられる病気で，大きく分類すると脳血管障害によるものとアルツハイマー型とがある．アルツハイマー型認知症では，脳機能に関与する神経伝達物質アセチルコリンの減少が原因の1つともいわれているが，明確ではない．

代表的な薬物として，アセチルコリンを分解するコリンエステラーゼ阻害薬ドネペジル塩酸塩（アリセプト®）がある．

## まとめ 3-1 吸入麻酔薬

| 一般名 | MAC | 血液/ガス分配係数 | 備考 |
|---|---|---|---|
| 亜酸化窒素 | 105 | 0.4 | 全身麻酔（補助薬として），精神鎮静法（30%上限） |
| ハロタン | 0.78 | 2.3 | 全身麻酔薬として使用される．肝障害，悪性高熱症（スキサメトニウム塩化物水和物との併用）の副作用あり |
| エンフルラン | 1.68 | 1.9 | 全身麻酔薬として使用される．痙攣発作の副作用（てんかん患者へは使用しない） |
| イソフルラン | 1.4 | 1.3 | 全身麻酔薬として使用される．生体内代謝率が小さい．刺激臭，気道刺激性がある |
| セボフルラン | 1.71 | 0.6 | 全身麻酔薬として使用される．刺激臭が少ないため小児に適応．笑気に次いで麻酔導入が速い |

## まとめ 3-2 静脈麻酔薬

| 分類 | 一般名 | 商品名 | 備考 |
|---|---|---|---|
| バルビツール酸誘導体 | チオペンタールナトリウム | ラボナール | 全身麻酔の導入，小手術，小検査に使用 低濃度で鎮静薬として使用 |
|  | チアミラールナトリウム | イソゾール | 鎮痛作用，筋弛緩作用はほとんどない 気管支喘息は禁忌 |
| ベンゾジアゼピン系 | ジアゼパム | セルシン ホリゾン | 麻酔前投薬，麻酔導入，麻酔補助薬，静脈内鎮静法で使用 |
|  | ミダゾラム | ドルミカム | 鎮静作用，筋弛緩作用，抗痙攣作用，健忘効果，血管痛（ミダゾラム以外） |
|  | フルニトラゼパム | ロヒプノール サイレース |  |
|  | ケタミン塩酸塩 | ケタラール | 解離性麻酔薬，麻酔維持薬，気管支喘息患者の麻酔導入（気管支拡張作用） 麻酔覚醒時に悪夢の訴え，麻薬に指定 |
|  | プロポフォール | ディプリバン | 全身麻酔の導入，維持，静脈内鎮静法で使用 麻酔導入，覚醒が迅速 鎮痛作用はない |

## まとめ 3-3 催眠薬

| 分類 | | 一般名 | 商品名 | 血中濃度半減期 | 備考 |
|---|---|---|---|---|---|
| ベンゾジアゼピン系 | 長時間型 | フルラゼパム塩酸塩 | ダルメート | 47〜107時間 | 熟眠薬，麻酔前与薬 |
| | 中間型 | ニトラゼパム | ネルボン | 18〜38時間 | 熟眠薬，てんかん発作 |
| | | エスタゾラム | ユーロジン | 18〜30時間 | 熟眠薬，麻酔前与薬 |
| | 短時間型 | リルマザホン塩酸塩水和物 | リスミー | 10時間 | 就眠薬，麻酔前与薬 |
| | 超短時間型 | トリアゾラム | ハルシオン | 4時間 | 就眠薬 |

### まとめ 3-4 抗不安薬

| 分類 | 一般名 | 商品名 | 備考 |
|---|---|---|---|
| ベンゾジアゼピン系 | ジアゼパム<br>エチゾラム | セルシン<br>デパス | 神経症の不安，緊張<br>神経症，うつ病の不安，睡眠障害 |

### まとめ 3-5 麻薬性鎮痛薬

| 分類 | 一般名 | 商品名 | 備考 |
|---|---|---|---|
| 麻薬 | モルヒネ塩酸塩水和物<br>ペチジン塩酸塩<br>フェンタニル | モルヒネ塩酸塩<br>オピスタン<br>デュロテップ | 副交感神経刺激作用，血圧下降<br>鎮静，鎮痛効果<br>強力な鎮痛作用，呼吸抑制作用 |
| 非麻薬 | ペンタゾシン | ソセゴン，ペンタジン | 薬物依存性の少ない鎮痛薬．鎮痛効果は弱い |
| 麻薬拮抗薬 | ナロキソン塩酸塩<br>レバロルファン酒石酸塩 | ナロキソン塩酸塩<br>ロルファン | 麻薬性鎮痛薬に対して拮抗作用をもつ．一部の麻薬拮抗薬はそれ自身でも鎮痛作用を有する |

### まとめ 3-6 抗精神病薬

| 分類 | 一般名 | 商品名 | 備考 |
|---|---|---|---|
| フェノチアジン系 | クロルプロマジンフェノールフタリン酸塩<br>クロルプロマジン塩酸塩<br>フルフェナジンマレイン酸塩 | ウインタミン<br>コントミン<br>フルメジン | ドパミン $D_2$ 受容体に対する拮抗作用<br>中枢作用として静穏作用，抗幻覚・妄想作用，感情の安定化，賦活作用をもつ |
| ブチロフェノン系 | ハロペリドール | セレネース | フェノチアジン系よりもドパミン $D_2$ 受容体遮断作用が強い<br>錐体外路障害が起こりやすい |

### まとめ 3-7 抗うつ薬

| 一般名 | 商品名 | 備考 |
|---|---|---|
| イミプラミン塩酸塩 | トフラニール<br>イミドール | 緑内障，三環系抗うつ薬に過敏症のある患者，MAO 阻害薬投与中の患者は禁忌 |
| マプロチリン塩酸塩 | ルジオミール<br>クロンモリン | |
| ミアンセリン塩酸塩 | テトラミド | 緑内障，心疾患，肝障害，腎障害患者への投与には注意が必要，MAO 阻害薬投与中の患者は禁忌 |
| フルボキサミンマレイン酸塩 | ルボックス<br>デプロメール | 三環系抗うつ薬に過敏症のある患者，MAO 阻害薬投与中の患者は禁忌 |
| パロキセチン塩酸塩水和物 | パキシル | |
| ミルナシプラン塩酸塩 | トレドミン | SSRI より抗うつ作用は弱い |

**まとめ 3-8 抗てんかん薬**

| 分類 | 一般名 | 商品名 | 作用機序 | 備考 |
|---|---|---|---|---|
| バルビツール酸誘導体 | フェノバルビタール | フェノバール | GABA受容体に結合し，Cl⁻流入を促進する | 大発作 |
| | プリミドン | プリミドン | | 大発作，精神運動発作，ミオクローヌスなどの小発作には無効 |
| ヒダントイン誘導体 | フェニトイン | アレビアチン | Na⁺チャネルの不活性化（不応期）時間を延長する | 大発作<br>歯肉増殖症 |
| サクシミド誘導体 | エトスクシミド | エピレオプチマル<br>ザロンチン | $Ca^{2+}$チャネル（NMDA受容体）抑制 | 小発作のみ第一選択薬 |
| ベンゾジアゼピン誘導体 | ジアゼパム | ダイアップ | GABA受容体に結合し，Cl⁻流入を促進する | てんかん重積発作の第一選択薬，ミオクローヌス発作 |
| | クロナゼパム | リボトリール | | ミオクローヌス発作，欠神発作 |
| イミノスチルベン誘導体 | カルバマゼピン | テグレトール | Na⁺チャネルの不活性化（不応期）時間を延長する | 精神運動発作，大発作，三叉神経痛にも使用される |
| GABAトランスアミナーゼ阻害薬 | バルプロ酸ナトリウム | デパケン | GABAをコハク酸セミアルデヒドに分解するGABAトランスアミナーゼを抑制する | 小発作の第一選択薬，すべてのてんかんに有効 |

**まとめ 3-9 抗パーキンソン病薬**

| 分類 | 一般名 | 商品名 | 備考 |
|---|---|---|---|
| ドパミン作動薬 | レボドパ | ドパストン | ドパミンの前駆物質，カルビドパ水和物（1：10），ベンセラジド塩酸塩（1：4）と併用する |
| | ブロモクリプチンメシル酸塩 | パーロデル | ドパミン受容体作動薬 |
| | アマンタジン塩酸塩 | シンメトレル | ドパミン遊離薬，抗ウイルス薬 |
| 中枢性抗コリン作動薬 | トリヘキシフェニジル塩酸塩<br>ビペリデン塩酸塩<br>プロフェナミン塩酸塩 | アーテン<br>アキネトン<br>パーキン | 筋固縮，振戦に有効，薬物性パーキンソン症候群に用いる |
| ノルアドレナリン前駆物質 | ドロキシドパ | ドプス | すくみ足に効果がある |

3 中枢神経系に作用する薬物

# Self Check

下線部に誤りがあればそれを正せ．

- 全身麻酔薬では痛覚の喪失を [1]得ることはできない．
- 麻酔前投薬の筋弛緩作用の目的として [2]ロクロニウム臭化物が使用される．
- アトロピン硫酸塩水和物は [3]麻酔前投薬として用いられる．
- 亜酸化窒素（笑気）は麻酔作用が [4]強いので単独で用いられる．
- ハロタンは [5]腎障害の副作用がある．
- 吸入麻酔薬の MAC は低いほど導入が [6]速い．
- プロポフォールは [7]吸入麻酔薬で血管痛がある．
- ベンゾジアゼピン系薬物には [8]覚醒作用がある．
- ドロペリドールとフェンタニルクエン酸塩は [9]NLA として使用される．
- ベンゾジアゼピン系薬物は [10]オピオイド受容体に作用する．
- GABA は [11]興奮性伝達物質である．
- 麻薬性鎮痛薬は [12]知覚神経の $Na^+$ チャネルを遮断する．
- 三環系抗うつ薬はカテコールアミンの [13]分解を阻害する．
- イミプラミン塩酸塩投与中の患者にアドレナリン添加局所麻酔薬を投与すると血圧が [14]低下することがある．
- カルバマゼピンは [15]てんかん誘発作用がある．
- バルビツール酸誘導体は [16]身体的依存と精神的依存を引き起こす．

## 解答

1. 得られる
2. ○
3. ○
4. 弱い
5. 肝障害
6. ○
7. 静脈麻酔薬
8. 睡眠作用
9. ○
10. GABA 受容体
11. 抑制性伝達物質
12. オピオイド受容体に作用
13. シナプス前膜への再取り込みを抑制
14. 上昇
15. 抗てんかん作用
16. ○

## 参考文献

1) 小椋秀亮 監修：現代歯科薬理学，第4版，医歯薬出版，2005
2) 田中千賀子ほか編集：NEW 薬理学，改訂第5版，南江堂，2007
3) 植松俊彦ほか編集：シンプル薬理学，改訂第3版，南江堂，2004
4) 大鹿英世，吉岡充弘：系統看護学講座 専門基礎分野5疾病のなりたちと回復の促進［2］薬理学，第11版，医学書院，2005
5) 水島裕 編集：今日の治療薬（2008年版），南江堂，2008
6) 浦部晶夫，島田和幸，川合眞一 編集：今日の治療薬（2018年版），南江堂，2018

# 4 循環器系に作用する薬物

## A 循環器系の解剖と生理

### 1 循環器系の解剖

　循環器系には血管系とリンパ管系があり，血管系は心臓と血管で構成され，リンパ管系はリンパ管とリンパ節で構成される．血管系とリンパ管系はリンパ管の血管への吻合部位である左右の静脈角において血液とリンパが合流する．

### 2 循環器系の生理

　循環器系は，血液運搬により酸素，二酸化炭素，栄養分，老廃物，ホルモン，免疫担当細胞などさまざまな物質輸送や熱分配などを行い，生命維持に欠かせない内部環境のホメオスタシス維持に重要な役割を担っている．

## B 循環器系に作用する薬物の分類

① **強心薬**：心筋の収縮力を増強して血液循環を改善させる薬物
② **抗不整脈薬**：心拍の乱れを改善する薬物
③ **抗高血圧薬**：血液容量の減少，心機能の抑制，血管拡張させる降圧薬
④ **狭心症治療薬**：心筋の一時的酸素欠乏で生じる狭心症発作を改善する薬物
⑤ **動脈硬化防止薬**：コレステロールの吸収や合成を改善する薬物

### 1 強心薬 （表 4-1）

　強心薬は心不全治療薬として心機能を促進させ，血液循環を改善させる薬物である．強心配糖体と $\beta_1$ 作動薬に大別される．

#### a 強心配糖体

##### 1）ジギタリス製剤

　**強心配糖体**の代表薬物には**ジギタリス**があり，有効成分としてジゴキシンやジギトキシンが含有されている．配糖体はいずれも**ステロイド骨格**（アグリコン）に**糖**が結合した共通の化学構造

表 4-1　強心薬の分類

| 分　類 | 薬物名 | 臨床応用 | 副作用 |
|---|---|---|---|
| 強心配糖体 | ジギタリス製剤：ジゴキシン，メチルジゴキシン，デスラノシド | うっ血性心不全，心房細動，発作性上室性頻拍 | 不整脈(徐脈，心室性期外収縮，房室ブロック)，胃腸障害，神経症状（頭痛，めまい） |
| $\beta_1$作動薬 | ドブタミン塩酸塩 | うっ血性心不全，急性循環不全 | 不整脈（頻脈，期外収縮），過度の血圧上昇，動悸，悪心，腫脹，頭痛，発疹，好酸球増多 |

をもつ．ジギタリスの主要な薬理作用である**強心作用**はステロイド骨格が関与し，溶解度や細胞透過性などの物理化学的特性は糖が関与する．

● 薬理作用
① **陽性変力作用**：収縮力増加
② **陽性変閾作用**：閾値低下，心室の自動興奮性上昇
③ **陰性変時作用**：心拍数減少
④ **陰性変伝導作用**：伝導速度低下
⑤ **利尿作用**：血液循環改善（**間接的作用**）

● 作用機序
① 強心作用：心筋細胞膜の**Na⁺ポンプ**（Na⁺，K⁺-ATPase）を直接抑制することにより，細胞内 Na⁺が増加し，増加した Na⁺は**Na⁺-Ca²⁺**交換機構の逆輸送により細胞外へ流出し，同時に細胞外からの Ca²⁺が流入する．その結果，筋小胞体への Ca²⁺過剰取り込みを生じ，筋興奮時に筋小胞体から Ca²⁺が過剰放出されるため心筋収縮が増大する．
② 心拍数抑制作用：迷走神経（心臓に分布する副交感神経）刺激作用と房室結節の刺激伝導の抑制に起因する．

---

**ジギタリス製剤の投与方法とその中毒への対処**

Column

ジギタリスは，少な過ぎると効果を発揮できず，多過ぎると中毒症状を現す（治療係数が小値），やっかいな薬物である．生物学的半減期（$t_{1/2}$：約 140 時間）も長く，体内に蓄積しやすい薬物であり，治療中は患者の体内に一定量のジギタリスが存在するように**治療薬物モニタリング（TDM）**しながら投与量および投与間隔を決めなければならない．ジゴキシンは $t_{1/2}$ が比較的短く約 33 時間である．また，サイアザイド系利尿薬（またはループ利尿薬）の副作用である低カリウム血症では，とくにジギタリス中毒が発現しやすいので，この利尿薬の併用には注意しなければならない．中毒症状として精神・神経症状（めまい，頭痛，失見当識，錯乱），不整脈（徐脈，房室ブロック），消化器症状（悪心・嘔吐，食欲不振），視覚異常などを生じる．中毒の処置は，ただちにジギタリスの服用を中止して塩化カリウムを補給し，抗不整脈薬のリドカイン塩酸塩を静脈内注射する．

### b　選択的β₁作動薬

#### 1）ドブタミン塩酸塩

●作用機序：心筋細胞膜の**β₁受容体**を刺激することによりアデニル酸シクラーゼが活性化され，**サイクリックAMP（cAMP）**を生じる．そして，cAMP依存性タンパク質リン酸化酵素（Aキナーゼ）の作用により**筋小胞体**膜上の**カルシウムポンプ**（Ca$^{2+}$-ATPase）が活性化され，筋小胞体へのCa$^{2+}$取り込みが過剰に生じる．その結果，心筋興奮時には過剰のCa$^{2+}$が細胞内に放出されて心筋の収縮力は増大する．また，ドブタミン塩酸塩は，**洞房結節**（ペースメーカー細胞）への刺激作用も有しており，ペースメーカー細胞が発する活動電位発生頻度を増大させて心拍数も増大する．

## 2　抗不整脈薬　（表4-2）

不整脈には，心拍数，リズムの異常，興奮伝導の障害とがあるが，抗不整脈薬は心拍数およびリズムの異常に対して用いる．

●作用機序（ボーン・ウィリアムズ分類）

① **クラスI群：Na$^+$チャネル遮断薬**
　・Ia群：Na$^+$チャネルを抑制し，**有効不応期の延長・活動電位持続時間を延長**して膜応答減少を生じる．
　・Ib群：Na$^+$チャネルを抑制し，**有効不応期の短縮・活動電位持続時間を短縮**して膜応答増大を生じ，心室筋での興奮の再侵入を消失させる．
　・Ic群：Na$^+$チャネルを抑制し，**活動電位持続時間に影響しないが有効不応期はやや延長させる．**

② **クラスII群：β受容体遮断**を介して，房室結節の有効不応期を延長する．

③ **クラスIII群：K$^+$チャネルを抑制**し，活動電位持続時間を延長させて有効不応期を延長する．

④ **クラスIV群：Ca$^{2+}$チャネルを抑制**し，有効不応期の延長を生じる．

---

**Column ─ 不整脈の種類と原因**

不整脈の種類には，①頻脈性不整脈（心拍数が100回/分以上）の期外収縮，発作性頻拍，②徐脈性不整脈（心拍数が50回/分以下）の房室ブロック，洞房ブロックなどがある．

不整脈の原因には，①異所性興奮発生説（ペースメーカー細胞の優位性がなくなった結果で生じる期外収縮，発作性頻拍），②興奮の再侵入（reentry）説（興奮伝導系の乱れで異なった経路を通ったり，興奮が同じ細胞に再侵入した結果で生じる房室ブロック，洞房ブロック）などがある．

---

**Column ─ 興奮伝導系**

洞房結節（ペースメーカー細胞）が発した活動電位を心筋に伝える経路で，特殊心筋でできている．活動電位は，洞房結節→房室結節→ヒス束→プルキンエ線維→心室内面乳頭筋→心室収縮の順に伝わる．

表 4-2 抗不整脈薬の分類

| 分類 | | 薬物名 | 臨床応用 | 副作用 |
|---|---|---|---|---|
| クラスI群 | Ia群 | キニジン硫酸塩水和物，ジソピラミド，プロカインアミド塩酸塩 | 心房粗動，細動，発作性上室頻拍，心室性期外収縮，ジギタリス中毒，トルサード・ド・ポアンツ（倒錯型心室頻拍） | 血圧低下，心不全，頻脈，排尿障害，口渇，緑内障 |
| | Ib群 | リドカイン塩酸塩，ジフェニルヒダントイン（フェニトイン），メキシレチン塩酸塩 | 心筋梗塞発生直後の心室性不整脈（心房粗動，細動には無効），ジギタリス中毒 | 胃腸障害，中枢神経症状，痙攣（重篤な有害作用はまれ） |
| | Ic群 | プロパフェノン塩酸塩，フレカイニド酢酸塩 | 上室性および心室性不整脈 | トルサード・ド・ポアンツ，心室細動，房室ブロック，肝障害 |
| クラスII群 | | β遮断薬：プロプラノロール塩酸塩，ピンドロール，カルテオロール塩酸塩，メトプロロール酒石酸塩 | 上室性および心室性不整脈 | 血圧低下，心不全，徐脈，低血糖 気管支喘息に禁忌 |
| クラスIII群 | | アミオダロン塩酸塩，ソタロール塩酸塩 | 上室性および心室性不整脈 | 角膜混濁，甲状腺機能異常，肺線維症，皮膚色素変化 |
| クラスIV群 | | カルシウム拮抗薬：ベラパミル塩酸塩，ジルチアゼム塩酸塩，ベプリジル塩酸塩水和物 | 上室性不整脈 | 血圧低下，洞性徐脈，房室ブロック |

## 3 抗高血圧薬（降圧薬）（表 4-3）

　高血圧とは，最大血圧 140 mmHg，あるいは最低血圧 90 mmHg 以上（日本高血圧学会）である場合をいう．原因の明確な**二次性高血圧症**（下記①～④）と原因不明の**本態性高血圧症**（下記⑤）がある．

　① **腎性高血圧症**：慢性腎炎または腎盂腎炎の結果起こる高血圧症をいう．腎臓の血流量減少はレニンを分泌し，アンジオテンシンII産生量が増え，血管緊張が増大したのが原因．

　② **内分泌性高血圧症**：アルドステロンの作用を促進し，Na$^+$が蓄積し，循環血液容量が増大したのが原因．

　③ **神経性高血圧症**：交感神経興奮作用あるいは褐色細胞腫によるカテコールアミン類分泌増加による末梢血管抵抗が増大したのが原因．

　④ **動脈硬化性高血圧症**：血管壁にコレステロールおよび石灰沈着を起こし，血管腔が狭まり，弾力性がなくなり，末梢血管抵抗が増大したのが原因．

　⑤ **本態性高血圧症**：原因不明（遺伝，体質，加齢，生活習慣などが関与し，自覚症状に乏しい）．

　高血圧症が続くと脳，心臓，腎臓などに合併症を生じる．現在約 4,300 万人の患者がいると推計されている．**本態性高血圧症**の薬物療法では，次の薬物が用いられ，とくに①～④は本態性高血圧症の**第一選択薬**として使用される（日本高血圧学会）．

表 4-3 降圧薬の分類

| 分類 | | 薬物名 | 副作用 |
|---|---|---|---|
| 第一選択薬 | 降圧利尿薬 サイアザイド系 | ヒドロクロロチアジド，トリクロルメチアジド | 低カリウム血症，心室性細動，高尿酸，高血糖，高カルシウム血症 |
| | ループ系 | フロセミド，エタクリン酸 | |
| | カリウム保持系 | スピロノラクトン，トリアムテレン，カンレノ酸カリウム | 電解質代謝異常，胃腸障害，女性ホルモン様作用 |
| | 炭酸脱水酵素阻害系 | アセタゾラミド | 血小板減少症，再生不良性貧血，ショック，腎結石，神経錯乱，尿路結石，溶血性貧血 |
| | 浸透圧系 | D-マンニトール | 腎不全，高カリウム血症，低ナトリウム血症 |
| | ACE阻害薬 | カプトプリル，エナラプリルマレイン酸塩，アラセプリル | 低血圧，めまい，咳，腎障害，血管浮腫 |
| | カルシウム拮抗薬 | ニフェジピン，ニカルジピン，ベラパミル塩酸塩 | 低血圧，不整脈，歯肉増殖(ニフェジピン) |
| | アンジオテンシンⅡ(AT₁)受容体遮断薬 | ロサルタンカリウム，カンデサルタンシレキセチル，オルメサルタンメドキソミル | 血管浮腫，腎障害，高カリウム血症 |
| その他 | β遮断薬 | β非選択的遮断薬：プロプラノロール塩酸塩，ピンドロール，カルテオロール塩酸塩<br>β₁選択的遮断薬：アテノロール，メトプロロール酒石酸塩，ビソプロロールフマル酸塩 | 内因性交感神経刺激作用，胃腸症状（食欲不振，嘔吐），皮膚症状（発疹，脱毛），筋症状（筋力低下） |
| | α遮断薬 | α₁遮断薬：プラゾシン塩酸塩，ドキサゾシンメシル酸塩 | 起立性的血圧，動悸，頭痛，鼻充血 |
| | 血管拡張薬 | ヒドララジン塩酸塩 | 起立性的血圧，動悸，頭痛，鼻充血，狭心症 |

● 分類
① 降圧利尿薬
② アンジオテンシン変換酵素阻害薬（ACE阻害薬）
③ カルシウム拮抗薬
④ アンジオテンシンⅡ受容体遮断薬
⑤ β遮断薬
⑥ α遮断薬
⑦ 血管拡張薬

● 作用機序
① **降圧利尿薬**：降圧利尿薬はネフロンの尿細管に作用し，尿排泄量を促し，循環血液容量を減少させることにより血圧を下降させる薬物である．

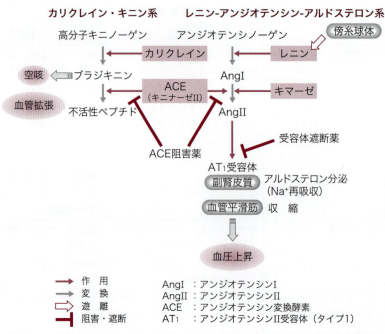

図 4-1 カリクレイン・キニン系，レニン-アンジオテンシン系の作用機序

② **アンジオテンシン変換酵素阻害薬（ACE阻害薬）**：アンジオテンシン変換酵素を阻害することにより，アンジオテンシンⅠからアンジオテンシンⅡへの産生を抑制する．その結果，末梢血管抵抗および循環血液容量が減少させて降圧作用を発現する（図 4-1）．

③ **カルシウム拮抗薬**：細胞膜の電位依存性 $Ca^{2+}$ チャネル，とくに活動電位の刺激で開口するL型 $Ca^{2+}$ チャネルを阻害し，細胞外からの $Ca^{2+}$ 流入を抑制して筋収縮を抑制する．末梢血管抵抗および心拍出量を減少させることにより降圧を生じる．

④ **アンジオテンシンⅡ（$AT_1$）受容体遮断薬**：アンジオテンシンⅡ受容体には $AT_1$ 受容体と $AT_2$ 受容体のサブタイプがあり，血管収縮やアルドステロン分泌に関与するのは $AT_1$ 受容体である．一方，$AT_2$ 受容体は血管拡張作用に関与する．アンジオテンシンⅡが血管平滑筋細胞膜上の Gq/11 タンパク質共役型受容体である $AT_1$ 受容体と結合すると，細胞膜のホスホリパーゼC（PLC）が活性化され，細胞膜リン脂質代謝によりセカンドメッセンジャーとして**イノシトール三リン酸（$IP_3$）** が産生され，小胞体から $Ca^{2+}$ 遊離を促し，血管が収縮する．$AT_1$ 受容体遮断薬は，アンジオテンシンⅡの血管収縮作用およびアルドステロン分泌を抑制することにより降圧を生じる．

⑤ **β遮断薬**：心臓の $β_1$ 受容体を遮断することで**心機能**が抑制され，降圧を生じる．また，腎臓の傍糸球体細胞の $β_1$ 受容体遮断で**レニン分泌**が抑制されるため，レニン-アンジオテンシン-アルドステロン系を抑制する．

⑥ **α遮断薬**：α受容体には $α_1$ 受容体と $α_2$ 受容体のサブタイプがある．血管平滑筋細胞膜上にある $α_1$ 受容体は Gq/11 タンパク質共役型受容体であり，$α_1$ 受容体刺激により PLC 活性化によるリン脂質代謝によって $IP_3$ が産生される．$IP_3$ は小胞体から $Ca^{2+}$ 遊離を促し，

細胞内 $Ca^{2+}$ 量が増大して筋収縮を生じる．一方，$α_2$ 受容体は Gi タンパク質共役型受容体であり，シナプス前膜上にある．セカンドメッセンジャーは cAMP を介してアドレナリン作動性神経からのノルアドレナリン放出抑制に関与している．したがって，$α_2$ 受容体作動薬は交感神経を抑制し，昇圧作用を抑制するため，$α_2$ 作動薬の**クロニジン塩酸塩**も降圧薬として有効である．

⑦ **血管拡張薬**：降圧作用は，血管平滑筋を直接弛緩させ，血管を拡張させることで末梢血管抵抗を減少させることに起因する．

---

### ● 内因性交感神経刺激作用

内因性交感神経刺激作用（ISA；intrinsic sympathomimetic activity）は，β遮断薬であるにもかかわらず心臓の $β_1$ 受容体を刺激したり，末梢血管の $β_2$ 受容体を刺激して平滑筋を弛緩させる．カテコールアミンやβ作動薬が存在する場合はβ遮断薬として働くが，非存在下ではむしろβ受容体を刺激する部分作動薬と考えられる．安静時の心拍数低下，心機能の低下作用が少ないので高齢者には使用しやすい．一方，β遮断薬として不整脈を抑える効果は減弱する．

ISA を有する薬には，ピンドロール（$β_1$，$β_2$），カルテオロール塩酸塩（$β_1$，$β_2$）があり，ISA を有しない薬には，プロプラノロール塩酸塩（$β_1$，$β_2$），メトプロロール酒石酸塩（$β_1$），ビソプロロールフマル酸塩（$β_1$），アテノロール（$β_1$）などがある．

---

## 4 狭心症治療薬 （表 4-4）

### ●狭心症の原因

心臓の栄養血管である**冠動脈**の閉塞により一過性の心筋虚血が起こり，酸素不足のために胸痛が発作性に起こる疾病である．血流が著しく阻害され，心筋壊死を起こし，心筋障害が回復しないものを心筋梗塞という．心筋虚血時には，細胞内エネルギーの代謝産物で

表 4-4 狭心症治療薬の分類

| 分類 | | 薬物名 | 副作用 |
| --- | --- | --- | --- |
| 労作性狭心症治療薬（心筋酸素需要低下薬） | 亜硝酸化合物 | ニトログリセリン，亜硝酸アミル，硝酸イソソルビド | 頭痛，低血圧 |
| | β遮断薬 | プロプラノロール塩酸塩，ピンドロール | 心不全の悪化　気管支喘息に禁忌 |
| | カルシウム拮抗薬 | ニフェジピン，ベラパミル塩酸塩，ジルチアゼム塩酸塩，ニカルジピン塩酸塩 | 低血圧，不整脈，歯肉増殖（ニフェジピン） |
| 安静狭心症治療薬（血管拡張薬） | 亜硝酸化合物 | ニトログリセリン，亜硝酸アミル，硝酸イソソルビド | 頭痛，低血圧 |
| | カルシウム拮抗薬 | ニフェジピン，ベラパミル塩酸塩，ジルチアゼム塩酸塩，ニカルジピン塩酸塩 | 低血圧，不整脈，歯肉増殖（ニフェジピン） |
| | 冠血管拡張薬 | ジピリダモール | 血小板減少症，出血傾向（皮下出血，歯肉からの出血，鼻血，眼底出血），頭痛 |

あるアデノシン（強力血管拡張物質）が，冠動脈を拡張させ，心筋の局所循環量を増大させるように調節する．

●狭心症の種類
① **労作性狭心症**：肉体的労作用や精神的興奮による心臓のオーバーワークが原因で，心筋への酸素供給が追いつけなくなったときに起こる．
② **安静狭心症**：冠動脈の攣縮（スパスム；spasm）が原因．睡眠時に起こりやすい．

### a 労作性狭心症治療薬（心筋酸素需要低下薬）

#### 1）亜硝酸化合物

亜硝酸化合物にはニトログリセリンや亜硝酸アミルなどがある．これらの薬物は，血管平滑筋細胞内で還元酵素により一酸化窒素（NO）を生じ，NOが可溶性グアニル酸シクラーゼを活性化，GTPからセカンドメッセンジャーである**サイクリックGMP**（**cGMP**）を産生する．引き続き，cGMP依存性タンパク質リン酸化酵素（Gキナーゼ）が活性化され，ミオシン軽鎖をリン酸化する．その結果，血管平滑筋収縮時に関与するカルシウム/カルモジュリン依存性タンパク質キナーゼⅡ（CaMKⅡ）のミオシン軽鎖のリン酸化部位が阻害され，血管平滑筋を弛緩させる（図4-2）．冠血管拡張により狭心症発作に有効である．

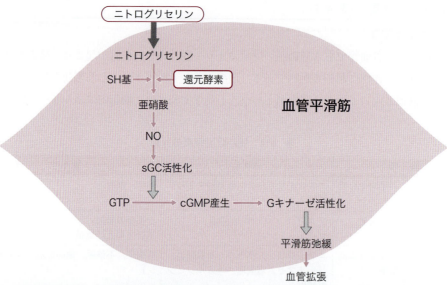

NO：一酸化窒素，sGC：可溶性グアニル酸シクラーゼ，GTP：グアノシン三リン酸，cGMP：サイクリックGMP

**図 4-2 ニトログリセリンの血管拡張作用**

### 2）β受容体遮断薬

$β_1$受容体を遮断することで心機能を抑制して，心筋の**酸素消費量**を抑えるため有効である．

### 3）カルシウム拮抗薬

$Ca^{2+}$の細胞内流入を抑制し，血管平滑筋の収縮を抑制し，冠動脈を拡張させる．また，心筋の収縮力が低下し，洞房結節のペースメーカー調律や房室結節の伝導が抑制され，酸素消費量が減少するため有効である．

## b 安静狭心症治療薬（血管拡張薬）

### 1）亜硝酸化合物

前項 a-1）参照．

### 2）カルシウム拮抗薬

前項 a-3）参照．

### 3）冠血管拡張薬

アデノシン細胞内取り込み阻害作用により血中アデノシン濃度を上昇させ，内因性アデノシンの作用を増強させる．アデノシンは血管平滑筋細胞膜上の $A_1$ 受容体（Gs タンパク質共役型受容体）刺激により，アデニル酸シクラーゼ活性化による細胞内セカンドメッセンジャーの cAMP を生じる．引き続いて cAMP 依存性タンパク質リン酸化酵素（A キナーゼ）を活性化させ，細胞内 $Ca^{2+}$ 量を減少させることで平滑筋細胞を弛緩させる．細動脈は拡張させるが，太い動脈は拡張させない．

## 5 動脈硬化防止薬 （表 4-5）

動脈硬化防止薬とは，血管へのコレステロール沈着，石灰化による硬化を予防する薬物である．血中にはコレステロール，中性脂肪，リン脂質，遊離脂肪酸などの脂質が存在するが，これが一定濃度を超えた場合や HDL コレステロールが低下した場合には，脂質異常症と呼ばれ，放置しておくと動脈硬化（アテローム性動脈硬化，図 4-3）が進展し，脳梗塞，虚血性心疾患，動脈

表 4-5 動脈硬化防止薬の分類

| 分類 | | 薬物名 | 臨床応用 | 有害作用 |
|---|---|---|---|---|
| コレステロール減少 | HMG-CoA 還元酵素阻害薬 | プラバスタチンナトリウム，シンバスタチン，フルバスタチンナトリウム | 脂質異常症，動脈硬化予防薬 | クロフィブラートとの併用で横紋筋融解症を高頻度で生じる |
| | 陰イオン交換樹脂薬 | コレスチミド，コレスチラミン | | 便秘，膨満感，食欲不振，吐き気，軟便 |
| | 抗酸化薬 | プロブコール | | 軟便，下痢，腹痛，吐き気，食欲不振，発疹，かゆみ |
| 中性脂肪減少 | ニコチン酸系 | ニコモール，トコフェロールニコチン酸エステル | 脂質異常症，動脈硬化予防薬 | 発疹などの過敏症状，胃部不快感，食欲不振，吐き気 |
| | フィブラート系 | クロフィブラート，クリノフィブラート | | 横紋筋融解症，肝障害，過敏症 |

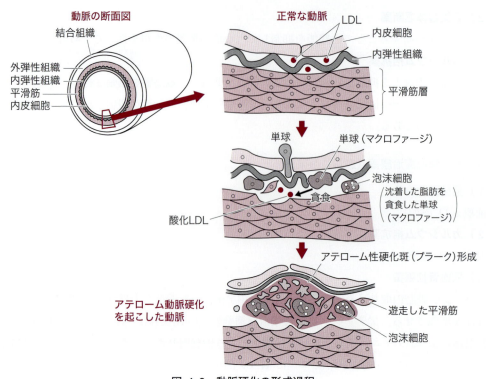

図 4-3 動脈硬化の形成過程

### 動脈硬化（アテローム性硬化）の形成過程

アテローム性動脈硬化症は粥状動脈硬化ともいわれ，その発現機序には脂質関与説と慢性内皮損傷説の2仮説が提唱されている．

脂質関与説の形成過程とは，①血漿低比重リポタンパク質（LDL）濃度の上昇によりLDLが動脈壁内へ透過する，②内皮細胞下に蓄積したLDLコレステロール小粒子は酸化LDLとなり，血中から単球を遊走させる因子となる，③血管外に遊走した単球はマクロファージとなり，マクロファージ表面上のスカベンジャー受容体を介して酸化LDL貪食を促進し，泡沫細胞へと転換し，停溜する，④脂質を蓄積した平滑筋細胞や泡沫細胞から，血管平滑筋細胞増殖因子や平滑筋遊走因子，線維芽細胞増殖因子（FGF）を周囲に放出する，⑤中膜の平滑筋細胞の増殖と内膜下への遊走および線維芽細胞の増殖などを介して脂肪線状や線維性プラークを形成する．

慢性内皮損傷説の形成過程とは，①内皮損傷，内皮喪失，②血小板の内皮下層への接着，血小板凝集，単球/Tリンパ球走化性，③血小板由来増殖因子（PDGF），単球由来増殖因子の遊離をもたらす，④これらの増殖因子により平滑筋細胞が中膜から内膜へ遊走する，⑤そこで分裂増殖し，結合組織および線維性プラークを形成するという仮説である．

これら2つの仮説は互いに関連して動脈硬化形成に関与しているものと考えられている．いずれにしても，このような変化が徐々に進行していくと，結合組織および線維性プラークによって，やがて動脈の内側の壁面が次第に盛り上がり，上がった部分に血液中のカルシウムが沈着（アテローム性硬化斑）して石灰化し，動脈壁がさらに硬く，脆くなって血管硬化を促進させる（図 4-3）．

瘤などを起こしやすくなる．いったん動脈硬化を起こした血管は元に回復することはできない．この動脈硬化の予防が治療の基本となり，動物性脂肪を植物性脂肪に替えたり，中性脂肪を減少させるために炭水化物の摂取を制限するなどの食事療法や脂肪代謝に影響する薬物療法がとられる．

- ●動脈硬化症の原因
    ① 脂質異常症
    ② 高血圧
    ③ 喫　煙
    ④ 肥　満
- ●動脈硬化防止薬
    ① **コレステロールを減少させる薬**
    ② **中性脂肪を減少させる薬**

### a　コレステロールを減少させる薬

#### 1）HMG-CoA 還元酵素阻害薬

肝臓でのコレステロール合成酵素である**ヒドロキシメチルグルタリル補酵素 A 還元酵素**（**HMG-CoA reductase；hydroxymethylglutaryl-CoA reductase**）を選択的に阻害し，生体内コレステロール合成を阻害する．HMG-CoA 還元酵素は，コレステロール合成反応の律速酵素であり，アセチル CoA とアセトアセチル CoA からメバロン酸が生成される過程に関与する酵素である（図 4-4）．

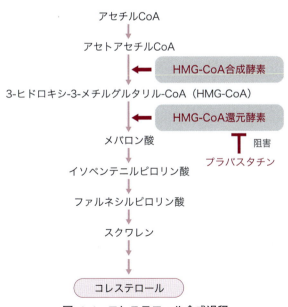

図 4-4　コレステロール合成過程

### 2）陰イオン交換樹脂薬

小腸からコレステロールが吸収を抑え，コレステロール排泄を促進させる．

### 3）抗酸化薬

低比重リポタンパク質（LDL）の酸化を防ぎ，コレステロールが血管に付着するのを防ぐ．

## b　中性脂肪を減少させる薬物

### 1）ニコチン酸系

脂肪組織からの遊離脂肪酸の放出を抑制し，また，消化管から中性脂肪（トリグリセリド）やコレステロールの吸収を抑えて脂質異常症を改善する．さらに，末梢の血管を拡張して循環を改善するので，凍瘡や四肢動脈閉塞症などにおける末梢血行障害も改善する．

### 2）フィブラート系

骨格筋，心臓，肝臓，腎臓の細胞における核内受容体の1つである**ペルオキシソーム増殖剤応答性受容体-α**（PPAR-α；peroxisome proliferator-activated receptor-α）の脂肪酸化などに関与するPPAR-αがフィブラート系により活性化される．その結果，脂肪酸の$\beta$酸化が進み，トリグリセリド（TG），超低比重リポタンパク質（VLDL）の合成を低下させる．また，高比重リポタンパク質（HDL）の増加と血管内皮のリポタンパク質リパーゼ活性を亢進し，血漿中のコレステロール分解が促進される．

# Self Check

下線部に誤りがあればそれを正せ．

- ジギタリスの ₁細胞膜結合性は化学構造の糖の部分が関与する．
- ジギタリスの化学構造で強心作用は，₂ステロイド骨格が関与する．
- ジギタリスは ₃陽性の変時作用（心拍数）を有する．
- ジギタリスは ₄交感神経刺激作用を有する．
- ジギタリスは ₅陰性の変力作用（収縮力）を有する．
- ジギタリスの利尿作用は ₆直接作用である．
- ジギタリスの強心作用は心筋の ₇$Na^+$ポンプを抑制して発現する．
- ジゴキシンの生物学的半減期は ₈約33時間である．
- ドブタミン塩酸塩の強心作用は ₉$\beta_2$受容体刺激作用が関与する．
- ドブタミン塩酸塩の強心作用に関与するセカンドメッセンジャーは ₁₀$IP_3$である．
- キニジン硫酸塩水和物は ₁₁クラスⅣに分類される抗不整脈薬である．
- リドカイン塩酸塩は心筋の $Na^+$チャネルを抑制し，₁₂相対不応期を短縮する．
- プロカインアミド塩酸塩は血漿中の偽コリンエステラーゼによる分解を ₁₃受けにくくしたものである．
- ₁₄α遮断薬の臨床応用には，抗不整脈薬，抗狭心症薬，抗高血圧薬がある．
- ACE阻害薬は高血圧症治療薬の ₁₅第一選択薬である．
- ACE阻害薬の作用は，₁₆キニン類の作用を増大させる．
- 血管収縮に関与するアンジオテンシンⅡの受容体は ₁₇$AT_2$受容体である．
- 降圧利尿薬の降圧作用には，₁₈血管拡張作用が関与する．
- プロプラノロール塩酸塩の副作用には，₁₉内因性交感神経刺激作用がある．
- サイアザイド系利尿薬の副作用は，₂₀高カリウム血症を生じることがある．
- β遮断薬は ₂₁安静（異型）狭心症に有効である．
- ニトログリセリンの冠血管拡張作用には，₂₂亜酸化窒素（$N_2O$）が関与する．
- プラバスタチンナトリウムはコレステロールの ₂₃吸収を抑制する．
- クロフィブラートは中性脂肪を減少させるとともに ₂₄低比重リポタンパク質（LDL）の遊離を増加する．
- プラバスタチンナトリウムは ₂₅横紋筋融解症を生じることがある．

**解　答**

1. 細胞透過性
2. ○
3. 陰性（マイナス）
4. 迷走神経（副交感神経）
5. 陽性（プラス）
6. 間接作用
7. ○
8. ○
9. $\beta_1$受容体刺激作用
10. cAMP（サイクリックAMP）
11. クラスⅠa
12. 有効不応期
13. ○
14. β
15. ○
16. ○
17. $AT_1$
18. 循環血液容量減少
19. ○
20. 低カリウム
21. 労作性
22. 一酸化窒素（NO）
23. 合成
24. 高比重リポタンパク質（HDL）
25. ○

**参考文献**
1）川口充ほか編集：スタンダード歯学薬理学，第2版，学建書院，2003
2）田中潔 編集：現代の薬理学，第15版，金原出版，1988
3）小椋秀亮 監修：現代歯科薬理学，第4版，医歯薬出版，2005
4）石田甫ほか編集：歯科薬理学，第5版，医歯薬出版，2005
5）吉岡充弘ほか：系統看護学講座 専門基礎分野 薬理学，第14版，医学書院，2018
6）医療情報科学研究所 編集：薬がみえる vol.1，第1版，メディックメディア，2014

# 5 血液・造血器に作用する薬物

## A 止血・血栓形成と血栓溶解の機序

　血管内をスムースに循環する血液も，血管が破綻して出血すると比較的すみやかに凝固する性質を有している．止血反応は生体防御システムとして重要な生理的現象である．
　しかし血管の破綻がないにもかかわらず，血栓を形成して血管を閉塞し循環障害を起こす病的現象として血栓症がある．止血・血栓形成は血小板の粘着凝集による一次血栓にはじまり，血液凝固系が順次活性化して二次血栓へと進行する．

### 1　血小板の役割

　血管内皮細胞が剥離して内皮下組織が露出すると，血漿中の von Willebrand factor（vWF）がその部位に結合して，その vWF に血小板の GP Ib が結合する（粘着）．血小板の活性化によって GP IIb/IIIa にフィブリノーゲンが結合して，血小板どうしの凝集形成を拡大していく．活性化した血小板は adenosine diphosphate（ADP）やトロンボキサン（TX）$A_2$ などの血小板凝集物質を放出して血小板の凝集塊をさらに拡大するように働く（図 5-1）．

### 2　血液凝固カスケード

　血液凝固系とは，血液中に溶解して存在するフィブリノーゲンがトロンビンによって，不溶性のフィブリン線維を形成する反応系である．この系には多くの血液凝固因子が複雑に関与しており，血漿中に存在する内因系因子（XIIa，XIa，IXa）と，組織から遊離される外因系因子（組織因子，VIIa）が，結果的にX因子を活性化（Xa）して，Va 因子とともにプロトロンビンをトロンビンに活性化することで，血液凝固反応を引き起こす現象である（ローマ数字に付した"a"は活性型を示す．図 5-1）．
　トロンビンはセリンプロテアーゼで，フィブリノーゲンをフィブリンモノマーに変換させ，XIII も活性化させて安定化フィブリンポリマーにする．このフィブリンには線維芽細胞を増殖させ創傷治癒を促進する役割がある．また凝固因子V，VIIIも活性化する（positive feedback）．さらにトロンビンは，きわめて多彩な役割をはたしていて，血小板を凝集させてα顆粒から血小板由来成長因子（PDGF）を放出させ，血管平滑筋細胞の増殖・再生に働いている．また血管内皮細胞に作用して組織因子の発現を誘導するが，トロンビンが内皮細胞のトロンボモジュリンと結合すると，プロテインCを活性化してVa，VIIIaを分解するように働き，過剰な凝固反応にブレーキをか

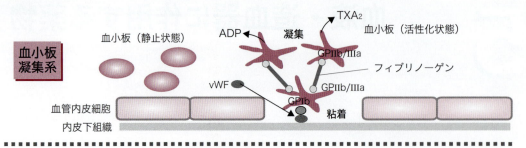

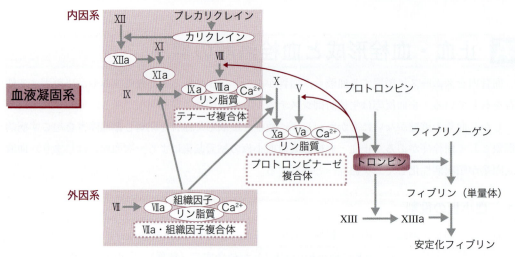

図 5-1 血小板凝集系と血液凝固系の機序

ける (negative feedback).

## 3 抗凝固系

　組織因子経路インヒビター (TFPI) が肝や血管内皮細胞で合成分泌されて，その一部が内皮細胞膜表面に結合し，Xa および組織因子-VIIa と複合体を形成して活性を阻害する．一方，血中に存在するアンチトロンビンIIIは，ヘパリン存在下でトロンビンとの結合性が著しく促進して，トロンビンの活性をすみやかに阻害する．

## 4 線溶系

　形成された血栓の溶解・除去の過程は，フィブリンの分解に基づくもので，プラスミノーゲン-プラスミン系 (線溶系) によって行われる．プラスミノーゲン活性化因子がプラスミノーゲンに作用して，限定分解によりプラスミンを生成する．プラスミノーゲン活性化因子には内皮細胞で産生される組織型プラスミノーゲン活性化因子 (t-PA) と，尿中で見いだされたウロキナーゼ型プラスミノーゲン活性化因子 (u-PA) がある．フィブリン上でプラスミノーゲンと t-PA が結合する固相反応では，t-PA のプラスミノーゲン親和性は液相反応よりも 100 倍高まる．しかもプラスミン活性は血中では $\alpha_2$ プラスミンインヒビター ($\alpha_2$-PI) によって不活性化されるが，フィブ

リンと密着していることでα₂-PIによる不活性化を受けにくくなり，フィブリンの分解にとっては好都合な状態となる．一方，内皮細胞からはプラスミノーゲン活性化因子-インヒビター (PAI-1) も分泌され，t-PAに結合してその活性を阻害するように作用することで，線溶の過剰な亢進は抑制されている．

# B 止血薬

止血薬は適用方法から全身性止血薬と局所性止血薬に大別される．ここでは全身性止血薬について述べる．歯科処置で汎用される局所性止血薬については，第22章にて説明する．

## 1 血管強化薬

アドレノクロム製剤の**カルバゾクロムスルホン酸ナトリウム水和物**が，経口・静脈注射として出血や紫斑病に用いられている．

## 2 凝固促進薬

ビタミンK (VK) はγ-カルボキシラーゼのコファクターとして，プロトロンビン（およびⅦ因子，Ⅸ因子，Ⅹ因子など）の前駆物質に働いて，グルタミン酸残基をγ-カルボキシル化してこれら凝固因子の生合成に関与している．ビタミンK欠乏症に**フィトナジオン** (VK₁)，**メナテトレノン** (VK₂) が投与される．ただしその作用発現は遅く，緊急時には他の製剤との併用が必要である（図 5-2）．

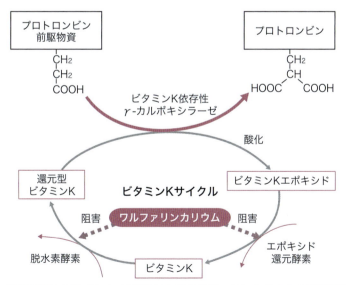

図 5-2 凝固因子とビタミンKの関係およびワルファリンカリウムの抗凝固作用機序

### 3 血液製剤（特定生物由来製品）

血液凝固因子欠乏患者の凝固促進を目的として，第Ⅷ因子製剤（濃縮・遺伝子組み換え体），加熱第Ⅸ因子濃縮製剤，濃縮血小板製剤などが用いられている．

トロンビン製剤はあくまでも局所適用に限定されていて，全身適用では血栓症を誘発する可能性がある．

### 4 抗線溶薬

プラスミンによる線溶活性を抑制し止血を増強する目的で，**トラネキサム酸**が用いられる．その作用機序は，プラスミノーゲンのリジン結合部位に結合することで，プラスミノーゲンのフィブリンへの結合を阻害する．

## C 抗血栓薬

### 1 血小板凝集阻害薬

#### a ADP受容体活性化阻害薬

チクロピジン塩酸塩の体内活性型代謝物質がADP（$P2Y_{12}$）受容体と拮抗して，サイクリックAMP低下を抑制する．さらに，フィブリノーゲンが血小板GPⅡb/Ⅲaに結合するのを阻害する．最近ではチクロピジン塩酸塩を改良した**クロピドグレル硫酸塩**が汎用される．

#### b シクロオキシゲナーゼ阻害薬

血小板のシクロオキシゲナーゼを不可逆的に阻害して，$TXA_2$合成を抑制する．

用量が多いと血管内皮細胞の$PGI_2$産生抑制によって，逆に血栓形成抑制が不十分となる（アスピリンジレンマ）ため，低用量（80〜200 mg/日）の内服が用いられる．

#### c TX合成酵素阻害薬

TX合成酵素を選択的に阻害するために，血管内皮細胞の$PGI_2$は抑制されずに血小板の$TXA_2$が抑制される．くも膜下出血後の脳血管攣縮の改善に用いる．また$TXA_2$の気管支収縮に基づく気管支喘息治療薬としても用いられる．

#### d $PGI_2$安定誘導体薬

$PGI_2$の安定な誘導体で$PGI_2$受容体に結合する．血小板凝集を阻害するだけでなく血管平滑筋拡張作用があるため，慢性動脈閉塞症に伴う潰瘍，疼痛および冷感の改善に用いられる．

### e　ホスホジエステラーゼ阻害薬

シロスタゾールはホスホジエステラーゼ（PDE）Ⅲを選択的に阻害し，血小板中サイクリックAMPを上昇させる．ジピリダモールはPDE Ⅴを阻害して，血小板中サイクリックGMPを上昇させる．

### f　5-HT₂遮断薬

セロトニン受容体（5-HT₂）に結合して，セロトニンの血小板凝集や血管収縮を阻害する．

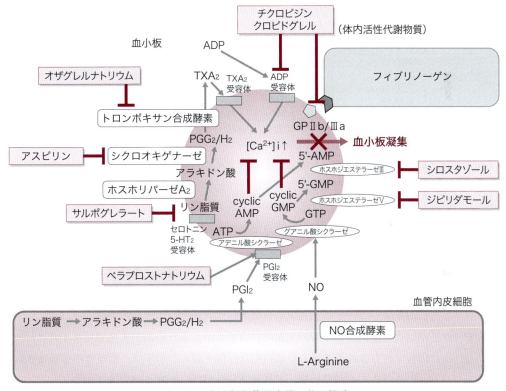

**図 5-3　血小板凝集阻害薬の作用機序**

血小板凝集はADPやTXA₂などの凝集因子が血小板の受容体に結合することにより，細胞内遊離カルシウム（[$Ca^{2+}$]i）を上昇させて起こる．一方，血管内皮細胞はPGI₂とNOを遊離して，それぞれサイクリックAMPとサイクリックGMPを介して[$Ca^{2+}$]i上昇を抑制している．アスピリンはTXA₂の産生阻害により，チクロピジン塩酸塩は体内活性代謝物質がADP受容体を拮抗すると同時にフィブリノーゲンとGPⅡb/Ⅲaの結合も阻害することによって血小板凝集を阻害する．

## 2　血液凝固阻止薬

### a　ヘパリン類

アンチトロンビンに依存して血液凝固作用を発現する．DIC（播種性血管内凝固症候群）・静脈血栓・梗塞症の治療と再発予防，体外循環装置使用時の血液凝固防止に点滴静注として用いられる．未分画ヘパリン，低分子ヘパリン，ヘパリノイドがある．

### b　アンチトロンビンIII濃縮製剤

アンチトロンビンIII欠乏患者の補充療法やヘパリン作用の増強として併用される．

### c　セリンプロテアーゼ阻害薬（抗トロンビン薬）

特異的抗トロンビン薬でアンチトロンビンIIIに依存せず効果を発現する．慢性動脈閉塞症に点滴静注として用いられる．

### d　経口抗凝固薬

**ワルファリンカリウム**はエポキシド還元酵素と脱水素酵素を阻害して，ビタミンKサイクルを停止させ凝固因子の生合成を阻害する（**図 5-2**）．作用発現には24〜48時間を要するが持続的効果があり，静脈血栓症，心房細動による血栓形成，人工血管（心臓人工弁）置換術後の血栓形成などの予防に用いられている．過量投与により出血傾向となるために，プロトロンビン時間国際標準比（PT-INR）を1.5〜2.5となるように用量を調節する必要がある．PT-INRとは，外因系凝固反応を反映する血液凝固時間PT（プロトロンビン時間）が，使用する試薬で異なるために施設間で比較できるように補正したもので，**患者PT/正常PT**を求めてワルファリンカリウムのモニタリングとして使用する．この値が上昇すると抗血栓傾向が強いことを示す．

抜歯やスケーリングなど歯科治療時の出血時間の延長があるために，止血処置を十分に行う必要がある．また歯科で処方される薬物とも薬物相互作用を起こしやすい．相互作用を**表 5-1**に示し，ワルファリンカリウム，ヘパリン類，アスピリンの相違点を**表 5-2**にまとめた．

現在，ワルファリンカリウムの弱点を克服した新規経口抗凝固薬（**NOAC**）が使用されている．薬物相互作用の回避，ビタミンK含有食品の制限，PT-INRのモニタリングは必要ない．

・直接的Xa阻害薬：リバーロキサバン，アピキサバン，エドキサバントシル酸塩水和物
・直接的トロンビン阻害薬：ダビガトランエテキシラートメタンスルホン酸塩

ただし，いずれもワルファリンカリウムとは異なり細かな投与量の調節を行わないために，出血傾向には十分な注意が必要である．

表 5-1　ワルファリンカリウムの抗凝固作用に影響を与える薬物

| 相互作用 | 薬物名 | 機　序 |
|---|---|---|
| 抗凝固作用の増強<br>(出血傾向) | ロキソプロフェンナトリウム水和物<br>メフェナム酸<br>ジクロフェナクナトリウム | 血中タンパク結合の競合で，遊離型濃度が増加する |
| | フルオロウラシル<br>フルコナゾール<br>シメチジン | 薬物代謝酵素 CYP2C9 が阻害され，血中濃度が上昇する |
| 抗凝固作用の減弱<br>(血栓傾向) | カルバマゼピン<br>リファンピシン<br>フェノバルビタール | 薬物代謝酵素 CYP2C9 の誘導で，代謝が促進して作用時間が短縮する |
| | ビタミン K 含有類<br>(納豆，クロレラ) | 還元型ビタミン K の増加で，効果が消失する |

表 5-2　ワルファリンカリウム，ヘパリン，アスピリンの相違点

| 薬物名 | 作　用 | 機　序 |
|---|---|---|
| ワルファリンカリウム | 血液凝固阻害 | 還元型ビタミン K の再生を阻害し，プロトロンビン生合成を抑制する |
| ヘパリン類 | 血液凝固阻害 | アンチトロンビンIIIと結合して，トロンビン活性を迅速に阻害する |
| アスピリン | 血小板凝集阻害 | シクロオキシゲナーゼ阻害で，血小板凝集因子トロンボキサン $A_2$ 産生を抑制する |

## 3　血栓溶解薬

### a　ウロキナーゼ

ウロキナーゼ（u-PA）はフィブリンとの親和性が低く，血漿中 $\alpha_2$-PI による不活性化を受けやすいため効率が悪い．大量投与による出血の副作用が問題となる．

### b　組織プラスミノーゲン活性化因子

組織プラスミノーゲン活性化因子（t-PA）はフィブリンとの親和性が高く，プラスミノーゲンから生成したプラスミンが血漿中 $\alpha_2$-PI による不活性化を受けにくいために，フィブリン分解効率がよく出血は比較的少ない．脳梗塞や心筋梗塞の発症後早期に投与する．

## D 造血薬

### 1 貧血治療薬

#### a 鉄剤

鉄欠乏性貧血に対して原則的に経口剤を用いる．貯蔵鉄の欠乏に配慮して，赤血球がほぼ正常値に回復後も数か月間の継続投与が必要である．副作用として嘔吐や下痢などの消化管障害を起こすことがある．副作用が強く急速な貧血改善を必要とする場合には，静注薬としてコンドロイチン硫酸鉄コロイドなどが用いられる．

#### b ビタミン $B_{12}$（シアノコバラミン）

巨赤芽球性貧血はビタミン $B_{12}$（$VB_{12}$）や葉酸の欠乏により，骨髄細胞の DNA 合成障害を起こし，巨赤芽球が骨髄に出現するもので，$VB_{12}$ と葉酸が併用投与される．そのなかでも悪性貧血は自己免疫機序により，$VB_{12}$ の吸収に必要な胃壁細胞の分泌する内因子の低下で $VB_{12}$ が吸収できず欠乏するもので，$VB_{12}$ の補充により著効を奏する．

#### c ビタミン $B_6$

鉄芽球性貧血は赤血球のミトコンドリア内への異常鉄沈着を生じる貧血で，ビタミン $B_6$ に反応してヘモグロビン（Hb）値が改善される．

#### d エリスロポエチン

エリスロポエチンは血中酸素分圧を感知して，腎臓の遠位尿細管周囲細胞から分泌され，前駆細胞から赤血球への分化増殖を促進する．慢性腎疾患に随伴する貧血治療や術前の自己血貯血に対して用いられている．

### 2 白血球減少症治療薬

抗癌薬投与，エックス線照射により生ずる白血球減少や再生不良性貧血での白血球減少に対して，顆粒球やマクロファージの前駆細胞からの分化を促進させ，さらに機能を亢進させるために，顆粒球-コロニー刺激因子（G-CSF）やマクロファージ-コロニー刺激因子（M-CSF）が用いられている．

**まとめ** 5-1　代表的な止血薬

| 分　類 | | 薬物名 |
|---|---|---|
| 血管強化薬 | | カルバゾクロムスルホン酸ナトリウム水和物 |
| 血液凝固促進薬 | ビタミンK | フィトナジオン（VK$_1$），メナテトレノン（VK$_2$） |
| | 血液凝固因子関連 | トロンビン製剤，第Ⅷ因子製剤（濃縮，遺伝子組み換え体），加熱第Ⅸ因子濃縮製剤，濃縮血小板製剤 |
| 抗線溶薬 | | トラネキサム酸 |

**まとめ** 5-2　代表的な抗血栓薬

| 分　類 | | 薬物名 |
|---|---|---|
| 血小板凝集阻害薬 | ADP受容体活性化阻害薬 | チクロピジン塩酸塩，クロピドグレル硫酸塩 |
| | シクロオキシゲナーゼ阻害薬 | アスピリン |
| | TX合成酵素阻害薬 | オザグレルナトリウム |
| | PGI$_2$安定誘導体 | ベラプロストナトリウム |
| | ホスホジエステラーゼ阻害薬 | シロスタゾール，ジピリダモール |
| | 5-HT$_2$遮断薬 | サルポグレラート塩酸塩 |
| 血液凝固阻害薬 | 未分画ヘパリン | ヘパリンナトリウム，ヘパリンカルシウム |
| | 低分子ヘパリン | ダルテパリンナトリウム |
| | アンチトロンビンⅢ | アンチトロンビンⅢ濃縮製剤 |
| | セリンプロテアーゼ阻害薬 | アルガトロバン水和物 |
| | 経口抗凝固薬 | ワルファリンカリウム |
| | （新規経口抗凝固薬） | |
| | ・直接的Xa阻害薬 | リバーロキサバン，アピキサバン |
| | ・直接的トロンビン阻害薬 | ダビガトランエテキシラートメタンスルホン酸塩 |
| 血栓溶解薬 | プラスミノーゲン活性化因子 | |
| | ・ウロキナーゼ型 | ウロキナーゼ |
| | ・組織型 | アルテプラーゼ，モンテプラーゼ |

**まとめ** 5-3　代表的な造血薬

| 分　類 | | 薬物名 |
|---|---|---|
| 貧血治療薬 | 鉄　剤 | フマル酸第一鉄，クエン酸第一鉄ナトリウム |
| | ビタミンB$_{12}$ | ヒドロキソコバラミン酢酸塩，メコバラミン |
| | ビタミンB$_6$ | ピリドキサールリン酸エステル水和物 |
| | エリスロポエチン | エポエチンアルファ，エポエチンベータ |
| 白血球減少症治療薬 | G-CSF | フィルグラスチム，レノグラスチム，ナルトグラスチム |
| | M-CSF | ミリモスチム |

# Self Check

下線部に誤りがあればそれを正せ．

- 止血・血栓形成には血小板の粘着凝集と [1]血液凝固系の活性化が関与する．
- ADPやTXA$_2$だけでなく [2]トロンビンも血小板凝集刺激因子である．
- トロンビンはフィブリノーゲンを不溶性の [3]フィブリン線維にする．
- 血液凝固系因子Xa，Va，Ca$^{2+}$，リン脂質がプロトロンビンを [4]プラスミンにする．
- トロンビンが内皮細胞のトロンボモジュリンに結合すると [5]凝固促進に働く．
- ヘパリン類は [6]カリクレインを介してトロンビン活性を阻害する．
- プラスミノーゲンに [7]アンチトロンビンⅢが作用するとプラスミンになる．
- フィブリン線維がプラスミンによって溶解されることを [8]線溶系という．
- プロトロンビンの生合成過程には [9]ビタミンAが必須である．
- トラネキサム酸はプラスミンの線溶活性を抑制する [10]抗血栓薬である．
- チクロピジン塩酸塩は血小板の [11]トロンビン凝集を選択的に阻害する．
- アスピリンはシクロオキシゲナーゼ阻害により [12]TXA$_2$産生を抑制する．
- ベラプロストナトリウムは [13]PGI$_2$受容体に結合して血小板凝集を抑制する．
- [14]血小板凝集の防止のためにダルテパリンナトリウムが用いられる．
- ワルファリンカリウムはプロトロンビン合成に必須な [15]ビタミンKの再生を阻害する．
- ワルファリンカリウムは非ステロイド性抗炎症薬との併用で遊離型濃度が [16]減少する．
- ワルファリンカリウムはバルビツール酸誘導体との併用で作用が [17]増強する．
- ワルファリンカリウムは過量投与により [18]出血傾向をきたす．
- 鉄欠乏性貧血治療薬の鉄剤には嘔吐や [19]下痢などの副作用がある．
- 抗癌薬治療による [20]白血球減少症に対してG-CSFやM-CSFが用いられる．

解 答

| | | | | |
|---|---|---|---|---|
| 1. ○ | 5. 凝固抑制 | 9. ビタミンK | 13. ○ | 17. 減 弱 |
| 2. ○ | 6. アンチトロンビンⅢ | 10. 止血薬 | 14. 血液凝固 | 18. ○ |
| 3. ○ | 7. t-PA（u-PA） | 11. ADP | 15. ○ | 19. ○ |
| 4. トロンビン | 8. ○ | 12. ○ | 16. 増 加 | 20. ○ |

**参考文献**

1) 田中千賀子ほか編集：NEW薬理学，改訂第7版，南江堂，2017
2) 菱沼滋：新図解表説 薬理学・薬物治療学，医学評論社，2016
3) 医療情報科学研究所 編集：薬がみえる vol.2，第1版，メディックメディア，2015

# 6 腎臓に作用する薬物

## A 腎臓の構造と機能

　薬物の排泄過程は，吸収・分布・代謝とともに薬効に影響を与える大きな要因であり，また利尿薬は高血圧症や浮腫の治療に用いられていることから，これらの有病者や腎機能の低下している高齢者の歯科治療時には，その治療薬の特性を十分に理解する必要がある．

### 1　腎臓の形態

　腎臓は1対の臓器で尿を生成する働きをしており，その機能的な最小単位はネフロンである．ネフロンは腎小体（糸球体をボーマン囊が囲む構造）とそれに続く尿細管と集合管より構成されている．そして尿細管は近位尿細管（皮質側）——ヘンレ係蹄下行脚（髄質側）——ヘンレ係蹄上行脚（髄質側）——遠位尿細管（皮質側）からなる．糸球体内を流れる血液は濾過されて，その濾過液（原尿）は尿細管を通過する過程で，物質の分泌や水の再吸収を受けたあとに尿として排泄される（図6-1）．

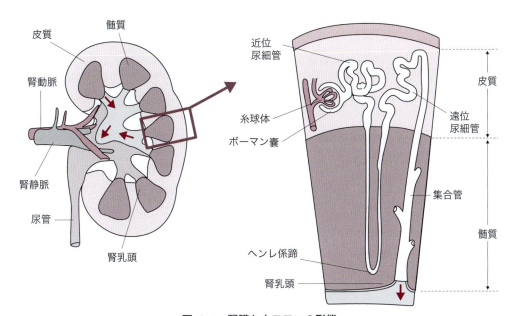

図6-1　腎臓とネフロンの形態

## 2　腎臓の機能

腎臓は尿を生成し排泄することで，代謝産物や異物の排泄，体内電解質の調節，血液・体液量の調節，血液 pH の調節，レニンやエリスロポエチンの分泌などを行い，生体内部環境の恒常性を維持している．

### a　尿生成（ネフロンにおける物質輸送）

#### 1）糸球体

血液は受動輸送による限外濾過を受けて，血球・タンパク質・脂質以外の血液成分である水や水溶性成分が原尿として生成される（120 mL/分）．

#### 2）近位尿細管

近位尿細管上皮細胞の炭酸脱水酵素の働きで $H^+$ と $HCO_3^-$ が生成され，この $H^+$ が $Na^+$-$H^+$ 交換系によって尿細管に分泌され，その交換として尿細管腔内の $Na^+$ が上皮細胞内に取り込まれる（$Na^+$-$H^+$ 交換系による $Na^+$ 再吸収）．そして上皮細胞内の基底側にある $Na^+$-$HCO_3^-$ 共輸送体を介して，$Na^+$ と $HCO_3^-$ は血管内に吸収される．原尿中のアミノ酸，ブドウ糖，$PO_4^{3-}$ が能動輸送によって再吸収される．$K^+$ は受動拡散により再吸収される．原尿の約 75% がこの近位尿細管で再吸収される．

#### 3）ヘンレ係蹄（ループ）

下行脚では水透過性が高いために水は再吸収される（高張となる）．上行脚では $Na^+$-$K^+$-$2Cl^-$ 共輸送系により $Na^+$，$K^+$，$Cl^-$ の能動輸送が進むが，水透過性がないために浸透圧は次第に低下してくる（低張となる）．

#### 4）遠位尿細管

$Na^+$-$Cl^-$ 共輸送系によって $Na^+$，$Cl^-$ が再吸収される．

#### 5）集合管

アルドステロンがその受容体に結合することによって，$Na^+$ 再吸収が促進されるのと交換に $K^+$ が分泌される（$Na^+$-$K^+$ 交換系）．また抗利尿ホルモン（バソプレシン）が水の再吸収を促進する（このときは $Na^+$ の移動は起こらない）．そのために管腔液は濃縮され高浸透圧となる．

### b　尿生成に影響するホルモン

アルドステロンはレニン-アンジオテンシン系によって分泌が調節されている．腎糸球体の輸入細動脈圧の低下に反応して，傍糸球体細胞からレニンが分泌され，血中のアンジオテンシノーゲンに作用すると，アンジオテンシン I に変換する．アンジオテンシン I は肺の毛細血管内皮細胞のアンジオテンシン変換酵素によってアンジオテンシン II になる．アンジオテンシン II は副腎皮質球状層を刺激してアルドステロンを分泌する．

バソプレシンは血漿浸透圧の上昇や重度の血液量不足に反応して，脳下垂体後葉から分泌される．バソプレシンの作用は尿濃縮機構に重要なもので，バソプレシンの欠乏は下垂体性尿崩症を引き起こす．

また，PGE₂やPGI₂は腎血流量を増加する作用があるとともに，ナトリウムの尿細管からの再吸収を抑制している．したがって，ナトリウムの排泄が効率よく起こり，生理的に利尿作用を支えている．そのためにNSAIDsでPGE₂やPGI₂産生が抑制されると，利尿薬や高血圧治療薬の作用が減弱される場合があるので，併用には注意が必要である．

## B 利尿薬

利尿薬は尿量とNa⁺，Cl⁻の排泄を促進させる薬物である．尿量増加だけで電解質の排泄を伴わない場合は水利尿という．利尿薬は，尿細管の特定部位に作用し電解質の再吸収を阻害して結果的に水を排泄する尿細管利尿薬と，全身の循環動態を改善して結果的に糸球体濾過量を増加させ，利尿に導く糸球体利尿薬に分類することができる（図6-2）．心臓や腎臓の障害に起因する浮腫や高血圧の治療に用いられる．

### 1 浸透圧利尿薬

投与された浸透圧利尿薬は尿細管で再吸収されないため，尿細管腔内の浸透圧が上昇して，水の再吸収が抑制されて利尿作用を示す．また血漿浸透圧を上昇させ，組織水分を吸引して循環血液量を増加させるため，糸球体濾過量が増加して利尿作用を示す．心血管系の手術，重度外傷による腎糸球体濾過値の低下による急激な尿量減少の予防の目的で使用される．また脳浮腫，脳圧亢進や眼圧亢進の治療に用いられる．

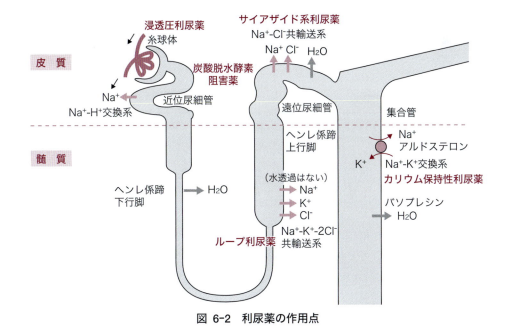

図6-2 利尿薬の作用点

## 2　炭酸脱水酵素阻害薬

　近位尿細管上皮細胞の炭酸脱水酵素を阻害して$H^+$と$HCO_3^-$の生成を抑制するので，$Na^+$-$H^+$交換系が抑制されて$Na^+$と水の再吸収が阻害される．$HCO_3^-$の排泄が増加し，尿のpHはアルカリ性となる．遠位尿細管腔内$Na^+$濃度の上昇で$Na^+$-$K^+$交換系が促進され，$K^+$排泄が増加する（低カリウム血症）．利尿作用が弱いために，現在は利尿薬として用いられていない．毛様体の炭酸脱水酵素を阻害して眼房水生成を抑制することから，緑内障の治療に用いられている．

## 3　サイアザイド系利尿薬（チアジド系利尿薬）

　遠位尿細管の$Na^+$-$Cl^-$共輸送系を抑制し，$Na^+$，$Cl^-$，水の再吸収を抑制して利尿作用を起こす（中等度の作用）．$Na^+$再吸収抑制のために，遠位尿細管腔内$Na^+$濃度の上昇で$Na^+$-$K^+$交換系が促進され，$K^+$排泄が増加する（低カリウム血症）．

　高血圧症，浮腫，腎性尿崩症の治療に用いられる．副作用として低カリウム血症，血中$Ca^{2+}$濃度の上昇，高尿酸血症，耐糖能低下，脂質異常症，光線過敏症，発疹がみられることがある．

## 4　ループ利尿薬

　ヘンレ係蹄上行脚の$Na^+$-$K^+$-$2Cl^-$共輸送系を阻害することにより$Na^+$，$Cl^-$の再吸収を抑制して強力な利尿作用を起こす（high-ceiling利尿薬）．プロスタグランジン生成を促進して腎血流量を増加する作用も強力な利尿作用の一因と考えられている．$Na^+$再吸収抑制のために，遠位尿細管腔内$Na^+$濃度の上昇で$Na^+$-$K^+$交換系が促進され，$K^+$排泄が増加する（低カリウム血症）．

　高血圧症の治療に用いられる．腎不全や心不全に伴う浮腫に有効である．副作用として低血圧，低カリウム血症，低$Cl^-$性アルカローシス，高尿酸血症，聴覚障害，消化器症状，発疹，肝機能障害がみられることがある．

## 5　カリウム保持性利尿薬

　スピロノラクトン，エプレレノンとカンレノ酸カリウムは，皮質部集合管細胞内のアルドステロン受容体でアルドステロンと競合拮抗する．アルドステロンが調節する$Na^+$，$K^+$-ATPaseの遺伝子発現を抑制する（$Na^+$-$K^+$交換系の抑制）．血中アルドステロン濃度が高値のときに最も有効である．利尿作用は弱い．トリアムテレンはアルドステロンとは無関係に$Na^+$-$K^+$交換系を抑制して水の再吸収を抑制する．

　浮腫や高血圧症の治療に用いられる．副作用として高カリウム血症を起こしやすい．そのために他の利尿薬による低カリウム血症の補正に適する．スピロノラクトンではエストロゲン作用を有するため，長期投与で女性化乳房症を発現する．トリアムテレンは悪心，嘔吐，頭痛，めまい，知覚麻痺を起こすことがある．

**まとめ 6-1　代表的な利尿薬**

| 分　類 | 代表的薬物 | 特　徴 | 副作用 |
|---|---|---|---|
| 浸透圧利尿薬 | D-マンニトール<br>イソソルビド<br>濃グリセリン | 近位尿細管での水の再吸収を阻害する<br>眼圧低下・脳圧低下を目的に使用される | 心不全<br>肺水腫の増悪 |
| 炭酸脱水酵素阻害薬 | アセタゾラミド | 近位尿細管に作用する<br>利尿薬よりも緑内障治療薬として使用される | 代謝性アシドーシス<br>アルカリ尿<br>低カリウム血症 |
| サイアザイド系利尿薬 | ヒドロクロロチアジド<br>トリクロルメチアジド<br>メフルシド<br>インダパミド | 遠位尿細管の $Na^+$-$Cl^-$ 共輸送系を阻害する | 低カリウム血症<br>代謝性アルカローシス<br>高カルシウム血症 |
| ループ利尿薬 | フロセミド<br>ブメタニド<br>トラセミド<br>ピレタニド<br>アゾセミド | ヘンレ係蹄上行脚の $Na^+$-$K^+$-$2Cl^-$ 共輸送系を阻害する<br>強力な利尿作用をもつ | 低カリウム血症<br>代謝性アルカローシス<br>低カルシウム血症 |
| カリウム保持性利尿薬 | スピロノラクトン<br>エプレレノン<br>カンレノ酸カリウム<br>トリアムテレン | $Na^+$, $K^+$-ATPase の発現・活性を低下させる<br>利尿作用は弱い<br>他の利尿薬による低カリウム血症の補正に適する | 高カリウム血症 |

6　腎臓に作用する薬物

## Self Check

**下線部に誤りがあればそれを正せ．**

- 近位尿細管上皮細胞の[1]炭酸脱水素酵素の働きで $H^+$ と $HCO_3^-$ が生成される．
- [2]$Na^+$-$H^+$交換系によって尿細管腔内の $Na^+$ は上皮細胞内に取り込まれる．
- 上皮細胞内の $Na^+$ は[3]$Na^+$-$HCO_3^-$共輸送体を介して血管内に吸収される．
- [4]アセタゾラミドは炭酸脱水酵素を阻害して，$Na^+$，$H_2O$ の再吸収を減少させる．
- アセタゾラミドは眼房水の生成を抑制する[5]白内障治療薬として用いられる．
- ヘンレ係蹄上行脚[6]$Na^+$-$H^+$交換系で $Na^+$，$K^+$，$Cl^-$ が再吸収される．
- [7]フロセミドは $Na^+$-$K^+$-$2Cl^-$ 共輸送体の阻害により $Na^+$ 再吸収を抑制する．
- [8]炭酸脱水酵素阻害薬は作用が強力で，利尿薬の第一選択薬として用いられている．
- 遠位尿細管の起始部にある[9]$Na^+$-$Cl^-$共輸送体では，$Na^+$，$Cl^-$ が再吸収される．
- [10]ヒドロクロロチアジドは $Na^+$-$Cl^-$ 共輸送体阻害により $Na^+$，$Cl^-$，$H_2O$ の再吸収を抑制する．
- [11]ループ利尿薬は高血圧症治療以外に，うっ血性心不全に伴う浮腫の治療にも用いられる．
- サイアザイド系利尿薬やループ利尿薬は $K^+$ 排泄が促進するために，[12]低カリウム血症を発現しやすくなる．
- 低カリウム血症の症状には，筋力低下，低血圧，心電図[13]T波の平坦化がある．
- 集合管のアルドステロン受容体の作用で[14]$Na^+$-$K^+$交換系を介した $Na^+$ 再吸収と $K^+$ 排泄が促進する．
- [15]トリアムテレンはアルドステロンの受容体競合拮抗薬として，$Na^+$-$K^+$交換系を抑制してカリウム保持性に利尿作用を示す．
- [16]スピロノラクトンはアルドステロンとは無関係に $Na^+$-$K^+$交換系を抑制して，カリウム保持性に利尿作用を示す．
- 低カリウム血症の発現を防止するには，[17]カリウム保持性利尿薬を併用する．
- [18]抗利尿ホルモン（バソプレシン；ADH）は集合管で $H_2O$ の再吸収を促進する．
- [19]D-マンニトールは血漿浸透圧上昇から循環血液量（糸球体濾過量）を増加し，尿細管腔内浸透圧の上昇による水再吸収を抑制して利尿を促進する．
- $PGE_2$ や $PGI_2$ は腎血流量増加作用があり，弱いながらも[20]$Na^+$ 利尿作用がある．

### 解答

| | | | | | | | | |
|---|---|---|---|---|---|---|---|---|
| 1．炭酸脱水素酵素 | | 5．緑内障 | | 9．○ | | 13．○ | | 17．○ |
| 2．○ | | 6．$Na^+$-$K^+$-$2Cl^-$共輸送体 | | 10．○ | | 14．○ | | 18．○ |
| 3．○ | | 7．○ | | 11．○ | | 15．スピロノラクトン | | 19．○ |
| 4．○ | | 8．ループ利尿薬 | | 12．○ | | 16．トリアムテレン | | 20．○ |

**参考文献**

1) 田中千賀子ほか編集：NEW 薬理学，改訂第7版，南江堂，2017
2) 菱沼滋：新図解表説 薬理学・薬物治療学，医学評論社，2016
3) 医療情報科学研究所 編集：薬がみえる vol.1，第1版，メディックメディア，2014

# 7 呼吸器系に作用する薬物

　呼吸器系に作用する薬物を歯科で用いるものは少ない．歯科治療に訪れる患者のなかには，呼吸器系薬物を服用している場合もあり，歯科治療がこれらの薬物療法に影響を及ぼす場合もあり，反対にこれらの薬物が歯科での治療に影響を及ぼす場合もある．また呼吸器系薬物と歯科で投与する薬物との相互作用についても注意を払わなければならない．
　本章ではとくに気管支喘息について取り上げ，その薬物治療をまとめた．その他，呼吸器系に作用する薬物は呼吸促進薬，鎮咳薬を表にまとめて収載した．

## A 気管支喘息治療薬

### 1 気管支喘息の発症機構

　**気管支喘息**の特徴は，気道の炎症，可逆的気道閉塞，気道の過敏症であり，喘鳴を伴う呼気性呼吸困難が発作性に起こる．小児喘息はアレルギー性が多く，非アレルギー性は成人での発症に多い．
　アレルギー性喘息発作では，抗原の再吸入により気道周囲に存在する感作肥満細胞から，ケミカルメディエーター（ヒスタミン，ロイコトリエン，プロスタグランジン（PG），トロンボキサンなど；第11章参照）が放出されて，血管透過性の亢進，気管支の収縮，気道分泌の亢進，気道粘膜の浮腫などにより，**即時型喘息発作**が生じる．この症状がさらに進展，悪化すると，気道の慢性炎症性疾患（慢性気管支炎）となる（図7-1）．

### 2 気管支喘息治療薬

　喘息の基本的病態は気道の炎症なので，**吸入ステロイド薬**で炎症を制御するのが基本である．さらに症状に応じて長時間作用型気管支拡張薬や抗アレルギー薬を併用する．発作治療には，短時間作用型気管支拡張薬に吸入ステロイド薬を併用する（表7-1）．

#### 1）ステロイド性抗炎症薬

　全身作用の少ない吸入ステロイド薬が用いられている．ベクロメタゾンプロピオン酸エステル，フルチカゾンプロピオン酸エステル，ブデソニドなどがある．吸入後，局所に吸収され，血管透過性亢進，炎症性細胞浸潤，サイトカイン産生などを抑制する（作用機序の詳細は第11章参照）．吸収後，肝臓で分解されるので全身的副作用が少ない．重症の発作時には**ステロイド性抗炎**

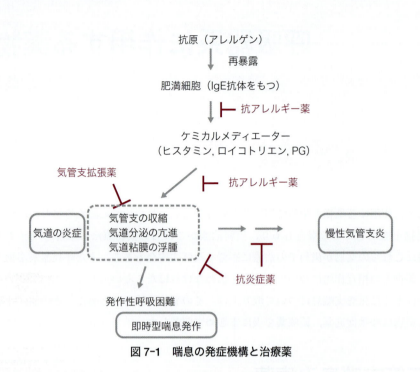

図 7-1　喘息の発症機構と治療薬

表 7-1　気管支喘息治療薬

| 種　類 | 薬　物 |
|---|---|
| 吸入ステロイド薬 | ベクロメタゾンプロピオン酸エステル, フルチカゾンプロピオン酸エステル |
| 抗アレルギー薬<br>　ケミカルメディエーター遊離抑制薬<br>　ロイコトリエン受容体拮抗薬<br>　トロンボキサン A$_2$ 受容体拮抗薬<br>　Th2 サイトカイン阻害薬 | <br>クロモグリク酸ナトリウム，トラニラスト<br>プランルカスト水和物<br>セラトロダスト<br>スプラタストトシル酸塩 |
| 気管支拡張薬<br>　$\beta_2$ 作動薬<br>　メチルキサンチン誘導体<br>　抗コリン薬 | <br>サルブタモール硫酸塩，ツロブテロール<br>テオフィリン，アミノフィリン<br>イプラトロピウム臭化物水和物 |

症薬の経口（プレドニゾロン），あるいは静脈内投与（ハイドロコーチゾン，プレドニゾロンコハク酸エステルナトリウム）が有効となる．

**2）抗アレルギー薬**（第 12 章参照）

　肥満細胞から遊離されるケミカルメディエーターは，血管透過性亢進，気管支平滑筋収縮，分泌促進を起こす．**抗アレルギー薬**は，ケミカルメディエーターの遊離抑制，受容体遮断，あるいは合成阻害によって喘息発症を予防する．発症した喘息の症状には効果がない．

　① ケミカルメディエーター遊離抑制薬（クロモグリク酸ナトリウム，トラニラスト）
　　　肥満細胞からのケミカルメディエーターの脱顆粒過程を阻害し，遊離を抑制する．

② ロイコトリエン受容体拮抗薬（プランルカスト水和物）
　　肥満細胞から放出されるロイコトリエンの受容体を遮断する．
③ 抗トロンボキサン薬
　　トロンボキサン $A_2$ 受容体拮抗薬にセラトロダストがある．
④ Th2 サイトカイン阻害薬（スプラタストトシル酸塩）
　　抗原刺激で分化した Th2 細胞が遊離するサイトカインによって抗体が産生される．このサイトカインや抗体の産生を抑制する．

### 3）気管支拡張薬

気管支平滑筋を弛緩させることにより気管支を拡張し呼吸困難を改善する．

① アドレナリン β 作動薬
　　心臓刺激作用の少ない $β_2$ 作動薬が用いられる．$β_2$ 作動薬は $β_2$ 受容体に作用し cAMP 産生を増大させ，プロテインキナーゼ A（PKA）を活性化する．PKA はミオシン軽鎖キナーゼを不活性化するので，気管支平滑筋は弛緩する．短時間作用型にサルブタモール硫酸塩，テルブタリン硫酸塩，長時間作用型（経皮吸収型）にツロブテロール，プロカテロール塩酸塩水和物がある．

② メチルキサンチン誘導体
　　cAMP を分解するホスホジエステラーゼを阻害するので，cAMP を蓄積することにより気管支平滑筋は弛緩する．テオフィリンの徐放製剤が用いられる．

③ 抗コリン薬
　　ムスカリン受容体を刺激すると $IP_3$ 産生が増大し，筋小胞体から $Ca^{2+}$ の放出を促進するので，気管支平滑筋は収縮する．ムスカリン受容体遮断薬の投与により，気管支平滑筋の収縮が抑制される．全身作用の少ない 4 級アンモニウムのイプラトロピウム臭化物水和物の吸入薬が用いられる．

### 4）気管支喘息の患者に対する注意点

① 酸性非ステロイド性抗炎症薬はシクロオキシゲナーゼを阻害することにより，アラキドン酸からのプロスタグランジンやトロンボキサンの生合成を抑制する（p.36, 図 1-21 参照）．このことにより，アラキドン酸からロイコトリエンへの合成が増加する．増大したロイコトリエンが喘息を悪化（アスピリン喘息）させる．

② テオフィリンを服用する喘息患者にマクロライド系あるいはニューキノロン系抗菌薬を併用すると，これらの抗菌薬により肝薬物代謝酵素が阻害され，テオフィリンの血中濃度が上昇する．この結果，テオフィリンの中毒（悪心，嘔吐，不整脈，痙攣など）が起こる．テオフィリンは安全域が狭く，有効血中濃度を超えると中毒が起こりやすい．

## B 呼吸促進薬

さまざまな原因による呼吸中枢の抑制に起因する換気低下に対して，呼吸中枢に直接あるいは間接的に末梢化学受容体を介して刺激することにより，換気量の増加と血液ガスの改善を図る薬物である．呼吸促進薬は，呼吸中枢刺激薬と麻薬拮抗薬に分類され，呼吸中枢刺激薬はさらに中枢性（ジモルホラミン：延髄の呼吸中枢刺激）と末梢性（ドキサプラム塩酸塩水和物：頸動脈小体の化学受容器刺激）とに分けられる（表 7-2）．

表 7-2 呼吸促進薬

| 一般名 | 備　考 |
| --- | --- |
| ジモルホラミン | 呼吸循環賦活薬（新生児仮死，溺水，ショックの呼吸障害および循環機能低下） |
| ドキサプラム塩酸塩水和物 | 呼吸促進薬（麻酔時，中枢神経系抑制剤の中毒の呼吸抑制） |
| ナロキソン塩酸塩 | 麻薬拮抗薬（麻薬による呼吸抑制の改善） |
| レバロルファン酒石酸塩 | 麻薬拮抗薬（麻薬による呼吸抑制の改善） |
| フルマゼニル | 中枢性呼吸刺激薬（ベンゾジアゼピン系薬物の鎮静による解除・呼吸抑制の改善） |

## C 鎮咳薬

鎮咳薬は作用点から中枢性鎮咳薬と末梢性鎮咳薬（エフェドリン塩酸塩）に大別される．中枢性鎮咳薬は麻薬性（コデインリン酸塩水和物：咳中枢刺激）と非麻薬性鎮咳薬（デキストロメトルファン臭化水素酸塩水和物）に分けられる（表 7-3）．

表 7-3 鎮咳薬

| 一般名 | 適　応 |
| --- | --- |
| コデインリン酸塩水和物 | 鎮咳・鎮静，鎮痛，激しい下痢症状の改善 |
| エフェドリン塩酸塩 | 気管支喘息，喘息性気管支炎，上気道炎に伴う咳嗽 |
| デキストロメトルファン臭化水素酸塩水和物 | 感冒，急性気管支炎，慢性気管支炎，上気道炎に伴う咳嗽 |

# Self Check

**下線部に誤りがあればそれを正せ.**

- 気管支喘息は $_1$Ⅲ型アレルギーで，遅延性がある.
- 気管支喘息既往歴のある患者には，$_2\beta$遮断薬は禁忌である.
- 鎮咳薬コデインリン酸塩水和物は$_3$便秘，悪心の副作用があるので注意する.
- テオフィリン，アミノフィリンは$_4$安全域が狭いのでTDMの対象となる.
- テオフィリン投与中の患者に$_5$マクロライド系抗菌薬を投与すると$_6$気管支喘息を起こす危険がある.
- キサンチン誘導体は，$_7$ホスホリパーゼ$A_2$を阻害するためcAMPが上昇する.
- $_8\beta_2$刺激薬を高血圧，心疾患，甲状腺機能亢進，糖尿病の患者に使用するときは注意する.

## 解 答
1. Ⅰ型アレルギーで即時型
2. ○
3. ○
4. 安全域が広い
5. ○
6. 不整脈
7. ホスホジエステラーゼ
8. ○

## 参考文献
1) 大谷啓一 監修：現代歯科薬理学，第6版，医歯薬出版，2018
2) 田中千賀子ほか編集：NEW薬理学，改訂第7版，南江堂，2017
3) 三木直正 編集：薬理学電子教科書（下巻），
   http://park12.wakwak.com/~pharma1/textbook2/Pharm-Textbook2.html（参照 2018-8-16）
4) 大浦清ほか編集：ポイントがよくわかるシンプル歯科薬理学，第1版，永末書店，2017

# 8 消化器系に作用する薬物

　消化器は消化管と肝臓，胆道，膵臓とに分けられる．消化管は食物を消化，吸収，排泄をする役割がある．神経系とホルモン系が調節し合い，消化管の機能である分泌，吸収，運動が正常範囲にコントロールされている．このバランスがくずれると，消化器疾患が発生する．消化器疾患に対して消化管機能を抑制したり，促進したりする薬物が用いられる．
　本章では消化性潰瘍用薬，制酸薬，制吐薬について解説する．

## A 消化性潰瘍用薬

　胃壁細胞にあるプロトンポンプから分泌される酸により胃液はpH1～2を示す．健康な胃の粘膜はこの酸性に耐えることができる．しかし，ピロリ菌やストレスなどにより粘膜の状態が低下すると損傷を受け潰瘍が形成される．プロトンポンプを刺激する系路には，ヒスタミン受容体（$H_2R$），ガストリン受容体（$CCK_2R$）やムスカリン受容体（$M_3R$）がある（図8-1）．一方，プロスタグランジン受容体（$EP_3R$）の刺激はプロトンポンプを抑制する．

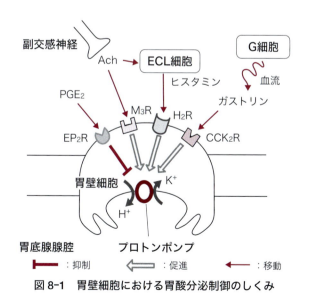

図8-1　胃壁細胞における胃酸分泌制御のしくみ

**消化性潰瘍**の薬物治療は，制酸薬，H₂受容体拮抗薬（H₂遮断薬），抗コリン薬，プロトンポンプ阻害薬，ヘリコバクター・ピロリ除菌薬などが使用される（表 8-1）．

**ヘリコバクター・ピロリ**（*Helicobacter pylori*）はグラム陰性菌で，強いウレアーゼ活性をもつ．血液より胃粘液に混入した尿素を分解し，アンモニアを発生する．アンモニアにより胃粘膜が障害される．慢性活動性胃炎および胃潰瘍の 60〜80％が，十二指腸潰瘍の 90〜95％がヘリコバクター・ピロリ陽性であるという統計もある．近年，難治性十二指腸潰瘍に対してピロリ菌の除菌が非常に効果的であることが判明した．この菌に強力な抗菌活性をもつものにアモキシシリン水和物やクラリスロマイシンがある．この 2 種にプロトンポンプ阻害薬であるオメプラゾールの 3 剤併用が再発を防止する．

胃粘膜上皮細胞ではムチンが産生され粘液を形成する．シクロオキシゲナーゼによって産生される PGE₂ や PGI₂ はこの粘液の産生を促進する．歯科領域では消化管粘膜血流増加薬，粘膜組織修復薬やプロスタグランジン（PG）増加薬が，酸性 NSAIDs による PG 合成低下から起こる消化管粘膜諸症状の改善に処方される．

表 8-1 消化性潰瘍用薬

| 一般名 | 備考 |
| --- | --- |
| オメプラゾール | プロトンポンプ阻害剤（胃潰瘍，十二指腸潰瘍，ヘリコバクターピロリの除菌の補助） |
| アモキシシリン水和物<br>クラリスロマイシン | ピロリ菌除菌薬 |
| シメチジン | H₂受容体拮抗薬（胃潰瘍，十二指腸潰瘍） |
| ファモチジン | H₂受容体拮抗薬（胃潰瘍，十二指腸潰瘍） |
| ピレンゼピン塩酸塩水和物 | M₁受容体遮断による胃酸分泌抑制 |
| スクラルファート | 胃炎・消化性潰瘍治療薬（胃潰瘍，十二指腸潰瘍） |
| セトラキサート塩酸塩 | 胃粘膜血流増加薬 |
| ミソプロストール<br>テプレノン | PG 誘導体<br>粘膜病変改善薬 |

## B 制酸薬

過剰の胃酸を中和してpHを高め，胃への刺激とペプシンによる胃壁消化作用を低下させることを目的とした薬物である（表 8-2）．

抗菌薬と併用注意のある医薬品（制酸薬）を p.229 にまとめた．

表 8-2 制酸薬

| 一般名 | 備 考 |
|---|---|
| 乾燥水酸化アルミニウムゲル | 制酸薬（胃，十二指腸潰瘍，胃炎） |

## C 制吐薬

抗悪性腫瘍薬投与時に小腸粘膜の腸クロム親和細胞から放出されるセロトニンが，消化管の求心性腹部迷走神経終末にあるセロトニン 5-HT$_3$受容体に結合することにより直接嘔吐中枢を，または，第四脳室付近にある化学受容器引金帯 CTZ（chemoreceptor trigger zone）から神経伝達物質を介して嘔吐中枢を刺激して，悪心・嘔吐を引き起こす．セロトニン 5-HT$_3$受容体拮抗薬は，これらのセロトニン 5-HT$_3$受容体選択的に阻害することにより制吐作用を現す．

表 8-3 制吐薬

| 一般名 | 備 考 |
|---|---|
| インジセトロン塩酸塩<br>グラニセトロン塩酸塩<br>オンダンセトロン塩酸塩水和物<br>アザセトロン塩酸塩 | 5-HT$_3$受容体拮抗型制吐薬（抗悪性腫瘍薬投与に伴う悪心，嘔吐） |

## Self Check

**下線部に誤りがあればそれを正せ．**

- ヒスタミンは病気への₁治療応用があり，H₁拮抗薬は抗アレルギー薬として，H₂拮抗薬は抗消化性潰瘍薬として臨床使用されている．
- *H. pylori* 除菌薬には，₂抗菌薬（アモキシシリン水和物，クラリスロマイシン）が有効である．
- ₃スクラルファートは消化性潰瘍の治療促進と再発防止の両方に使用される．
- H₂拮抗薬は，胃壁細胞でのプロトンポンプを₄促進する．
- 酸性 NSAIDs 投与による消化管粘膜機能低下は，₅プロスタグランジン産生促進による．
- 制酸薬は₆テトラサイクリン系抗菌薬とキレート結合し，沈殿が形成される．

**解 答**

1. 治療応用はない　　3. ○　　　　5. プロスタグランジン産生低下
2. ○　　　　　　　　4. 抑　制　　6. ○

### 参考文献

1) 田中千賀子ほか編集：NEW 薬理学，改訂第 7 版，南江堂，2017
2) 三木直正　編集：薬理学電子教科書（下巻），
   http://park12.wakwak.com/~pharma1/textbook2/Pharm-Textbook2.html（参照 2018-8-18）
3) 大浦清ほか編集：ポイントがよくわかるシンプル歯科薬理学，第 1 版，永末書店，2017

# 9 内分泌系に作用する薬物・ビタミン

## A ホルモン

　ホルモンは内分泌器官で合成され分泌されたあと，血液中に入り標的器官まで運ばれたのち細胞の受容体と結合する．ホルモンにはペプチド構造をもつものとコレステロール骨格をもつもの（ステロイド）があり，いずれも極微量で生理的な機能を調節する生理活性物質である．ホルモンの分泌異常が生じるとホルモンに特徴的な症状を現す（表9-1）．ホルモンの欠乏には天然ホルモン製剤や合成ホルモン製剤による**補充療法**がある．

表 9-1　ホルモンの欠乏症・過剰症

| 名　　称 | 欠乏症 | 過剰症 |
|---|---|---|
| 下垂体前葉ホルモン<br>　成長ホルモン（GH）<br>　甲状腺刺激ホルモン（TSH）<br>　副腎皮質刺激ホルモン（ACTH） | 小人症<br>基礎代謝低下<br>シモンズ病 | 巨人症，末端肥大症<br><br>クッシング病 |
| 下垂体後葉ホルモン<br>　抗利尿ホルモン（ADH）<br>　オキシトシン | 尿崩症<br>陣痛微弱 |  |
| 甲状腺ホルモン<br>　L-チロキシン | クレチン病，粘液水腫 | バセドウ病 |
| 上皮小体ホルモン<br>　パラソルモン | テタニー | 線維性骨炎 |
| 膵臓ホルモン<br>　インスリン | 糖尿病 |  |
| 副腎皮質ホルモン<br>　糖質コルチコイド<br>　鉱質コルチコイド | アジソン病<br>アジソン病 | クッシング病<br>アルドステロン症 |
| 精巣ホルモン<br>　テストステロン | 類宦官症 |  |
| 卵巣ホルモン<br>　エストラジオール | 性器発育不全 |  |
| 黄体ホルモン<br>　プロゲステロン | 不妊症 |  |

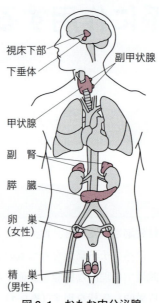

図 9-1　おもな内分泌腺

本章ではホルモンの分泌異常による疾患である糖尿病と甲状腺機能亢進症の治療薬について概説する．カルシウム代謝に関与するホルモンは，第 10 章で解説する．

## 1　インスリンと糖尿病

### a　インスリン

膵臓は血糖調節に関与するホルモンとして，ランゲルハンス島 β 細胞から**インスリン**を，α 細胞から**グルカゴン**を分泌する．

インスリンは組織におけるブドウ糖の吸収と利用に重要であり，肝臓での糖新生の抑制，脂肪組織での脂肪分解抑制，筋肉でのタンパク質の合成促進などの作用がある．インスリン分泌能や組織におけるインスリンに対する感受性が低下すると血糖値が上昇し，糖尿病となる．

糖尿病はインスリン依存性の **1 型糖尿病**と非依存性の **2 型糖尿病**に分類される．1 型糖尿病はランゲルハンス島が破壊されることで発症し，インスリンの補充療法が必須である．2 型糖尿病は肥満に基づく組織のインスリン感受性の低下があり，治療には食事療法，運動療法が行われるが，不十分な場合には糖尿病薬が用いられる．

### b 糖尿病治療薬

#### 1）インスリン製剤

インスリンは経口投与では消化酵素により活性を失うので，**注射**により投与する．**インスリン製剤**は遺伝子組み換えによってさまざまな作用時間のものが開発されており，超速効型，中間型，混合型，持続型，遅効型などに分類される．

#### 2）血糖降下薬

ほとんどが**経口薬**であるが，一部注射薬がある．

- **膵臓でのインスリン分泌促進に働く薬**

  β細胞のカリウムチャネルを構成するスルホニル尿素受容体に結合し，インスリン分泌促進に働く．トルブタミドに代表されるスルホニル尿素系薬物と，ナテグリニドに代表されるグリニド系薬物がある．前者はとくに血漿タンパク質との結合能が高く，ほかの薬物との併用に注意が必要である．

- **糖の吸収を阻害する薬**

  腸からの糖の吸収を阻害するものとして，ボグリボースに代表されるα-グルコシダーゼ阻害薬がある．

- **小腸から分泌されるインクレチンの関連薬**

  生体では小腸から分泌されたインクレチンが膵臓β細胞に働きかけ，インスリン分泌を促進している．関連薬には，インクレチンの1つ GLP-1 が結合する受容体の作動薬と，GLP-1 を分解する酵素である DPP-4 の働きを阻害する DPP-4 阻害薬の2種類がある．前者にはリラグルチド（注射薬），後者にはシタグリプチンリン酸塩水和物（経口薬）などがある．

- **インスリンが働く組織の感受性を高める薬**

  チアゾリジン系（グリタゾン系）は，肝臓，筋肉，脂肪組織などのインスリン感受性を高める．結果として肝臓での糖の産生が抑えられ，血液中の糖分は筋肉などに取り込まれ，血糖値を下げる．ビグアナイド系も肝臓に作用して糖新生を抑え，筋肉での糖の取り込みを促進し，さらに腸管でのブドウ糖吸収を抑制すると考えられている．

- **グルコーストランスポーター阻害薬（SGLT2 阻害薬）**

  腎臓でつくられる尿に含まれる糖は近位尿細管で再吸収され，そのおもな輸送体がグルコーストランスポーターの1つである SGLT2 である．SGLT2 阻害薬を用いると，尿と一緒に糖を排出し，血糖値を下げることができる．

## 2　甲状腺ホルモンとその疾患

### a　甲状腺ホルモン

甲状腺はトリヨードチロニン（$T_3$），チロキシン（$T_4$），およびカルシトニン（第10章参照）を分泌する．$T_3$と$T_4$は基礎代謝と発育成長の促進に関与する．

### b　甲状腺機能亢進症

バセドウ病は自己免疫疾患で，甲状腺刺激ホルモン（TSH）受容体刺激抗体が産生され，甲状腺ホルモンの過剰産生をきたす．甲状腺肥大，眼球突出，頻脈の三徴があり，発汗，神経過敏などの症状がでる．

#### 1）甲状腺機能亢進症治療薬

- チロキシン合成阻害薬

    プロピルチオウラシルやチアマゾールなどがある．これらは$T_3$と$T_4$の生合成を抑制する．

- β遮断薬

    過剰な甲状腺ホルモンによる交感神経系の刺激により頻脈，発汗，神経過敏となっている状態をβ遮断薬によって改善する．

    甲状腺機能亢進症の患者の歯科治療では，アドレナリン配合局所麻酔薬の使用は注意が必要である．

### c　甲状腺機能低下症

先天性のものは，とくにクレチン病という．また自己免疫障害によって甲状腺が攻撃される橋本病では，甲状腺機能低下が起きる．薬物治療として甲状腺ホルモンの投与を行う．

## B ビタミン

ビタミンは生体内で産生されることがなく，外界から栄養素として取り入れられ，生体の物質代謝に重要な役割をはたしている．

ビタミンは**脂溶性ビタミン**と**水溶性ビタミン**に分けられる．

表9-2 ビタミンの欠乏症

| | ビタミン（化学名） | 一般名 | 商品名 | 欠乏症 |
|---|---|---|---|---|
| 脂溶性ビタミン | ビタミンA | レチノールパルミチン酸エステル | チョコラA | 視力障害（夜盲症）や皮膚の乾燥 |
| | 活性型ビタミン$D_3$（カルシフェロール） | カルシトリオール | ロカルトロール | くる病，骨軟化症 |
| | | アルファカルシドール | アルファロール ワンアンファ | |
| | ビタミンE（トコフェロール） | トコフェロール酢酸エステル | ユベラ | 溶血性貧血，乳児皮膚硬化症，歩行障害，網膜症 |
| | ビタミンK（フィトナジオン$K_1$，メナジオン$K_2$） | フィトナジオン | ケーワン カチーフN | 低プロトロンビン血症（出血傾向），止血薬 |
| 水溶性ビタミン | ビタミン$B_1$ | フルスルチアミン | アリナミンF | 脚気症状 |
| | | ビスベンチアミン | ベストン | |
| | ビタミン$B_2$ | フラビンアデニンジヌクレオチドナトリウム | フラビタン | 口唇炎，口内炎，角膜炎 |
| | ビタミン$B_6$ | ピリドキサールリン酸エステル水和物 | ピドキサール | 多発性神経炎，口内炎，ペラグラ，貧血 |
| | ビタミン$B_{12}$ | メコバラミン | メチコバール | 悪性貧血，$B_{12}$は胃底部から分泌される内因子と結合し，小腸から吸収される |
| | ニコチン酸（ナイアシン） | ニコチン酸 | ナイクリン | 皮膚炎，下痢，痴呆の3症状を示すペラグラ |
| | ビタミンC | アスコルビン酸 | ハイシー | 壊血病 |
| | パントテン酸カルシウム | パントテン酸カルシウム | パントテン酸カルシウム | 易疲労感，頭痛，嘔気 |

※ビタミンAの過剰症：食欲不振，皮膚炎，脱毛，肝腫，脳圧亢進，骨膜肥厚，妊娠時の催奇形性

## Self Check

**下線部に誤りがあればそれを正せ．**

- 水溶性ビタミンには，[1]ビタミンD，ビタミンEがある．
- ビタミンAが欠乏すると[2]くる病，骨軟化症の症状が現れる．
- 腸管からのカルシウムやリンの吸収には，[3]活性型ビタミン$D_3$が関与している．
- 副甲状腺ホルモン（PTH）は[4]ビタミンKとともに血液中のカルシウム濃度を上昇させる．
- 下垂体前葉ホルモンのうち，成長ホルモン（GH）は[5]下垂体性低身長に臨床応用される．
- ビタミン$B_1$，$B_2$，$B_6$は体内でリン酸化を受け[6]補酵素となって作用する．
- エストロゲン受容体[7]遮断薬は乳癌の治療に用いる．
- 卵胞ホルモンも黄体ホルモンも女性の[8]卵巣から分泌される．
- [9]2型糖尿病ではインスリン補充療法が必須である．
- インスリンは[10]経口で投与する．
- スルホニル尿素系薬物は血漿タンパク質との結合能が[11]高い．

**解答**

1. ビタミンB群，ビタミンC
2. 視力障害，皮膚の乾燥
3. ○
4. ビタミン$D_3$
5. ○
6. ○
7. ○
8. ○
9. 1型糖尿病
10. 注射
11. ○

**参考文献**

1) 上代淑人 監訳：イラストレイテッド ハーパー・生化学 原書27版，丸善，2007
2) 小椋秀亮 監修：現代歯科薬理学，第5版，医歯薬出版，2012
3) 田中千賀子ほか編集：NEW薬理学，改訂第5版，南江堂，2007
4) 最新医学 糖尿病とその合併症の成因，最新医学社，2012

# 10 硬組織に作用する薬物

## A 硬組織とカルシウム

　カルシウムは，体重のおよそ2％（約1 kg）に当たり，生体内に最も多く存在するミネラルである．そのうち99％が硬組織（骨と歯）に存在する．骨は体内のカルシウムの貯蔵器官として働き，血清カルシウム濃度の恒常性において重要な役割をはたす．一方，成熟した歯の象牙質とエナメル質に沈着したカルシウムは，再利用されることはないため，成長期でのカルシウム沈着異常は生涯にわたって影響を及ぼす．

### 1　カルシウムの体内動態

　カルシウムの体内動態を調節する器官は，骨，腎臓および小腸（十二指腸）である．日本人成人の1日当たりのカルシウム摂取量を600 mgとすると，小腸からの吸収は3分の1に当たる約200 mg，血中から腸管内への分泌は約100 mg，腸管から血中への再吸収は約50 mgであり，正味の吸収量は約150 mgとなる．また尿中への排泄量は約150 mgである．骨組織は1日300 mgのカルシウムを取り込み，同じ量を血中に溶出している．このようなしくみで，カルシウム濃度がほぼ一定に保たれている（図10-1）．

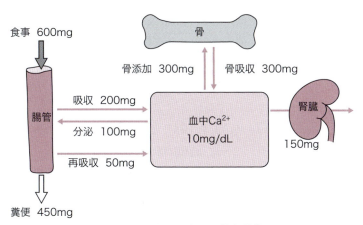

図10-1　カルシウムの体内動態

## 2　血中カルシウム濃度を制御するホルモン

　カルシウムは生体内で，細胞の分化・増殖，細胞運動，シナプスでの情報伝達，筋収縮，受精，血液凝固など多彩な生理反応に関与するため，**血中カルシウム濃度**は 8.5〜10.4 mg/dL の範囲内に厳密に保たれている．骨は成長を終えたあとも**リモデリング**を繰り返すことで，古い骨を新しいものに置き換えている．この過程で，硬組織中のカルシウムと循環血液中のカルシウム交換が行われ，血中カルシウム濃度を正常範囲に維持することができる．つまり，血中カルシウム濃度が低下すれば骨を溶かし，反対に血中カルシウム濃度が上昇すれば，再び骨に蓄えるという巧妙なしくみを備えており，調節には**副甲状腺ホルモン**（PTH），**活性型ビタミン D$_3$**，**カルシトニン**（CT）が関与している（表 10-1）．

表 10-1　カルシウム調節ホルモンの標的器官と作用

| ホルモン | 骨 | 腸管 | 腎臓 | Ca | P |
|---|---|---|---|---|---|
| PTH | 骨吸収促進 | カルシウム吸収促進（ビタミン D$_3$ 活性化を介する間接的作用で） | ・カルシウム再吸収促進<br>・リン再吸収抑制<br>・ビタミン D$_3$ 活性化促進 | ↑ | ↓ |
| 活性型ビタミン D$_3$ | 骨吸収・骨形成ともに促進 | カルシウム吸収，リン吸収ともに促進 | ・PTH によるカルシウム再吸収作用増強 | ↑ | ↑ |
| カルシトニン | 骨吸収抑制 | — | ・カルシウム再吸収抑制<br>・リン排泄促進 | ↓ | ↓ |

　しかし，この調節機能にも限界があり，それを超えた場合にはさまざまな疾患が引き起こされる．**低カルシウム血症**は，総血漿カルシウム濃度が 8.8 mg/dL 未満となることであるが，副甲状腺機能低下症，ビタミン D 欠乏症，および腎不全が原因としてあげられる．症状としては，感覚異常，**テタニー**のほか，重度であれば，痙攣，脳症，心不全が起こる場合もある．歯科治療に際して，不安や恐怖によって自律神経の興奮が高まって起こる**過換気症候群**においては，呼吸性アルカローシスの状態が誘導され，タンパク質結合型カルシウム増加（タンパク質がイオン化されるため）によりイオン化カルシウムが低下し，その結果，四肢の硬直など**テタニー症状**が発現しやすくなる．

　反対に血中カルシウム濃度が 10.4 mg/dL を上回ると**高カルシウム血症**と判断されるが，通常は過剰な骨吸収が原因と考えられる．12〜13 mg/dL 以上で倦怠感，疲労感，食欲不振などが起こり，さらに高度になると筋力低下，**口渇**，多飲，多尿，悪心，嘔吐が出現する．悪性腫瘍に伴う高カルシウム血症を治療せずに放置すると，やがては昏睡（脳神経活動低下）や循環不全，腎不全へと進行して致死的となる．

### a 副甲状腺ホルモン（PTH）

副甲状腺は甲状腺に近接して存在する腺器官であり，副甲状腺ホルモン（PTH；parathyroid hormone）を分泌する．副甲状腺主細胞の細胞膜に存在する**カルシウム感受性受容体**が**血中カルシウム濃度**の低下を感知して，**副甲状腺ホルモンの合成・分泌**を制御して，最終的に血中カルシウム濃度を上昇させる．

生体内に存在するPTHは84個のアミノ酸からなるポリペプチドであるが，N端から34番目のアミノ酸までのPTH（1-34）がほぼ完全な活性をもつ．主要な**標的器官**は**骨**と**腎臓**であり，**腸管**に対しては**間接作用**をもつ．

#### 1）骨に対する作用

骨芽細胞の細胞膜に存在する**PTH/PTHrP受容体**に作用し，cAMP dependent protein kinase A（PKA）の情報伝達系を介して，破骨細胞分化因子である receptor activator of NF-κB ligand（RANKL）の発現を誘導，一方でデコイ受容体（OPG；osteoprotegerin）の発現を抑制することにより，前駆細胞から**破骨細胞の分化促進と活性化**を促す（図10-2）．このことにより骨吸収を促進し，結果として血清カルシウム濃度を上昇させる．一方，PTHを間欠的に作用させると，成長因子の発現促進を介し骨形成を増加させる（アナボリックウィンドウ）ことから骨粗鬆症治療薬として使用される．

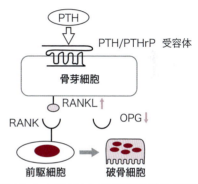

**図10-2　PTHによる破骨細胞分化の促進**
PTHが骨芽細胞で受容体に結合することよりRANKLの発現を促進，OPGの発現を抑制し，結果として前駆細胞から破骨細胞への分化を促進する．

#### 2）腎臓に対する作用

遠位尿細管における**カルシウム再吸収促進**と近位尿細管における**リン再吸収抑制**を行う．また1α水酸化酵素の合成を促すことでビタミンDの活性化亢進を行う．このビタミンDの活性化を介して間接的に小腸においてカルシウムの吸収促進作用をもつ．

#### 3）副甲状腺ホルモン製剤

本章B-5参照．

---

**Column　PTHrP（parathyroid hormone-related peptide）**

悪性腫瘍に伴う高カルシウム血症の原因物質が，腫瘍が産生するPTH様物質であるとして同定された．副甲状腺ホルモン関連タンパク質PTHrPと名づけられ，その構造はN端から14個のアミノ酸のうち8-9個がPTHと同一であった．PTHrPは正常組織とくに胎児期には幅広い組織から産生され，カルシウム代謝の調節のみならず，軟骨を含む器官形成にかかわっていることが知られている．
PTHもPTHrPも同じ受容体に結合しPTH/PTHrP受容体と呼ばれ，細胞膜を7回貫通するGTP結合タンパク質共役型である．

### b　ビタミンD

　ビタミンDは抗くる病因子として発見された脂溶性ビタミンである．くる病とは骨の石灰化障害のうち，小児期にみられる骨端部，成長板，軟骨の骨化異常による脊椎や四肢骨の彎曲や変形などの病態であり，骨端線閉鎖完了後の成人にみられる骨軟化症とは区別されている．

　ビタミン$D_2$（エルゴカルシフェロール）は植物に含まれ，ビタミン$D_3$（コレカルシフェロール）は食物から摂取されるか，またはヒトを含む動物の皮膚で合成される．いずれも肝臓に運ばれて25位の水酸化を受け，さらに腎臓の近位尿細管細胞で**1α水酸化酵素**によって活性化される．最終産物である**1α,25-ジヒドロキシビタミン$D_3$**は強力な血中カルシウム上昇作用があるため，ネガティブフィードバック機構によって自分の活性化を抑制する．すなわち，生じた活性型ビタミン$D_3$が腎臓に働きかけて水酸化反応を抑制し，また副甲状腺にも働きかけてPTHの分泌を抑制することで間接的に活性化を抑制する．

#### 1）骨に対する作用

　骨芽細胞に**ビタミンD受容体**が存在し，RANKLの発現誘導を介して**破骨細胞による骨吸収促進**を行う．また骨芽細胞に対しても直接マトリックスタンパク質の合成を促進する．さらに，ビタミンD受容体ノックアウトマウスにおいては，くる病と似た表現型を示すことから石灰化に必要であると考えられている．

#### 2）腸管に対する作用

　**小腸の粘膜上皮細胞**によるカルシウム吸収，リン吸収を促進する．

#### 3）活性型ビタミン$D_3$製剤

　副甲状腺機能低下症，腎不全（ビタミン$D_3$の水酸化機能が低下しているため），骨粗鬆症，くる病などの骨代謝異常に用いられる．

### c　カルシトニン

　**甲状腺のC細胞**から分泌される32個のアミノ酸からなるペプチドホルモンである．カルシトニン受容体は，細胞膜に存在する7回膜貫通型でありPTH/PTHrP受容体と相同性が高い．

#### 1）骨に対する作用

　**破骨細胞**にのみ受容体が存在し骨吸収活性を抑制する．cAMP細胞内情報伝達系を介し，破骨細胞機能を抑制する．その結果，**血中カルシウム**を低下させる．

#### 2）腎臓に対する作用

　**遠位尿細管**に作用しカルシウムの尿中への**排泄**を増加させる．

#### 3）カルシトニン製剤

　骨粗鬆症，骨パジェット病など破骨細胞活性が亢進している患者において疼痛を軽減し，病的骨吸収の亢進を抑制するために用いられる．

## B 硬組織に作用する薬物

### 1 ビスホスホネート製剤

　ピロリン酸（P-O-P結合）と化学構造が類似している**P-C-P結合**を基本骨格として，2つの側鎖をもつ化合物である（図10-3）．カルシウムとキレートするため，骨のミネラル成分である**ヒドロキシアパタイト**と選択的に結合することで骨に沈着し，体内に長くとどまる．

　側鎖に窒素を含まない第一世代のビスホスホネート製剤と，窒素を含む第二・第三世代のビスホスホネート製剤に大別され，作用強度や作用機序が異なることが知られている．窒素非含有ビスホスホネート製剤は，ATP類似物質を形成することで破骨細胞内のエネルギー代謝経路を阻害するのに対し，窒素含有ビスホスホネート製剤は，コレステロール合成に関与するメバロン酸経路において，ファルネシルピロリン酸合成酵素やゲラニルゲラニルピロリン酸合成酵素を抑制する結果，細胞骨格構築や細胞遊走に必要な低分子Gタンパク質のプレニル化を阻害し，破骨細胞の骨吸収機能を抑制すると考えられている．

　破骨細胞機能を抑制することから，骨粗鬆症治療の第一選択薬として用いられ，**骨密度上昇**に加えて，**骨折リスクを低下**させることが知られている．また代謝性骨疾患，たとえば癌の骨転移抑制，骨パジェット病などにも用いられる（表10-2）．長期間にわたる投与により，頻度はきわめて低いが，**顎骨壊死**や非定型大腿骨骨折などの副作用を生じることが知られている．

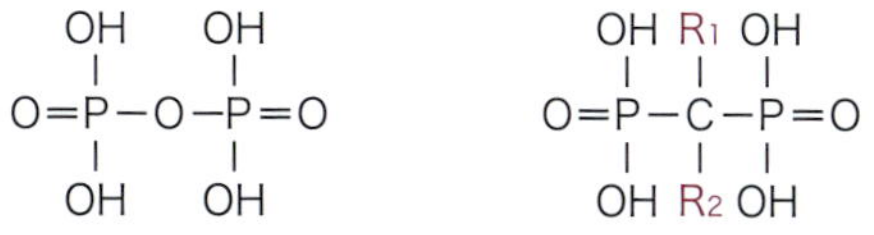

$$\begin{array}{cc}
\text{OH} \quad \text{OH} & \text{OH} \quad R_1 \quad \text{OH} \\
| \quad\quad | & | \quad\quad | \quad\quad | \\
\text{O=P—O—P=O} & \text{O=P—C—P=O} \\
| \quad\quad | & | \quad\quad | \quad\quad | \\
\text{OH} \quad \text{OH} & \text{OH} \quad R_2 \quad \text{OH} \\
\text{ピロリン酸} & \text{ビスホスホネート} \\
& R_1, R_2：側鎖
\end{array}$$

図 10-3　ピロリン酸とビスホスホネートの化学構造

---

#### Column：骨吸収抑制薬関連顎骨壊死（ARONJ）

　顎骨壊死は口腔領域の放射線治療後にみられる病態であるが，放射線治療を受けていない患者に顎骨壊死をきたす例が，2003年にはじめて報告された．このような患者の受けた治療の共通項は，ビスホスホネート製剤の長期投与であったため，ビスホスホネート関連顎骨壊死（BRONJ）と呼称された．多くが癌の骨転移，多発性骨髄腫，骨パジェット病などの骨病変に対して投与されたものであるが，骨粗鬆症治療として用いられた場合にもみられた．その後，ビスホスホネート製剤のみでなく，デノスマブ投与患者でもほぼ同じ頻度で発症例が報告されたため，骨吸収抑制薬関連顎骨壊死（ARONJ）と総称されている．抜歯，インプラント手術，歯周処置などに伴って起こることが多く，口腔内の衛生状態，糖尿病などの全身状態も壊死を引き起こすリスクファクターと考えられている．医原病であるうえ難治性なので，抜歯などの外科的侵襲処置が必要であれば，処置後の創傷治癒が確認されるまで休薬することが望ましい．そのためには主治医と歯科医師との緊密な連携が必要である．

表10-2 国内で販売されているビスホスホネート製剤と適応症

| 一般名 | 側鎖：R₁ | 側鎖：R₂ | 骨吸収抑制強度 | 適応症 |
|---|---|---|---|---|
| エチドロン酸二ナトリウム（エチドロネート） | -OH | -CH₃ | 1 | ①骨粗鬆症<br>②骨パジェット病<br>③脊髄損傷後股関節形成術後の異所性骨化の抑制 |
| アレンドロン酸ナトリウム水和物（アレンドロネート） | -OH | -(CH₂)₃-NH₂ | 100〜1,000 | ①骨粗鬆症 |
| リセドロン酸ナトリウム水和物（リセドロネート） | -OH | —CH₂—(ピリジン) | 1,000〜10,000 | ［ただし，リセドロン酸ナトリウム水和物17.5 mgでは，骨粗鬆症に加えて骨パジェット病］ |
| ミノドロン酸水和物（ミノドロネート） | -OH | —CH₂—(イミダゾピリジン) | >10,000 | |
| イバンドロン酸ナトリウム水和物（イバンドロネート） | -OH | -(CH₂)₂-N(CH₃)(CH₂)₄-CH₃ | 1,000〜10,000 | |
| パミドロン酸二ナトリウム水和物（パミドロネート） | -OH | -(CH₂)₂-NH₂ | 10〜100 | ①悪性腫瘍による高カルシウム血症<br>②乳癌の溶骨性骨転移<br>③骨形成不全症 |
| ゾレドロン酸水和物（ゾレドロネート） | -OH | —CH₂—N(イミダゾール) | >10,000 | ①悪性腫瘍による高カルシウム血症<br>②多発性骨髄腫による骨病変および固形癌骨転移による骨病変 |

側鎖については図10-3参照．

## 2 ビタミンK₂製剤

　天然のビタミンKにはビタミンK₁（フィロキノン）とビタミンK₂（メナキノン）の2つの型がある．ビタミンK₁は食品から摂取されるのに対し，ビタミンK₂は食品（肉類，乳製品，鶏卵，納豆など）のほか，ヒトでも腸内細菌（納豆菌も含まれる）によって産生される．**ビタミンK**はグルタミン酸残基のγ-カルボキシル化に必須の**補酵素**であり，骨芽細胞が産生する骨基質タンパク質の1つである**オステオカルシン**の活性化に関与している．骨粗鬆症治療薬として使用されるメナテトレノン（ビタミンK₂）は，骨形成マーカーの1つでもあるオステオカルシンのγ-カルボキシル化を促進することが明らかにされている．ビタミンK摂取不足の高齢者では大腿骨近位部骨折の発生率が高いこと，骨粗鬆症性骨折の既往のある患者や椎体骨折のある女性では血中ビタミンK濃度が低いことから，オステオカルシン低値が骨折の危険因子である可能性もあるが，骨の石灰化にオステオカルシンが必要であるかどうかについては明確ではない．

## 3　ホルモン補充療法（HRT）

　閉経後の骨粗鬆症に対して，エストロゲンの補充療法が従来行われてきた．エストロゲンは，破骨細胞形成を促進するサイトカインを抑制し，一方でまた破骨細胞のアポトーシスを促進することにより骨吸収を抑制する．なお，植物由来のエストロゲン様作用を現す薬物としてイプリフラボン製剤があり，骨粗鬆症の治療薬として投与される．大豆などに含まれるイソフラボンの誘導体である．

## 4　選択的エストロゲン受容体モジュレーター（SERM）

　閉経後の骨粗鬆症に対して，エストロゲンの長期投与は骨組織以外に多様な反応をもたらし，乳癌，子宮癌，血栓症などのリスクを高める．そのため，骨以外の組織における有害事象を軽減することにより，選択的な作用を発揮する目的で開発された合成化合物が選択的エストロゲン受容体モジュレーター（SERM；selective estrogen receptor modulator）である．エストロゲン受容体に結合するが，骨に対してはアゴニストとして，それ以外の組織においてはアンタゴニストとして働く（表 10-3，10-4）．骨密度改善効果はビスホスホネート製剤より弱いが，酸化ストレス減弱による骨質改善作用をもつため，骨折抑制効果を発揮することが報告されている．

表 10-3　エストロゲン製剤と SERM の比較

|  | 骨吸収活性 | 乳癌細胞増殖 | 子宮内膜増殖 |
|---|---|---|---|
| エストロゲン製剤 | ↓ | ↑ | ↑ |
| SERM | ↓ | ↓ | ↓ |

## 5　副甲状腺ホルモン製剤（テリパラチド，テリパラチド酢酸塩）

　現在，使用されている骨粗鬆症治療薬の大部分は骨吸収抑制薬であるが，唯一使用可能な骨形成促進薬として PTH 製剤であるテリパラチド（テリパラチド酢酸塩）〔遺伝子組み換え，または化学合成によるヒト PTH（1-34）〕の間歇的投与がある．連日投与または週1回投与の2種類の製剤があるが，いずれの場合でも，Wnt シグナルを介して骨形成優位に骨代謝回転の亢進がはじまり，それに続いて，骨芽細胞が産生した RANKL により破骨細胞が活性化されるが，その変動幅は小さく，骨吸収が骨形成を超えない期間があることが明らかになった．このタイムラグ期間はアナボリックウィンドウ（骨形成＞骨吸収）と呼ばれ，この間に骨量が回復することが示されている．骨密度低下が著しい骨粗鬆症やすでに骨折がある重篤な骨粗鬆症に限定して用いられているが，骨密度上昇，椎体骨折抑制，非椎体骨折抑制において，大きな効果が得られている．

　投与は 24 か月間までと制限されているほか，高カルシウム血症患者，妊婦には投与禁忌である．

## 6　抗RANKL抗体

**抗RANKL抗体（デノスマブ）** は，破骨細胞分化促進因子であるRANKLに特異的に結合する完全ヒト型IgGモノクローナル抗体である．RANKLと結合することで，強力な骨吸収抑制作用を現し，軽度から重度に至るすべての骨粗鬆症患者の治療に使用できる．しかし，強い骨吸収抑制作用に伴う低カルシウム血症には注意を要し，必要ならばカルシウム製剤や腸管からのカルシウム吸収を促進する天然型ビタミン$D_3$（腎機能低下患者では活性型ビタミン$D_3$）の併用が推奨される．

表10-4　骨粗鬆症治療薬の分類と特徴

| 分類 | 一般名 | 特徴 |
|---|---|---|
| 活性型ビタミン$D_3$製剤 | アルファカルシドール | $1\alpha$-ヒドロキシビタミン$D_3$ |
| | カルシトリオール | $1\alpha,25$-ジヒドロキシビタミン$D_3$ |
| | エルデカルシトール | カルシトリオールの誘導体<br>（骨密度上昇・椎体骨折抑制効果が高い） |
| ビタミン$K_2$製剤 | メナテトレノン | オステオカルシンの$\gamma$-カルボキシル化 |
| ビスホスホネート製剤 | エチドロン酸二ナトリウム（エチドロネート） | 窒素非含有ビスホスホネート |
| | アレンドロン酸ナトリウム水和物（アレンドロネート） | 窒素含有ビスホスホネート |
| | リセドロン酸ナトリウム水和物（リセドロネート） | |
| | ミノドロン酸水和物（ミノドロネート） | |
| | イバンドロン酸ナトリウム水和物（イバンドロネート） | |
| 選択的エストロゲン受容体モジュレーター（SERM） | ラロキシフェン塩酸塩 | 骨代謝に対してはアゴニストとして働く<br>乳腺・子宮内膜にはアンタゴニストとして働く |
| | バゼドキシフェン酢酸塩 | |
| カルシトニン製剤 | エルカトニン | 疼痛軽減（中枢性鎮痛作用による） |
| | サケカルシトニン | |
| ヒトPTH製剤 | テリパラチド<br>テリパラチド酢酸塩 | 間歇投与により，骨形成＞骨吸収<br>高カルシウム血症患者・妊婦に投与禁忌 |
| 抗RANKL抗体 | デノスマブ | 低カルシウム血症患者・妊婦に投与禁忌 |

# Self Check

下線部に誤りがあればそれを正せ.

- 副甲状腺ホルモン（PTH）は，₁細胞膜上のカルシウム感受性受容体を介して血液中のカルシウム濃度を感知している.
- PTH や 1α,25-ジヒドロキシビタミン D₃ の受容体は，骨芽細胞には ₂存在しない.
- ビタミン D₃ は ₃小腸で活性化される.
- 活性型ビタミン D₃ は小腸の粘膜上皮細胞によるカルシウムの吸収を ₄抑制する.
- カルシトニンの受容体は骨においては ₅破骨細胞に存在する.
- カルシトニンは腎臓に作用し，尿細管におけるカルシウムの ₆再吸収を促進する.
- ビスホスホネートは ₇骨形成を促進することにより骨量の増加を図る.
- ビスホスホネートの顎骨に現れる副作用の1つは ₈顎骨壊死である.
- 選択的エストロゲン受容体モジュレーターは骨においてエストロゲンの ₉アンタゴニストとして働く.
- ビタミン K はワルファリンカリウムの作用に対して ₁₀拮抗的に働く.

---

解　答
1. ○  　　3. 腎　臓  　　5. ○  　　7. 骨吸収を抑制  　　9. アゴニスト
2. 存在する  　　4. 促　進  　　6. 排　泄  　　8. ○  　　10. ○

---

**参考文献**

1) 大谷啓一 監修：現代歯科薬理学，第6版，医歯薬出版，2018
2) 須田立雄ほか編著：新 骨の科学，医歯薬出版，2007
3) 骨粗鬆症の予防と治療ガイドライン作成委員会 編集：骨粗鬆症の予防と治療ガイドライン2015年版，日本骨粗鬆症学会，2015

# 11 抗炎症薬

　物理的因子（外傷，火傷，凍傷，放射線，紫外線など），化学的因子（強酸，強アルカリ，その他の有害物質など），細菌，ウイルスなどの微生物による感染などによって生体組織に侵害刺激が加わると，生体は**局所の防衛反応**を示す．これを**炎症**という．炎症反応は生体の恒常性維持機構の1つであり，生物が生きていくうえで必要な反応である．生体に有害な刺激やストレスが加わると，生体防御機構として**発赤**，**発熱**，**疼痛**，**腫脹**，**機能障害**（炎症の五大徴候）がみられる．この炎症反応が過度に発現するとき，生体にとって耐えがたいものとなり，これら炎症反応を抑制する必要がでてくる．このような炎症反応による症状を軽減する目的として適用される薬物を**抗炎症薬**という．抗炎症薬は病因そのものを治療するわけではなく，さまざまな疾病に伴う炎症反応による症状を抑える**対症療法**である．

## A 炎症の経過

　生体が侵害刺激を受けると，さまざまな生体防御機構が働き最終的には組織の修復が行われる．この一連の過程は3期に分けられる（図11-1）．

### a 第1期：血管透過性亢進期，血管拡張

　炎症反応第1期は2相性に進行する．細菌性毒素や組織損傷などの侵害刺激が生体に加わったときの一過性の即時反応（第1相）と，そのあとに発現する遅延反応（第2相）である．第1期

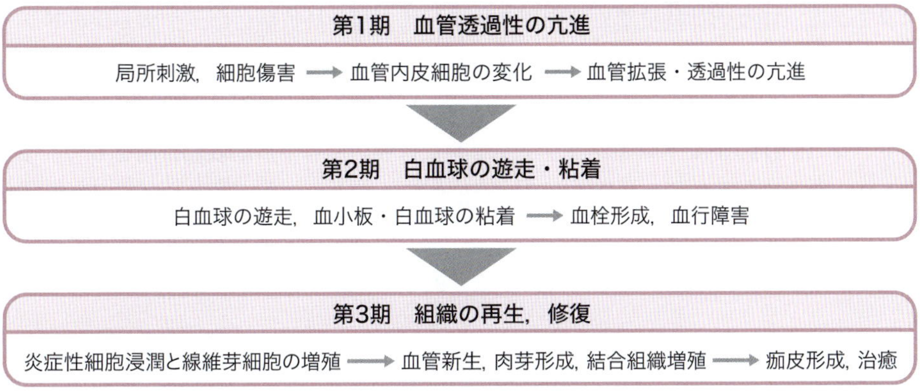

```
第1期　血管透過性の亢進
局所刺激，細胞傷害 → 血管内皮細胞の変化 → 血管拡張・透過性の亢進
          ↓
第2期　白血球の遊走・粘着
白血球の遊走，血小板・白血球の粘着 → 血栓形成，血行障害
          ↓
第3期　組織の再生，修復
炎症性細胞浸潤と線維芽細胞の増殖 → 血管新生，肉芽形成，結合組織増殖 → 痂皮形成，治癒
```

図11-1　炎症の経過

第1相反応では，おもに**ヒスタミン**が関与する．ヒスタミンが微小循環系に作用すると，**血管拡張**によって初期には血流は促進するが次第にうっ血状態を呈し，発赤や発熱を生じる．その後，**プロスタグランジン類**や**キニン類**が関与する第2相反応へと移行する．細静脈系の**血管透過性亢進**により血漿成分が血管外へ滲出し，浮腫が形成される．

### b　第2期：白血球浸潤期

第1期反応に続き，炎症巣では**多形核白血球**や**単球**が血管外へ浸潤する．多形核白血球は，病原微生物などの**貪食**，**リソソーム系タンパク分解酵素**，**活性酸素の放出**により異物の排除を行う．また単球やマクロファージも細菌や破壊組織の貪食を行い，**一酸化窒素**（NO）やさまざまな**サイトカイン**を放出する．サイトカインが走化性因子となり，炎症局所への白血球の遊走，粘着，浸潤がみられる．

### c　第3期：修復期

マクロファージによる貪食反応に続いて，炎症過程は組織修復期へ至る．**毛細血管の新生**，**線維芽細胞の増殖**，**リンパ管新生**などにより肉芽増殖が起こり，修復・治癒に向かう．

## B　炎症性メディエーター

炎症反応はさまざまなシグナル分子により仲介されており，それらを炎症性メディエーターという．炎症性メディエーターの多くはケミカルメディエーター，あるいはオータコイドと呼ばれてきた．炎症性メディエーターとその由来細胞を**表 11-1** に示す．

### 1　アミン類

#### 1）ヒスタミン

ヒスタミンは，急性炎症の第1期第1相反応やアレルギー反応に関与する主要な炎症性メディエーターであり，**肥満細胞や好塩基球**，**血小板**から放出され，炎症時の**血管透過性亢進**，**血管拡張**，**気管支平滑筋収縮**などを引き起こす．これらの反応にはヒスタミン受容体（$H_1$）が関与し，抗ヒスタミン薬（$H_1$受容体拮抗薬）で抑制される．代表的な拮抗薬には，ジフェンヒドラミン塩酸塩，クロルフェニラミンマレイン酸塩などがある．第12章参照．

#### 2）セロトニン（5-HT）

セロトニン（5-HT；5-ヒドロキシトリプタミン）は強い**血管平滑筋収縮作用**をもつ．また，外分泌腺からの分泌抑制作用や，気管支平滑筋収縮作用を有する．セロトニンの薬理作用はセロトニン受容体（5-$HT_1$～5-$HT_7$）を介して発現する．セロトニン受容体拮抗薬には，グラニセトロン塩酸塩やオンダンセトロン塩酸塩水和物がある．第3章参照．

### 2　キニン類

ブラジキニンとカリジンを合わせてキニン類という．キニン類は，血漿中に存在するキニノー

表 11-1 炎症反応にかかわる炎症性メディエーターとその作用

|  | ケミカルメディエーター | 由来細胞 | おもな作用 |
| --- | --- | --- | --- |
| 細胞内貯留物質 | ヒスタミン，セロトニン | 肥満細胞，好塩基球，血小板 | 血管透過性亢進，血管拡張 |
|  | リソソーム酵素 | 好中球，マクロファージ | 殺菌作用 |
|  | サブスタンスP | 知覚神経 | 血管拡張，血管透過性亢進 |
| 炎症性刺激により合成遊離される物質 | プロスタグランジン類（PGs）PGI$_2$，PGE$_2$，PGD$_2$ TXA$_2$ | 内皮細胞，肥満細胞，白血球，血小板 | 血管拡張，発熱，疼痛閾値低下 血小板凝集促進 |
|  | ロイコトリエン類（LTs）LTC$_4$，LTD$_4$，LTE$_4$ LTB$_4$ | 白血球，肥満細胞 | 血管透過性亢進，血管収縮，気管支収縮 白血球走化性亢進 |
|  | 血小板活性化因子（PAF） | 白血球，血小板 | 血管透過性亢進，白血球活性化 |
|  | 活性酸素種 | 白血球 | 殺菌作用 |
|  | 一酸化窒素 | マクロファージ，内皮細胞 | 殺菌作用，血管拡張 |
| 血漿由来物質 | ブラジキニン | 炎症細胞 | 疼痛，血管透過性亢進，血管拡張 |
|  | 補体成分（C3a, C5a） | 血清 | 血管透過性亢進，白血球活性化 |

ゲンにカリクレインが作用することにより生成されるポリペプチドである．ブラジキニンは強力な**発痛作用**をもち，急性炎症後期の遅延反応や炎症性疼痛に関与する主要な内因性物質として作用する．その他の作用として，**血管拡張作用**や**血管透過性亢進作用**をもつ．キニン類はキニナーゼで代謝分解される．

### a カリクレイン・キニン系（図 11-2）

**カリクレイン**を介した血漿キニン（ブラジキニン・カリジン）を産生するカスケードで，組織の生体防御・機能維持に関係する．産生系は，血漿カリクレイン・キニン系と，組織（腺性）カリクレイン・キニン系が独立して存在する．

両方の系から産生されたブラジキニン・カリジンは，キニナーゼⅠ，キニナーゼⅡ（アンジオテンシン変換酵素，ACE；angiotensin converting enzyme）により不活化される．

#### 1）血漿カリクレイン・キニン系

血漿カリクレイン・キニン系は，組織傷害などにより内因性の血液凝固系の**第XII因子（Hageman因子）**が活性化され，血漿**プレカリクレイン**を活性型の血漿**カリクレイン**に変換し，これを介して高分子（HMW；high molecular weight）**キニノーゲン**を切断してブラジキニンを産生する．

#### 2）組織（腺性）カリクレイン・キニン系

組織（腺性）カリクレイン・キニン系は，膵臓，唾液腺，涙腺，汗腺など外分泌線の細胞や腎臓，尿，腸管壁，気管支壁，血管壁などにも存在する組織（腺性）カリクレインが，低分子（LMW；low molecular weight）キニノーゲンを切断してカリジンを産生する．カリジンは，さらにアミノ

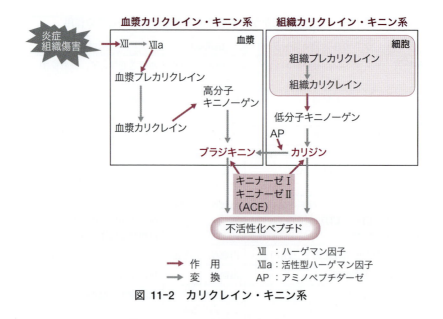

図 11-2　カリクレイン・キニン系

ペプチダーゼによりN末端側のアミノ酸が1個削られたブラジキニンに変換される．

### b　ブラジキニン-ブラジキニン受容体

炎症性メディエーターの1つであり，発痛物質でもある．ブラジキニン受容体（誘導型の$B_1$と恒常型の$B_2$）に作用して次の多様な機能を有する．

① **平滑筋収縮作用**：腸管・子宮・気管支平滑筋を収縮させる．
② **血管拡張作用**：とくに細動脈を拡張し，全身血圧を低下させる．これは，血管内皮細胞から一酸化窒素（NO）を産生・遊離させるためである．
③ **発痛作用**：侵害刺激による組織損傷により血漿カリクレイン・キニン系が活性化されブラジキニンが産生される．知覚神経の侵害受容線維終末のブラジキニン受容体（急性時には$B_2$，慢性時には$B_1$）に作用し，興奮させて疼痛を引き起こす．ブラジキニンによる受容体刺激は，ホスホリパーゼ$A_2$を活性化しアラキドン酸を遊離させ，プロスタグランジン（PG）の産生を誘導する．$PGE_2$，$PGI_2$が産生されると知覚神経の感受性を増強する（閾値の低下）．
④ **炎症作用**：細静脈内皮細胞を収縮させ細胞の隙間を広げる．その結果，血管透過性を亢進させ，浮腫（漏出液の貯留）を引き起こす．さらに$PGE_2$，$PGI_2$のような細動脈を拡張させるオータコイドにより炎症が拡大する．
⑤ **腎臓での作用**：腎尿細管で$Na^+$の再吸収を阻害し，尿中排泄を増加させる．

### c　カリクレイン・キニン系に作用する薬物

#### 1）ブラジキニン受容体拮抗薬

臨床適応はない．

### 2）アンジオテンシン変換酵素阻害薬（ACE 阻害薬）：高血圧治療薬

アンジオテンシン変換酵素はキニナーゼⅡと同一酵素であることから，その阻害薬はブラジキニンの分解を抑制する．そのため肺（気管支）におけるブラジキニンの刺激が増加し，咳（空咳）を誘発する（第4章参照）．

## 3　エイコサノイド

炭素数20の不飽和脂肪酸から生成される生理活性物質の総称である．この不飽和脂肪酸は，細胞膜の脂質二重層であるグリセロリン脂質にエステル結合して存在している．細胞に刺激が加わると**ホスホリパーゼ $A_2$**（$PLA_2$；phospholipase $A_2$）によって切り出され，さらにさまざまな酵素によってその組織に特有の**プロスタグランジン**（PG；prostaglandin）や**ロイコトリエン**（LT；leukotriene）に変換され近傍の細胞に作用し，恒常性維持に多彩な生理機能を示す．さらに炎症やアレルギーなどにも関与している．この生成システムを不飽和脂肪酸のうちアラキドン酸が中心となるため，**アラキドン酸カスケード**と呼ぶ（p.36 図 **1-21** 参照）．

### a　アラキドン酸カスケードにかかわる酵素

#### 1）ホスホリパーゼ $A_2$（$PLA_2$）

細胞膜リン脂質からアラキドン酸を切り出す酵素．
炎症時にブラジキニンなどによってリン酸化を受けて活性化する．

#### 2）シクロオキシゲナーゼ（COX）

アラキドン酸をプロスタグランジン（PG）$G_2$，さらに $PGH_2$ へ変換する酵素．

アラキドン酸に酸素分子を付加させ，5員環構造をもつ $PGG_2$ を合成するシクロオキシゲナーゼ活性と，$PGG_2$ から $PGH_2$ を合成するヒドロペルオキシダーゼ活性の2つを有するプロスタグランジンエンドペルオキシド合成酵素を通常**シクロオキシゲナーゼ**（**COX**；cyclooxygenase）と呼んでいる．COX には，恒常的に発現している **COX-1** と，炎症部位で発現してくる誘導型の **COX-2** が存在する．

#### 3）5-リポキシゲナーゼ

アラキドン酸から 5-HPETE さらにロイコトリエン（LT）$A_4$ へ変換する酵素．

単に**リポキシゲナーゼ**と呼ぶことが多いが，作用する部位の異なる複数のリポキシゲナーゼが存在する．そのなかでも，アラキドン酸の 5, 6 位に酸素を付加する **5-リポキシゲナーゼ**が生理的に重要である．

#### 4）合成酵素

各 PG 合成には，$PGH_2$ からそれぞれを合成する酵素（PGD 合成酵素，PGE 合成酵素，PGF 合成酵素，プロスタサイクリン合成酵素，トロンボキサン合成酵素）が存在する．

LT 合成には，$LTA_4$ から $LTB_4$ と $LTC_4$ を合成する LTB 合成酵素と LTC 合成酵素が，$LTC_4$ から $LTD_4$ は $\gamma$-グルタミルトランスペプチダーゼが関与する．

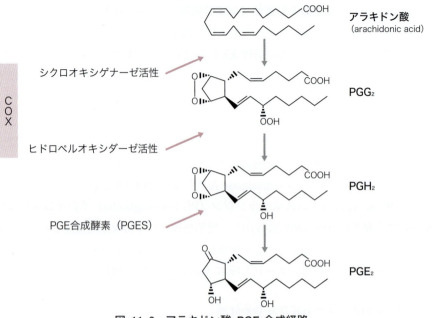

図 11-3　アラキドン酸-PGE₂合成経路
（COX；cyclooxygenase，シクロオキシゲナーゼ）

### b　生理活性

#### 1）炎　症

侵害刺激によってケミカルメディエーターが活性化し，エイコサノイドの産生が上昇して炎症を拡大する．PGE₂とPGI₂は血管拡張，ブラジキニンなどの血管透過性亢進作用を増強する．また，末梢の知覚神経の感受性を高め，発痛作用を強める．LTB₄は，白血球活性化と遊走作用をもち，炎症部位に白血球を浸潤させる．

PGD₂は，アレルゲンの作用によってマスト細胞から放出されてアレルギーのメディエーターとして作用する．LTC₄，LTD₄は強力な血管透過性作用を示す．LTC₄，LTD₄，TXA₂，PGF₂αは，気管支平滑筋を強力に収縮させ気管支喘息の発作に関与している．PGF₂αは子宮平滑筋の収縮作用をもつ．

#### 2）血小板および血管内皮細胞

出血などにより血小板が活性化されるとTXA₂が産生され，血小板に存在する受容体TPに作用して凝集を促進する．また，血管平滑筋に作用すると血管収縮作用を示し，止血に関与する．一方，血管内皮細胞ではPGI₂が産生され血小板凝集を抑制し，血栓形成を防ぐ．正常な状態では両者のバランスが保たれており，通常は血栓を形成させずに，出血時にはすみやかに止血に向かう．

#### 3）神経系

● 中枢神経

　細菌やウイルス感染時，マクロファージなどからインターロイキン1（IL-1）や腫瘍壊死因子（TNF-α）が産生されると，視床下部にある体温調節中枢に作用してPGE₂が産生

される．産生されたPGE$_2$は体温調節のセットポイントを上昇させ発熱を促す．しかし，正常の体温調節には関与していない．

●末梢神経

PGE$_2$とPGI$_2$は，痛覚受容器の感受性を高め（痛覚閾値を下げる），ブラジキニンなどの発痛作用を強める．

### 4）消化管

PGE$_2$とPGI$_2$には，消化管粘膜保護作用（粘液分泌促進）と胃酸分泌の抑制作用があり，消化管壁を攻撃因子から保護するのに関与している．

### 5）腎　臓

PGE$_2$とPGI$_2$には腎血管拡張作用があり，腎血流量の維持（増加）に関与している．

### 6）生殖機能

PGは精液中の活性化物質として発見された歴史をもつが，その生理的機能はよくわかっていない．PGE$_2$は卵胞の成熟に，PGF$_{2α}$が陣痛（分娩）の促進と子宮平滑筋の収縮に関与する．

## c　受容体（表11-2，p.36 図1-21参照）

### 1）プロスタグランジン受容体

それぞれ特異的な受容体をもっており，いずれもGタンパク質共役型受容体で7回膜貫通型の構造をとる．PGE$_2$に対する受容体は4種類存在し，他の受容体と合わせて8種類が知られている．これらの受容体は特異的な細胞に発現しており，それぞれの生理機能に関与している．

**表11-2　エイコサノイド受容体と作用**

| リガンド | 受容体 | 薬理作用 |
|---|---|---|
| PGD$_2$ | DP | アレルギー性炎症，血小板凝集阻害 |
| PGE$_2$ | EP$_1$ | 平滑筋収縮 |
|  | EP$_2$ | 卵胞成熟，血管拡張 |
|  | EP$_3$ | 発熱，胃酸分泌抑制，痛覚伝達，平滑筋収縮 |
|  | EP$_4$ | 動脈管開存，骨新生・吸収，免疫抑制 |
| PGF$_{2α}$ | FP | 分娩誘発，平滑筋収縮（子宮，気管支，血管） |
| PGI$_2$ | IP | 血小板凝集抑制，血管拡張，痛覚伝達 |
| TXA$_2$ | TP | 血小板凝集，血管・気管支収縮，痛覚伝達 |
| LTB$_4$ | BLT$_1$ | 白血球遊走・活性化 |
|  | BLT$_2$ | （不明） |
| LTD$_4$ | CysLT$_1$ | 気管支収縮，血管透過性亢進 |
|  | CysLT$_2$ | （不明） |

### 2）ロイコトリエン受容体

リガンド結合性・遺伝的・薬理学的に異なる4種類の受容体が存在する．LTB$_4$受容体であるBLT$_1$とBLT$_2$，LTD$_4$受容体であるCysLT$_1$，LTC$_4$/D$_4$受容体であるCysLT$_2$に分類される．

BLT$_1$は白血球の活性化と炎症部位への遊走（ケモタキシス）に，CysLT$_1$は気管支平滑筋に多く存在し，喘息に関与する．BLT$_2$（ほぼすべての臓器に発現）とCysLT$_2$（マクロファージなどに発現）の生理的機能はよくわかっていない．

## 4　リソソーム内物質

マクロファージや好中球，血小板に多く含まれるさまざまなタンパク分解酵素（リソソーム内物質）は，貪食作用に際して細胞外に放出され，また好中球やマクロファージの崩壊によっても周囲組織に放出される．リソソームには，コラゲナーゼ，エステラーゼ，カテプシンDなどが含まれており，放出されたリソソーム内物質は炎症反応の進行に関与している．

## 5　炎症性サイトカイン

細胞間の情報伝達に関与するタンパク質を総称して**サイトカイン**といい，炎症に関与するサイトカインを**炎症性サイトカイン**という．炎症反応の進行に際し，インターロイキン-1（IL-1），IL-6，IL-8，腫瘍壊死因子-$\alpha$（TNF-$\alpha$），インターフェロンなどの炎症性サイトカインが産生される．これらの炎症性サイトカインは，好中球やマクロファージなどの遊走性因子として，またBリンパ球による抗体産生促進などはさまざまな役割を担っている（表11-3）．

表 11-3　炎症反応にかかわるサイトカインとその作用

| サイトカイン | 産生細胞 | おもな作用 |
|---|---|---|
| IL-1$\alpha$，IL-1$\beta$ | マクロファージ，内皮細胞 | T細胞，B細胞，NK細胞活性化，発熱 |
| IL-3 | 活性化T細胞，肥満細胞，好塩基球 | 幹細胞分化誘導 |
| IL-4 | 肥満細胞，T細胞 | IgE，IgG産生誘導 |
| IL-5 | T細胞，肥満細胞，好酸球 | 好酸球増殖分化作用 |
| IL-6 | マクロファージ，内皮細胞，線維芽細胞 | キラーT細胞誘導，抗体産生細胞誘導（B細胞の分化） |
| IL-8 | 単球，リンパ球，顆粒球，線維芽細胞 | 好中球活性化，血管新生，好中球遊走能亢進 |
| IL-10 | マクロファージ，T細胞 | IFN-$\gamma$産生抑制（T細胞），IL-12産生抑制（マクロファージ，樹状細胞） |
| IL-12 | マクロファージ，樹状細胞 | IFN-$\gamma$，TNF-$\alpha$産生誘導（T細胞，NK細胞） |
| TNF-$\alpha$ | マクロファージ，顆粒球，肥満細胞，T細胞，B細胞，NK細胞など | サイトカイン産生誘導，接着分子発現誘導，発熱 |

## 6　活性酸素・フリーラジカル

　反応性に富み，不安定で寿命の短い酸素分子種を活性酸素種という．活性酸素には，分子内に不対電子をもつもの（フリーラジカル）と，もたないものとがある．不対電子をもつ活性酸素には，スーパーオキシドアニオンラジカル（$O_2^{·-}$），ヒドロキシルラジカルがあり，もたないものには一重項酸素や過酸化水素，次亜塩素酸などがある．これら**活性酸素種**は好中球が産生し，**細菌の殺菌**に関与する．炎症反応で産生された活性酸素種は細胞膜リン脂質を過酸化し，細胞傷害などを引き起こす．

## 7　一酸化窒素

　**一酸化窒素**（NO）は，血管弛緩反応作用に代表される循環系の情報伝達に限らず（第4章参照），神経系そして炎症・免疫反応におけるメディエーターとして機能している．NOは活性酸素種の$O_2^{·-}$同様のフリーラジカルであり，比較的安定な気体である．炎症反応においては主としてマクロファージより産生し，活性酸素種とともに細菌の殺菌に関与する．

## C　炎症反応に寄与する細胞

### a　好中球

　顆粒球の1つである好中球は遊走能と貪食能をもち，細菌感染巣に遊走して貪食する．貪食過程ではリソソームによる消化反応がみられ，それに引き続き起こる好中球破壊によるリソソームの細胞外放出によって周囲組織の分解反応も進行する．好中球の走化性因子には，補体成分（C3a，C5a，C567i），カリクレインなどがあげられる．

### b　単球，マクロファージ

　単球やマクロファージはさまざまな走化性因子によって炎症巣に集積し，貪食作用を示す．また，これらの細胞はIL-1などの炎症性サイトカインを産生し，炎症反応の進行に関与している．

### c　血小板

　血小板は一次止血，血栓形成に関与する血球成分である．血小板はプロスタグランジン，トロンボキサン$A_2$などの炎症性メディエーターを放出し，炎症反応の進行に関与している．

## D ステロイド性抗炎症薬（SAIDs）

　ステロイド骨格をもつ，副腎皮質ホルモンである糖質および鉱質コルチコイドのうち，抗炎症作用と免疫抑制作用をもつ糖質コルチコイドとその合成化合物（図 11-4）をステロイド性抗炎症薬（SAIDs；steroidal anti-inflammatory drugs）として用いている．一方，鉱質コルチコイドに抗炎症作用はなく，ナトリウム，カリウムの電解質代謝にかかわり，逆に炎症反応を促進する．

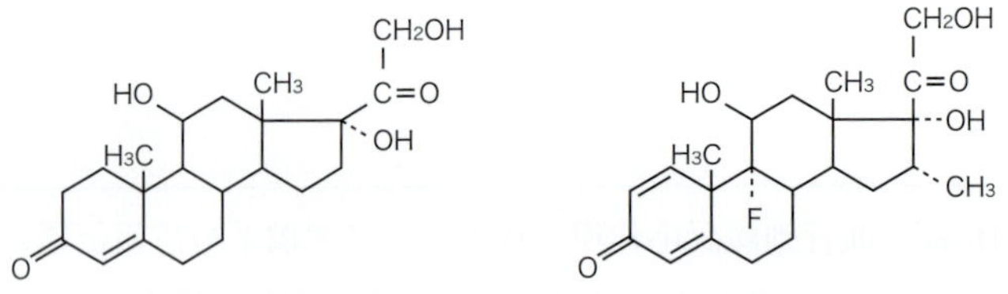

ヒドロコルチゾン　　　　　デキサメタゾン

図 11-4　ステロイド性抗炎症薬

### 1　ステロイド性抗炎症薬の薬理作用

#### a　抗炎症作用

　強力な**抗炎症作用**をもち，ほぼすべての炎症段階を抑制する．なかでも炎症第 3 期の肉芽形成と血管新生に最も著明な抑制作用を示す．

#### b　代謝作用

　糖質，脂質，タンパク質と，電解質代謝に影響を及ぼす．グルコース新生促進による**血糖値上昇**，タンパク異化作用による**骨形成阻害**，**創傷治癒遅延**などを示す．

#### c　アレルギー抑制作用

　**免疫抑制作用**により気管支喘息や蕁麻疹などのアレルギー疾患抑制作用をもつ．

### 2　ステロイド性抗炎症薬の作用機序

　ステロイドは拡散により細胞膜を通過後，細胞質に存在する**ステロイド受容体**と結合する．ステロイドが受容体に結合するとステロイド受容体複合体を形成する．この複合体は核内に移行し，mRNA 合成，タンパク質合成過程を促進する．ここで誘導される抗炎症タンパク質は**ホスホリパーゼ $A_2$ 抑制作用**をもつため，アラキドン酸遊離抑制作用を発現する（図 11-5）．

- ●ステロイドの炎症に対する作用機序
  - ① アラキドン酸代謝抑制作用（起炎性エイコサノイド産生抑制，第 11 章 B 参照）
    　炎症が惹起されると，ホスホリパーゼ $A_2$ が活性化され，細胞膜リン脂質からアラキドン酸の遊離が起こる．遊離されたアラキドン酸は，シクロオキシゲナーゼ経路およびロ

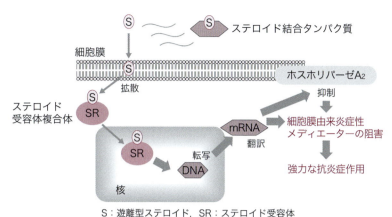

図 11-5　ステロイド性抗炎症薬（糖質コルチコイド）作用機序

イコトリエン経路により生成されるさまざまな炎症性メディエーターの前駆物質である．SAIDsは抗炎症タンパク質誘導により，これらの炎症性メディエーターの生成を阻害することで炎症反応を抑制する．
② リソソーム膜安定化作用（起炎性タンパク質放出抑制）
　　細胞に傷害性刺激が加わると，リソソーム内物質が細胞外に放出される．ステロイドはリソソーム膜安定化作用を有し，起炎性リソソーム酵素の放出を抑えて抗炎症作用を示す．
③ 炎症性サイトカイン発現抑制
　　SAIDsは，炎症性サイトカイン，ケモカイン，接着因子などの産生を阻害し，白血球の接着・遊走を抑制する．また，エイコサノイド生成に関与する誘導酵素の遺伝子発現を抑制する．
④ 肉芽組織形成抑制
　　炎症反応の最終過程は組織の修復であり，肉芽組織の増生と血管新生がみられる．肉芽組織の主体はコラーゲン線維を主とする線維性結合組織であり，SAIDsは線維芽細胞によるコラーゲンなどのタンパク質合成を阻害するばかりでなく，線維芽細胞自体の増殖も阻害することで肉芽組織形成を抑制する．

## 3　ステロイド性抗炎症薬の適応と副作用

### a　適応

① Ⅰ型アレルギー反応：アナフィラキシー反応，気管支喘息，薬物アレルギー
② 自己免疫性疾患：全身性エリテマトーデス，ベーチェット症候群
③ 皮膚疾患：天疱瘡，皮膚細網症
④ 神経系疾患：多発性神経炎，脳浮腫
⑤ 血液疾患：溶血性貧血，再生不良性貧血，急性白血病，特発性血小板減少性紫斑病

⑥ 腎疾患：原発性糸球体腎炎，ネフローゼ症候群
⑦ リウマチ性疾患：関節リウマチ，リウマチ熱
⑧ その他：臓器移植後の免疫抑制，悪性腫瘍，ショック

### b　副作用

ステロイドの副作用の原因は，ステロイドを投与されたことによるステロイドのもつ多機能性と**副腎不全**（萎縮）が主たる原因である．

① 易感染性：免疫抑制に起因．基本的にステロイドは感染症に適用しない．
② 副腎皮質機能低下：副腎皮質刺激ホルモン分泌抑制に起因．
③ 離脱症候群：下垂体-副腎皮質機能低下に起因．
④ 満月様顔貌（ムーンフェイス）：下肢脂質代謝による頭部への脂質移動に起因．
⑤ 浮　腫：鉱質コルチコイド作用による$Na^+$貯留作用と$K^+$排泄促進作用に起因．
⑥ 反跳（リバウンド）現象：連用後の服用の中止に起因，離脱症候群（発熱，関節痛，不安）．
⑦ 骨粗鬆症：長期投与による重い副作用がある．
⑧ 消化管障害：非ステロイド性抗炎症薬（NSAIDs）と同様のメカニズムでみられる．基本的にステロイドは消化管障害に適用しない．

## 4　ステロイド性抗炎症薬の種類

SAIDsは，**天然副腎皮質ホルモン**と**合成副腎皮質ホルモン**とに大別される．SAIDsの作用強度の比較を**表11-4**に示す．

### a　天然副腎皮質ホルモン

#### 1）コルチゾン酢酸エステル，ヒドロコルチゾン

短時間作用型のSAIDsである．コルチゾン酢酸エステルは肝臓で水酸化されヒドロコルチゾンとなる．抗炎症作用は弱く，また浮腫を起こす性質がある．ショック時に用いられる薬物である．

### b　合成副腎皮質ホルモン

#### 1）プレドニゾロン，トリアムシノロン

最も頻用されている中間作用型のSAIDsである．天然糖質コルチコイドに比べ抗炎症作用が強い．**慢性剝離性歯肉炎**や**難治性口内炎，舌炎**などに使用される．

#### 2）デキサメタゾン，ベタメタゾン，パラメタゾン酢酸エステル

長時間作用型のSAIDsである．抗炎症作用が最も強いが，浮腫などの副作用は弱い．副腎の萎縮や体重増加作用などの副作用がある．軟膏が**慢性剝離性歯肉炎**や**難治性口内炎，舌炎，扁平苔癬**などに使用される．

表 11-4　ステロイド性抗炎症薬の作用強度の比較

| 分類 | | 薬物 | 抗炎症作用 | ナトリウム貯留効果 | 血中半減期（分） |
|---|---|---|---|---|---|
| 天然副腎皮質ホルモン | 短時間型 | ヒドロコルチゾン<br>コルチゾン酢酸エステル | 1<br>0.7〜0.8 | 1<br>0.7〜0.8 | 90<br>90 |
| 合成副腎皮質ホルモン | 中間型 | プレドニゾロン<br>トリアムシノロン | 4<br>5 | 0.8<br>0 | 200<br>200 |
| | 長時間型 | デキサメタゾン<br>ベタメタゾン | 25<br>25 | 0<br>0 | 300<br>300 |

# E 非ステロイド性抗炎症薬（NSAIDs）

　非ステロイド性抗炎症薬（**NSAIDs**；non-steroidal anti-inflammatory drugs）は，**抗炎症作用**に加え**解熱・鎮痛作用**をもち，リウマチ性疾患，疼痛性疾患，発熱性疾患などに適用される．また，アスピリンは血小板凝集抑制作用を有し，抗血栓薬としても使用されている（p.132 参照）．NSAIDs は**酸性 NSAIDs** と**塩基性 NSAIDs** に大別される．

## 1　酸性非ステロイド性抗炎症薬（酸性 NSAIDs）

### a　酸性 NSAIDs の作用機序

　酸性 NSAIDs は，プロスタグランジン類生合成にかかわる**シクロオキシゲナーゼ（COX）**を阻害することによって，抗炎症，鎮痛，解熱作用を現す（p.36 図 1-21 参照）．COX には COX-1 と COX-2 の 2 種類が存在する．**COX-1 は細胞内に恒常的に発現**しているのに対し，**COX-2 は炎症性刺激**などにより刺激依存性に誘導される．COX-1 により誘導されるプロスタグランジン類は消化管保護として働き，酸性 NSAIDs の投与により COX-1 を阻害することから，消化性潰瘍などの**消化管障害**を呈することがある．

　NSAIDs による鎮痛作用は，プロスタグランジン生成抑制による痛覚過敏の除去に基づくと考えられている．また，解熱作用は視床下部でのプロスタグランジン生成阻害により，体温調節中枢のセットポイントを正常レベルまで引き下げることによるものと考えられている．

### b　酸性 NSAIDs の副作用

　酸性 NSAIDs に共通の副作用として，消化管障害や喘息の誘発，肝障害，腎障害，血液・造血器障害などがある．

#### 1）消化管障害

　消化管粘膜では COX-1 の作用により恒常的にプロスタグランジンが生成されており，$PGE_2$ や $PGI_2$ は**消化管粘膜保護的**に働いている．酸性 NSAIDs の COX-1 阻害作用により，消化管粘膜障害を惹起する．また長期投与により，胃潰瘍，十二指腸潰瘍などの胃出血や消化性潰瘍を呈することがある．

### 2）喘息の誘発

気管支喘息の素因がある場合，アスピリン服用によって気管支喘息が誘発されることを**アスピリン喘息**といい，これは COX 阻害によるリポキシゲナーゼ系を介したロイコトリエン産生量の増加に起因する（p.178 参照）．他の酸性 NSAIDs も喘息を誘発することがある．

### 3）肝障害

酸性 NSAIDs の投与により，肝炎が誘発されることがある．

### 4）腎障害

プロスタグランジンは**腎血流量**と**水電解質代謝**に関与しており，腎臓でのプロスタグランジン生成抑制により $Na^+$ 貯留や $K^+$ 排泄，細胞外液の増加が起こる．これにより浮腫や血圧上昇が起こる．また，腎血流量の低下による急性腎不全を起こすことがある．

### 5）血液・造血器障害

シクロオキシゲナーゼ経路では，最終産物として**トロンボキサン $A_2$**（**$TXA_2$**）が生成される．$TXA_2$ には**血小板凝集作用**があり，**COX 阻害**により**出血傾向**を示す．その他にまれであるが，好中球減少症や血小板減少症，再生不良性貧血などを起こすことがある．

### 6）その他

その他の副作用として，頭痛やめまいなどの中枢神経症状や分娩時の子宮収縮抑制作用，またインフルエンザ感染小児における **Reye 症候群**などがある．
ライ

## 2　塩基性非ステロイド性抗炎症薬（塩基性 NSAIDs）

塩基性 NSAIDs は，消化管障害や酸性非ステロイド性抗炎症薬に対する過敏症，腎疾患患者に対する第一選択薬である．塩基性 NSAIDs は酸性 NSAIDs に比べ COX 阻害作用がきわめて弱く，そのため消化管障害も少ない．**鎮痛・抗炎症作用**も緩和であり，**抗リウマチ作用**もない．

# F　解熱性鎮痛薬

解熱性鎮痛薬は，麻薬性鎮痛薬と異なり中枢神経系抑制作用は弱いが，軽度の鎮痛作用や体温調節中枢に対し作用し**解熱作用**を示す．

## 1　ピリン系解熱性鎮痛薬

ピリン系解熱性鎮痛薬は，おもに感冒時の解熱に使用されてきたが，皮疹（ピリン疹），顆粒球減少症，再生不良性貧血，頭痛，倦怠感，腎障害などの副作用があるため，現在ではあまり使用されていない．解熱作用と鎮痛作用をもつが，抗リウマチ作用はない．スルピリン水和物，イソプロピルアンチピリンなどがある．

## 2　非ピリン系解熱性鎮痛薬

サリチル酸誘導体と同様の機序により，解熱・鎮痛作用を示すが，抗炎症作用は弱い．**アセトアミノフェン**は中枢神経系でのプロスタグランジン産生を抑制し，**内因性発熱物質**による体温上

昇作用（**視床下部体温調節中枢**におけるセットポイント上昇作用）を抑制する．一方，末梢のCOX抑制作用は少ないため，抗炎症作用は弱い．ウイルス感染や水痘の小児などの第一選択薬となる．通常の薬用量では副作用は少なく，消化性潰瘍などの酸性NSAIDs禁止患者にも適用される．ほかにフェナセチンなどがある．

## G 抗リウマチ薬

　関節リウマチ（RA）は，関節滑膜の慢性増殖性炎症が諸臓器を侵襲する炎症性疾患である．遺伝的素因に環境因子が加わり，免疫異常や自己免疫などさまざまな要素により，関節の破壊や変形に至る．RAの治療には，非ステロイド性抗炎症薬，疾患修飾性抗リウマチ薬，ステロイド性抗炎症薬，免疫抑制薬などがその重症度によって用いられている．RAの中心的治療薬（アンカードラッグ）は免疫抑制薬のメトトレキサートであるが，急性期の炎症反応には，補助的治療薬として，非ステロイド性抗炎症薬，ステロイド性抗炎症薬を併用する（図11-6）．

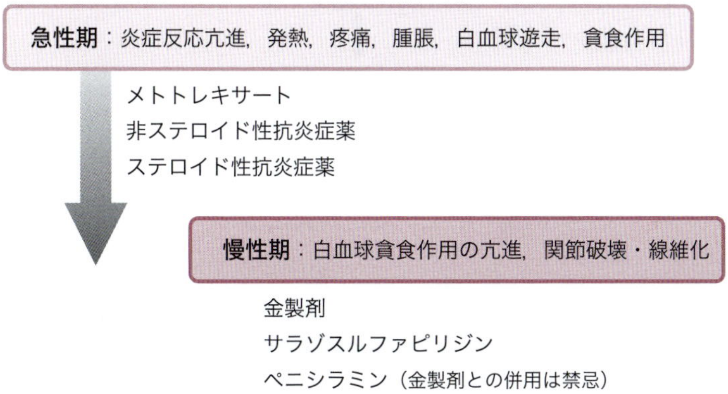

急性期：炎症反応亢進，発熱，疼痛，腫脹，白血球遊走，貪食作用

　　メトトレキサート
　　非ステロイド性抗炎症薬
　　ステロイド性抗炎症薬

慢性期：白血球貪食作用の亢進，関節破壊・線維化

　　金製剤
　　サラゾスルファピリジン
　　ペニシラミン（金製剤との併用は禁忌）

図 11-6　関節リウマチの作用する薬物の適応

## H 痛風治療薬

　痛風では，生体のプリン代謝最終産物である尿酸塩結晶の関節腔への蓄積による炎症反応の結果，白血球の貪食作用よって激烈な疼痛が引き起こされる．とくに，第一中足指節関節（親指）に生じやすい．痛風の治療には，炎症の拡大を抑える薬物（NSAIDs，コルヒチン），尿酸合成を抑制する薬物（アロプリノール），尿酸の腎排出を促進する薬物（プロベネシド，ベンズブロマロン）などがある（図 11-7）．

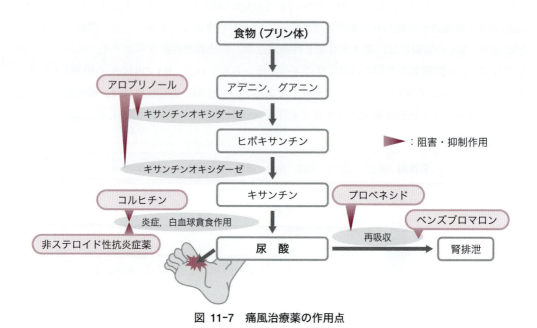

図 11-7　痛風治療薬の作用点

**まとめ 11-1　副腎皮質ステロイド薬**

| 分類 | | 一般名 | 商品名 | 備考 |
|---|---|---|---|---|
| 内服薬 | コルチゾン製剤 | コルチゾン酢酸エステル<br>ヒドロコルチゾン | コートン<br>コートリル | 抗炎症，免疫抑制作用<br>膠原病，ネフローゼ，関節リウマチ，重度喘息，重度アレルギー症状などに適用 |
| | フッ素付加副腎皮質ステロイド | トリアムシノロン<br>デキサメタゾン | レダコート<br>デカドロン | |
| | プレドニゾロン製剤 | プレドニゾロン | プレドニン<br>プレドニゾロン | |
| 外用薬<br>（歯科） | フッ素付加副腎皮質ステロイド | 0.1％トリアムシノロンアセトニド<br>0.1％デキサメタゾン | オルテクサー口腔用軟膏0.1％<br>アフタゾロン口腔用軟膏0.1％ | 慢性剥離性歯肉炎，びらんまたは潰瘍を伴う難治性口内炎および舌炎に適用 |

**まとめ 11-2　非ステロイド性抗炎症薬とその他の解熱性鎮痛薬**

| 分類 | 一般名 | 商品名 | 副作用 | 備考 |
|---|---|---|---|---|
| アニリン系 | アセトアミノフェン | カロナール | ショック, 溶血性貧血, 顆粒球減少, Stevens-Johnson症候群, 中毒性表皮壊死症（Lyell症候群）, 骨髄形成不全, 喘息発作誘発, 消化性潰瘍 | アスピリン禁忌の患者に有効　歯痛, 歯科治療後の疼痛　小児科領域で頻用 |
| サリチル酸系 | アスピリン | アスピリン | 薬物アレルギー, ショック, アナフィラキシー様症状, 肝障害, Stevens-Johnson症候群, 喘息発作誘発（アスピリン喘息）, 痙攣, 腎障害, 消化性潰瘍, Reye症候群 | COX阻害により, 解熱, 鎮痛, 抗炎症, 抗血小板作用を示す. 過敏症, 消化性潰瘍, アスピリン喘息の既往, 重篤な肝障害, 腎障害, 心障害の患者は禁忌 |
|  | アスピリン・ダイアルミネート配合 | バファリン |  |  |
| アントラニル酸系 | メフェナム酸 | ポンタール　ルメンタール | ショック, 溶血性貧血, 顆粒球減少, Stevens-Johnson症候群, 骨髄形成不全, 消化性潰瘍 | 鎮痛作用が強いが, 副作用も強い. 1週間以上の連用は避ける |
| フェニル酢酸系 | ジクロフェナクナトリウム | ボルタレン | ショック, アナフィラキシー様症状, 肝障害, Stevens-Johnson症候群, 中毒性表皮壊死症（Lyell症候群）, 喘息発作誘発, 痙攣, 腎障害, 消化性潰瘍 | インドメタシン同等の強い抗炎症作用, ウイルス性疾患に罹患した小児ではReye症候群を誘発する可能性 |
| インドール酢酸系 | インドメタシン | インダシン　インテバン | ショック, アナフィラキシー様症状, 肝障害, Stevens-Johnson症候群, 中毒性表皮壊死症（Lyell症候群）, 喘息発作誘発, 痙攣, 腎障害, 消化性潰瘍 | 強力な解熱, 鎮痛, 抗炎症作用と強い副作用 |
| プロピオン酸系 | イブプロフェン | ブルフェン　ナギフェン | ショック, 溶血性貧血, 顆粒球減少, Stevens-Johnson症候群, 中毒性表皮壊死症（Lyell症候群）, 骨髄形成不全, 消化性潰瘍 | 鎮痛・解熱・抗炎症作用. 消化管障害も少ない. 還元され活性体となるプロドラッグで, 臨床効果が高いため頻用 |
|  | ロキソプロフェンナトリウム水和物 | ロキソニン |  |  |
| オキシカム系 | ピロキシカム | バキソ　ピロキパール | ショック, 溶血性貧血, 顆粒球減少, Stevens-Johnson症候群, 中毒性表皮壊死症（Lyell症候群）, 骨髄形成不全, 消化性潰瘍 | インドメタシン同等の強力な解熱・鎮痛・抗炎症作用. 長時間作用型で1日1回の服用で十分な作用 |
|  | メロキシカム | モービック |  |  |
| 塩基性 | チアラミド塩酸塩 | ソランタール | ショック, アナフィラキシー様症状 | 解熱・鎮痛・抗炎症作用. 抗リウマチ作用はない. 酸性NSAIDs禁忌患者に使用. 酸性NSAIDsのような強い副作用はみられない |

**まとめ 11-3　抗リウマチ薬**

| 一般名 | 商品名 | 備考 |
|---|---|---|
| メトトレキサート | リウマトレックス | 免疫抑制薬（葉酸拮抗薬）で，効果の発現が早い．関節破壊を抑え，リウマチの進行を遅延させる |
| ペニシラミン | メタルカプターゼ | 免疫機能異常を改善する．関節リウマチに伴う疼痛や炎症を軽減するほか，組織傷害の進行を遅延させる．副作用の発生頻度は高く，金療法など他の治療法が無効な場合に用いる |
| 金チオリンゴ酸ナトリウム | シオゾール | マクロファージに取り込まれ，マクロファージの構造や機能の変化，リソソーム酵素阻害，多形核白血球の食作用抑制などが考えられている |
| サラゾスルファピリジン | アザルフィジンEN | 症状が治まってそれを維持するために用いる．他の抗リウマチ薬に比べて副作用は少ない |

**まとめ 11-4　痛風治療薬**

| 一般名 | 商品名 | 備考 |
|---|---|---|
| コルヒチン | コルヒチン | 有害作用が強いので痛風発作直後のみに使用 |
| アロプリノール | ザイロリック | 慢性痛風の第一選択薬 |
| プロベネシド | ベネシッド | 尿酸排泄促進薬，併用薬物の作用増強 |
| ベンズブロマロン | ユリノーム | 尿酸排泄促進薬，併用薬物の作用増強，肝障害に注意 |

# Self Check

**下線部に誤りがあればそれを正せ.**

- 抗炎症薬は <sub>1</sub>原因療法 である．
- 炎症第1期反応にかかわるおもな炎症性メディエーターは <sub>2</sub>プロスタグランジン である．
- ブラジキニンの発痛作用は <sub>3</sub>プロスタグランジン によって増強される．
- リポキシゲナーゼ経路では <sub>4</sub>ロイコトリエン が生成される．
- <sub>5</sub>ステロイド性抗炎症薬 は抗炎症タンパク質合成に関与する．
- リポコルチンは <sub>6</sub>シクロオキシゲナーゼ を阻害する．
- <sub>7</sub>鉱質コルチコイド は抗炎症作用を有する．
- アスピリンは <sub>8</sub>気管支喘息の治療に用いられる．
- 塩基性非ステロイド性抗炎症薬は <sub>9</sub>抗炎症作用が弱い．
- アセトアミノフェンは <sub>10</sub>解熱作用を有する．
- ジフェンヒドラミン塩酸塩は <sub>11</sub>H$_2$受容体拮抗薬 である．
- トロンボキサン A$_2$ は <sub>12</sub>血小板凝集抑制作用 がある．
- 満月様顔貌（ムーンフェイス）は <sub>13</sub>ステロイド性抗炎症薬 の副作用である．
- ジクロフェナクナトリウムは <sub>14</sub>ホスホリパーゼ A$_2$ 阻害作用がある．
- 非ステロイド性抗炎症薬は関節リウマチの <sub>15</sub>急性時 に使用する．
- 尿酸排泄促進薬は痛風発作の <sub>16</sub>急性時 に使用する．

**解 答**

1. 対症療法
2. ヒスタミン
3. ○
4. ○
5. ○
6. ホスホリパーゼ A$_2$
7. 糖質コルチコイド
8. 気管支喘息には禁忌である
9. ○
10. ○
11. H$_1$受容体拮抗薬
12. 血小板凝集作用
13. ○
14. シクロオキシゲナーゼ
15. ○
16. 慢性時

**参考文献**

1) 小椋秀亮 監修：現代歯科薬理学，第4版，医歯薬出版，2005
2) 田中千賀子ほか編集：NEW 薬理学，改訂第5版，南江堂，2007
3) 植松俊彦ほか編集：シンプル薬理学，改訂第3版，南江堂，2004
4) 大鹿英世，吉岡充弘：系統看護学講座 専門基礎分野5 疾病のなりたちと回復の促進［2］薬理学，第11版，医学書院，2005
5) 水島裕 編集：今日の治療薬（2008年版），南江堂，2008
6) 浦部晶夫，島田和幸，川合眞一 編集：今日の治療薬（2018年版），南江堂，2018
7) 一般社団法人日本リウマチ学会 編集：関節リウマチ診療ガイドライン2020，診断と治療社，2021

# 12 抗アレルギー薬

## A アレルギー反応

　抗アレルギー薬は，おもにⅠ型アレルギーによる症状を抑えるものであり，気管支喘息，アレルギー性鼻炎，アレルギー性皮膚疾患などに使用される．

　薬物による代表的な副作用には**薬疹**がある．薬疹の多くは薬物アレルギーの結果であるといわれている．とくにアミノピリン（現在は販売中止）によるピリン疹は最も代表的なものである．現在ピラゾロン系解熱性鎮痛薬には，スルピリン水和物，イソプロピルアンチピリン，アンチピリンがある．

　かゆみの強い発疹では，抗ヒスタミン薬の全身投与や局所投与を行う．さらに治療効果をあげるときは，副腎皮質ステロイド薬を使用してアレルギー性の炎症を改善する．

### 1 アレルギーの分類

アレルギー反応には4つの型がある．

① **Ⅰ型アレルギー**：アナフィラキシー型または**即時型アレルギー**ともいう．**IgE抗体**に抗原が結合して**肥満細胞**（mast cell）に連鎖反応が起こり，ヒスタミンの遊離が起こる．血管透過性が亢進してアナフィラキシーショックや気管平滑筋の収縮により気管支喘息が起こる．アレルギー性鼻炎，アトピー性皮膚炎，食物アレルギー，蕁麻疹，花粉症，薬物アレルギーなど一般的なアレルギー疾患の大部分がⅠ型である．

② **Ⅱ型アレルギー**：IgM，**IgG抗体**が細胞を破壊することにより起こるので，細胞傷害型または毒素型ともいう．血液による免疫疾患の溶血性貧血，重症筋無力症，血小板減少性紫斑病などがある．

③ **Ⅲ型アレルギー**：抗原と抗体が結合した**免疫複合体**が組織に沈着して，そこで炎症を引き起こし組織を傷つけるのが特徴である．全身性エリテマトーデス（SLE）や関節リウマチ（RA）などがある．

④ **Ⅳ型アレルギー**：Ⅰ型からⅢ型アレルギーとは異なり，抗体は関与せず，**感作Ｔリンパ球**や**マクロファージ**が関与する．症状発現までの時間が他のアレルギー型に比べると長く，**遅延型アレルギー**ともいう．ツベルクリン反応，移植片対宿主病（GVHD），接触皮膚炎などがある．

## B ヒスタミン

### 1 ヒスタミン

ヒスタミンは，**肥満細胞**（mast cell），**好塩基球**や **ECL 細胞**（enterochromaffin-like cell：**腸クロム親和性細胞様細胞**）などのヒスタミン産生細胞の顆粒内で貯蔵されている．これら細胞の破壊や肥満細胞の細胞膜上にある **IgE 抗体**（抗体が肥満細胞の **Fc 受容体**と結合している）と抗原（antigen）が結合することにより，肥満細胞から放出（**脱顆粒**）される（図 12-1）．ヒスタミンは食物から直接体内に取り込まれるほか，生体内ではヒスチジン脱炭酸酵素により必須アミノ酸であるヒスチジンから合成され，おもにヒスタミン-N-メチル基転移酵素やジアミン酸化酵素により分解され，イミダゾール酢酸として排出される．肥満細胞中に高濃度で存在し，肺，肝臓，胃粘膜，脳などにも存在し，それぞれの生理機能を担っている．

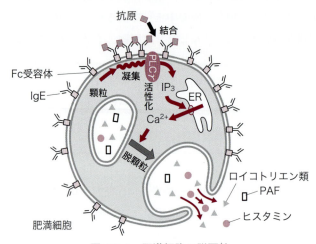

図 12-1　肥満細胞の脱顆粒

> **Fc 受容体**
>
> Fc 受容体（FcR）は，肥満細胞や好塩基球の細胞膜にある IgE 抗体との結合部位であり，FcεRⅠ，FcεRⅡ，FcγR などのタイプがある．B リンパ球で産生された IgE 抗体を肥満細胞や好塩基球の細胞膜につなぎとめ，抗原が結合するのを待つ(IgE 抗体が多数結合している状態を感作という)．IgE 抗体に抗体が結合することで Fc 受容体が凝集，続いてホスホリパーゼ Cγ（PLCγ）が活性化され，細胞膜からイノシトール三リン酸（IP$_3$）が遊離し，小胞体に作用することで細胞内 Ca$^{2+}$ 量が増大し，顆粒に蓄えられたヒスタミン，ロイコトリエン類，血小板活性化因子（PAF）や好酸球走化因子などのケミカルメディエーターが細胞外に放出（脱顆粒）される．放出されたケミカルメディエーターにより，炎症反応時の発赤，腫脹およびアレルギー疾患の喘息，アレルギー性鼻炎，蕁麻疹，湿疹などを生じる．アレルギーを起こしやすい体質をアトピーと呼ぶ．

## 2　ヒスタミン受容体

ヒスタミンの機能は，Gタンパク質共役型受容体であるヒスタミン受容体を介して発現する．

ヒスタミン受容体には，**H₁受容体**，**H₂受容体**，**H₃受容体**，**H₄受容体**の4種類のサブタイプがあり，いずれも7回膜貫通型受容体である．とくに，炎症反応やアレルギー疾患の血管反応に関与するのは**H₁受容体**である．H₂受容体は胃酸分泌に関与している．

### 1）H₁受容体の機能

H₁受容体はG$_{q/11}$タンパク質共役型受容体で，ホスホリパーゼCを活性化し，内皮細胞からの一酸化窒素（NO），プロスタサイクリン（PGI₂）など血管弛緩因子を放出して，血管透過性の亢進，気管支平滑筋の収縮，消化管の収縮を生じる．即時型アレルギー反応（アナフィラキシーショック）に関与する．

- **気管支収縮**→呼吸困難，喘息．
- **血管拡張**→血圧低下．
- **毛細血管の透過性促進**→蕁麻疹，湿疹，皮膚炎．

### 2）H₂受容体の機能

H₂受容体はGsタンパク質共役型受容体で，アデニル酸シクラーゼを活性化し，cAMPを生成する．胃の壁細胞のH₂受容体刺激により，プロトンポンプ（H$^+$, K$^+$-ATPase）が活性化されて分泌したH$^+$（水素イオン）とCl$^-$チャネルの開口で分泌されるCl$^-$（塩素イオン）で塩酸（胃酸）にして胃腔内に放出する．

- **胃液分泌促進**→胃潰瘍（胃液の過剰分泌による）．

### 3）H₃受容体の機能

H₃受容体は中枢神経のヒスタミン作動性神経シナプス前膜に存在し，Giタンパク質共役型受容体で，アデニル酸シクラーゼ活性の抑制を介して，cAMP濃度を低下させてヒスタミン遊離を抑制する自己受容体（オートレセプター）である．ヒスタミン作動性神経以外の神経終末にも発現し，神経伝達物質遊離を抑制する．

- **中枢神経作用**：中枢神経のヒスタミン，セロトニンおよびノルアドレナリンなどの神経伝達物質の放出を抑制．

### 4）H₄受容体の機能

H₄受容体はGiタンパク質共役型受容体で，アデニル酸シクラーゼ活性の抑制を介して，cAMP濃度を低下させる．好酸球などの接着に関与する．

- **遊走促進作用**：好酸球，マスト細胞，骨髄などの血球系細胞特異的に発現．

## 3　抗ヒスタミン薬

アレルギー症状の場合，遊離したヒスタミンに拮抗する抗ヒスタミン薬を与えると，症状を軽減することができる．また，あらかじめ予防的に抗アレルギー薬を与えると，ヒスタミンの遊離が抑えられ，症状を軽減することができる．

薬物については次節C参照．

# C 抗ヒスタミン薬（H₁受容体拮抗薬）

　ヒスタミンのほとんどは肥満細胞と好塩基球に存在するが，胃粘膜エンテロクロマフィン様細胞，ニューロンなどにも存在する．肥満細胞と好塩基球ではアレルゲン，その他の刺激によりヒスタミンが遊離される．ヒスタミン受容体には $H_1$, $H_2$, $H_3$, $H_4$ の4種類がある．$H_3$, $H_4$ 受容体の拮抗薬は現在，臨床には用いられてない．抗ヒスタミン薬は $H_1$, $H_2$ 受容体にそれぞれ拮抗する $H_1$ 受容体拮抗薬，$H_2$ 受容体拮抗薬の2種類があり，通常抗ヒスタミン薬は前者の $H_1$ 受容体拮抗薬をさし，$H_2$ 受容体拮抗薬は **$H_2$ ブロッカー** とも呼ばれ消化性潰瘍の治療に用いられる．

　アレルギー症状の場合，遊離したヒスタミンに拮抗する抗ヒスタミン薬を与えると，症状を軽減することができる．また，あらかじめ予防的に抗アレルギー薬を与えると，ヒスタミンの遊離が抑えられ，症状を軽減することができる．

## 1　薬理作用

　抗ヒスタミン薬は，$H_1$ 受容体のアスパラギン酸残基との結合により，ヒスタミンが受容体に結合するのを阻止して，ヒスタミン作用（表12-1）を抑制する．抗ヒスタミン薬は抗アレルギーや抗炎症作用が認められるが，$H_1$ 受容体非依存性作用と依存性作用に分けられる．$H_1$ 受容体非依存性作用は，肥満細胞や好塩基球から放出される炎症媒介因子（ケミカルメディエーター）の遊離抑制作用である．一方，$H_1$ 受容体依存性作用は，$H_1$ 受容体をブロックすることにより好酸球など炎症細胞の遊走，集積の抑制，サイトカイン産生抑制などの作用がある．

　**第一世代抗ヒスタミン薬**は $H_1$ 受容体拮抗作用のほか，セロトニン，ブラジキニンなどに対する拮抗作用をもつものがある．また，中枢神経作用，抗嘔吐（制吐）作用，局所麻酔作用，抗コリン作用などがあるために，抗ヒスタミン薬はアレルギー性疾患以外の疾病にも用いられる．

表 12-1　ヒスタミンのおもな薬理作用

| 臓　器 | 受容体 | 作　用 |
|---|---|---|
| 胃 | $H_2$ | 塩酸分泌促進 |
| 気管支 | $H_1$ | 収　縮 |
| 心臓　心室筋 | $H_2$ | 陽性変力作用 |
| 　　　洞房結節 | $H_2$ | 陽性変力作用 |
| 　　　房室伝導 | $H_1$ | 陰性変力作用 |
| 子　宮 | | 反応しない |
| 肥満細胞 | $H_2$ | ヒスタミン遊離作用 |
| リンパ球 | $H_2$ | 免疫抑制 |
| 中　枢 | $H_1/H_2$ | 覚醒，自発運動促進，摂食抑制，飲水促進，平衡感覚，痙攣抑制 |
| 神経終末 | $H_1$ | 刺　激 |
| 副腎髄質 | $H_1$ | カテコールアミン遊離 |

## 2 分類・種類・特徴

抗ヒスタミン薬を表 12-2 に示した．**第二世代抗ヒスタミン薬**は第一世代に比べて中枢神経抑制作用による眠気や，抗コリン作用による口渇などの副作用が小さく，わが国では第二世代の抗ヒスタミン薬を抗アレルギー薬にも分類することを習慣としている．

表 12-2　おもな抗ヒスタミン薬

| 分　類 | 一般名 | 商品名 | 適　応 |
|---|---|---|---|
| 第一世代抗ヒスタミン薬 | ジフェンヒドラミン<br>ジフェンヒドラミン塩酸塩 | レスタミンコーワ | 蕁麻疹，湿疹，皮膚瘙痒症，小児ストロフルス，虫さされ |
|  | d-クロルフェニラミンマイレン酸塩 | ポララミン | 蕁麻疹，湿疹，皮膚瘙痒症，アレルギー性鼻炎 |
|  | ヒドロキシジン | アタラックス | 蕁麻疹，湿疹，皮膚炎，皮膚瘙痒症，神経症における不安・緊張・抑うつ |
|  | シプロヘプタジン塩酸塩水和物 | ペリアクチン | 湿疹，皮膚炎，皮膚瘙痒症，薬疹 |
| 第二世代抗ヒスタミン薬 | メキタジン | ゼスラン<br>ニポラジン | 気管支喘息，アレルギー性鼻炎，蕁麻疹，湿疹，皮膚炎，皮膚瘙痒症 |
|  | フェキソフェナジン塩酸塩 | アレグラ | アレルギー性鼻炎，蕁麻疹，湿疹，皮膚炎，皮膚瘙痒症 |
|  | オロパタジン塩酸塩 | アレロック | アレルギー性鼻炎，蕁麻疹 |
|  | ロラタジン | クラリチン | アレルギー性鼻炎，蕁麻疹，湿疹，皮膚炎，皮膚瘙痒症 |

## 3 適　応

蕁麻疹，アトピー性皮膚炎，接触性皮膚炎，皮膚瘙痒症などのかゆみを伴う皮膚疾患，アレルギー性鼻炎，アレルギー性結膜炎，花粉症である．抗ヒスタミン薬は鼻炎症状のくしゃみ，鼻漏，かゆみには有効であるが，鼻閉には効果は低い．

## 4 副作用

**鎮静作用，眠気，めまい，倦怠感，口渇**，興奮作用，痙攣，粘膜乾燥化，視調節障害，尿閉，便秘，頻脈，悪心，嘔吐，下痢，食欲不振，上腹部痛などがある．

第二世代抗ヒスタミン薬は，比較的新しい医薬品のため妊婦への安全性は確立していない．

## 5 その他

ジフェンヒドラミン塩酸塩などの**第一世代抗ヒスタミン薬**は眠気を催すので，就寝前に十分量を投与して，昼間は少量投与する．抗コリン作用のある抗ヒスタミン薬は緑内障，前立腺肥大など下部尿路閉塞性疾患のある患者には禁忌である．

## D ステロイド性抗炎症薬（副腎皮質ステロイド薬）

ステロイド性抗炎症薬も炎症を抑えることで抗アレルギー作用を発揮するので，経口薬，注射薬，点鼻（鼻噴霧）薬として用いられている．

ステロイド性抗炎症薬の作用機序，副作用については，第11章（p.180）を参照．

## E 免疫調節薬

免疫調節薬には，免疫の過剰な免疫反応を抑制する**免疫抑制薬**と免疫を活性化させる**免疫刺激薬**がある．一般に免疫抑制薬は移植時の**拒絶反応**の抑制や**自己免疫疾患**，アレルギー性疾患の治療に，免疫刺激薬は**癌**や**ウイルス感染**治療に用いられる．

### 1 免疫抑制薬

**臓器移植**や**造血幹細胞移植**では，移植された細胞や自己細胞に対する攻撃的な免疫反応が起こりやすい．また，**関節リウマチ**や**全身性エリテマトーデス（SLE）**などの自己免疫疾患および**アトピー性皮膚炎**などのアレルギー性疾患も自己抗原に対する異常な免疫反応が原因である．免疫抑制薬はリンパ球の増殖と活性化を阻害することで，これらの免疫反応を抑制する．

#### 1）カルシニューリン阻害薬

ヘルパーT細胞の細胞内シグナルを仲介する$Ca^{2+}$依存性の**カルシニューリン**は，リンパ球の増殖・活性化の促進因子IL-2などの遺伝子発現を誘導する．**シクロスポリンやタクロリムス水和物**はカルシニューリンの働きを阻害することでT細胞の活性化を抑制する作用をもち，臓器移植に伴う拒絶反応の抑制やアトピー性皮膚炎の治療に用いられる．シクロスポリンは妊婦に禁忌であり，副作用として多毛・**歯肉肥大**がある．タクロリムス水和物は，わが国で開発された放線菌由来のマクロライド系化合物であり，別名FK506と呼ばれ，FK506結合タンパク質（FKBP）はT細胞の増殖制御因子であることが判明している．

#### 2）代謝拮抗薬

抗悪性腫瘍薬（抗癌薬）として知られる**メトトレキサート**は，葉酸活性化阻害によりT細胞やB細胞の増殖を抑制する作用を有し，**関節リウマチ**治療における第一選択薬として用いられる．また，DNA合成に必要なプリン代謝経路を阻害する**アザチオプリン**は，臓器移植の**拒絶反応抑制**や**クローン病**の治療に用いられる．これらに共通する副作用として骨髄抑制がある．

### 3）その他

免疫抑制薬にはT細胞やB細胞のDNAをアルキル化するシクロホスファミド水和物や，T細胞のIL-2受容体を標的とした抗体製剤バシリキシマブ，活性化T細胞の増殖シグナル制御因子mTORの阻害薬エベロリムスなどがある．

## 2　免疫刺激薬

低下した免疫機能の回復や，ウイルス・腫瘍に対する免疫作用の増強を目的として，サイトカイン製剤やインターフェロン製剤，免疫グロブリン製剤などが用いられる．

### 1）IL-2製剤

IL-2製剤は，ナチュラルキラー（NK）細胞や細胞傷害性T細胞（CTL）を活性化し，癌などの腫瘍細胞に対する傷害作用を高める．

### 2）インターフェロン（IFN）製剤

IFN-$\alpha$，IFN-$\beta$は，ウイルス感染細胞に作用してウイルスの増殖を抑制するほか，一部の腫瘍細胞の増殖も抑える．IFN-$\alpha$とIFN-$\beta$は，漢方薬の小柴胡湯（ショウサイコトウ）と併用すると間質性肺炎が出現するため，併用禁忌である．

### 3）免疫グロブリン製剤

ヒト免疫グロブリン製剤には，B型肝炎ウイルス表面抗原（HBs抗原）や破傷風毒素に対する抗体を高濃度に含有する特異的免疫グロブリン製剤や，さまざまな種類の抗体で構成される非特異的免疫グロブリン製剤がある．前者は感染防御能を増強するために，後者はそれぞれ破傷風の発症予防や，針刺し事故等によるB型肝炎の予防などに用いられる．

### 4）免疫チェックポイント阻害薬

生体には免疫応答が過剰になるのを抑制する機構が存在し，**免疫チェックポイント**と呼ばれる．PD-1やCTLA-4は，T細胞に発現する免疫抑制分子（免疫チェックポイント分子）であり，これらを刺激するとT細胞は抑制される．癌細胞はみずからT細胞の免疫チェックポイント分子を刺激することで免疫を抑制し，増殖し続ける．**抗PD-1抗体製剤ニボルマブ**（オプジーボ®）や**抗CTLA-4抗体製剤イピリムマブ**（ヤーボイ®）は，癌細胞による免疫チェックポイント分子の刺激を阻害し，T細胞の活性・増殖を維持することで免疫応答を高める．

**まとめ 12-1　抗アレルギー薬の分類**

| 分　類 | 一般名 | 商品名 | 備　考 |
|---|---|---|---|
| メディエーター遊離抑制薬 | クロモグリク酸ナトリウム | インタール | アトピー性皮膚炎<br>気管支喘息 |
|  | トラニラスト | リザベン | 気管支喘息<br>アトピー性皮膚炎 |
|  | ペミロラストカリウム | アレギサール | 気管支喘息<br>アレルギー性鼻炎 |
| 第二世代抗ヒスタミン薬<br>（$H_1$受容体拮抗薬） | メキタジン | ゼスラン<br>ニポラミン | 気管支喘息<br>アレルギー性鼻炎<br>蕁麻疹 |
|  | フェキソフェナジン塩酸塩 | アレグラ | アレルギー性鼻炎<br>蕁麻疹 |
|  | エピナスチン塩酸塩 | アレジオン | 気管支喘息<br>アレルギー性鼻炎<br>蕁麻疹 |
| トロンボキサン $A_2$ 合成阻害薬 | オザグレル塩酸塩水和物 | ベガ<br>ドメナン | 気管支喘息 |
|  | セラトロダスト | ブロニカ | 気管支喘息 |
|  | ラマトロバン | バイナス | アレルギー性鼻炎 |
| ロイコトリエン受容体拮抗薬 | プランルカスト水和物 | オノン | 気管支喘息<br>アレルギー性鼻炎 |
| Th2サイトカイン阻害薬 | スプラタストトシル酸塩 | アイピーディ | 気管支喘息<br>アトピー性皮膚炎<br>アレルギー性鼻炎 |

# Self Check

下線部に誤りがあればそれを正せ．

- ヒスタミンは $_1$好中球や好塩基球やECL細胞から分泌される生理活性物質である．
- アレルゲンと結合するヒスタミン産生細胞の細胞膜上の抗体とは $_2$免疫グロブリンDである．
- マスト細胞の細胞膜で抗体を結合しているのは $_3$Fc受容体である．
- ヒスタミンの脱顆粒には $_4$ナトリウムイオンの増加が関与する．
- 生体内でヒスタミンは必須アミノ酸の $_5$チロシンからヒスチジン脱炭酸酵素作用で合成される．
- ヒスタミンは $_6$ヒスタミン-N-メチル基転移酵素やジアミン酸化酵素によりイミダゾール酢酸に分解される．
- ヒスタミンは血管内皮細胞の $H_1$受容体を刺激して一酸化窒素を遊離して $_7$収縮する．
- ヒスタミンは気管支平滑筋の $_8H_2$受容体を介して収縮する．
- $_9H_3$受容体は中枢神経に存在し，ヒスタミン遊離の抑制に関与している．
- $H_1$受容体は $_{10}$Gsタンパク質共役型受容体である．
- $H_2$受容体遮断薬は $_{11}$アレルギー疾患に使用される．
- $d$-クロルフェニラミンマレイン酸は $_{12}H_2$受容体遮断薬である．
- ケトチフェンフマル酸塩は $_{13}$第三世代抗ヒスタミン薬である．
- 第一世代抗ヒスタミン薬は第二世代抗ヒスタミン薬より中枢作用が $_{14}$強い．
- クロモグリク酸ナトリウムはヒスタミン $_{15}$受容体を遮断する．

解　答
1. 肥満細胞（マスト細胞）
2. IgE
3. ○
4. カルシウム
5. ヒスチジン
6. ○
7. 弛　緩
8. $H_1$
9. ○
10. $Gq_{/11}$
11. 十二指腸・胃潰瘍
12. $H_1$
13. 第二世代
14. ○
15. 遊離を抑制

# Self Check

下線部に誤りがあればそれを正せ．

- ヒスタミンは $_1$末梢血管収縮作用，$_2$血管透過性抑制作用，$_3$気管支平滑筋弛緩作用がある．
- アレルギー性疾患，免疫疾患には $_4$ステロイドが有効である．
- ステロイドは肥満細胞の脱顆粒を $_5$促進してヒスタミンの遊離を $_6$促す．
- ステロイドは $_7$副腎髄質から分泌される．
- アスピリンは $_8$ピリン系薬物である．
- 抗ヒスタミン薬の副作用に $_9$眠気があるため，車の運転や重機の操作には注意する．
- ヒスタミンの作用のうち胃酸分泌促進作用は，$_{10}$H$_2$遮断薬では抑制されない．
- 抗ヒスタミンは受容体に特異的に結合して，ヒスタミンの作用に $_{11}$競合的に拮抗する．
- Tリンパ球には，抗体産生を促進する $_{12}$Th1細胞がある．
- Tリンパ球には，マクロファージやキラーT細胞を活性化する $_{13}$Th2細胞がある．
- タクロリムス水和物は $_{14}$葉酸活性化を阻害する．
- 関節リウマチの第一選択薬は $_{15}$シクロスポリンである．
- インターフェロン製剤と $_{16}$小柴胡湯との併用により間質性肺炎が生じる．
- 免疫チェックポイント阻害薬は免疫応答を $_{17}$抑制する．

### 解答

1. 末梢血管拡張作用
2. 血管透過性亢進作用
3. 気管支平滑筋収縮作用
4. ○
5. 抑　制
6. 防　ぐ
7. 副腎皮質
8. 非ピリン系薬物
9. ○
10. H$_1$遮断薬
11. ○
12. Th2細胞
13. Th1細胞
14. カルシニューリン
15. メトトレキサート
16. ○
17. 増強する

### 参考文献

1) 山本一彦ほか編集：免疫・アレルギー疾患，中山書店，1997

# 13 腐食薬・収斂薬，消毒薬

　歯科領域では，齲窩の消毒・予防，象牙質知覚過敏の処置，根管治療，歯周疾患治療などに腐食薬，収斂薬，消毒薬を用いる頻度は高い．とくに歯という硬組織に囲まれた特殊な環境で効果を発揮するように調合された薬物が多く，口腔内に漏出しないという状況のもとで使用が認められている薬物もある．その目的で使用される薬物は比較的強力で為害性の強いものを使う傾向があり，取り扱いには十分気をつけなければならない．

## A 腐食薬・収斂薬

　**腐食作用**とは，強力なタンパク質沈殿作用により組織と化学反応を起こし，適用部位の細胞・組織を破壊して壊死を生じる作用である．**収斂作用**とは，組織のタンパク質と反応して組織表面の水および体液に不溶性の被膜を形成して，局所の組織を緻密にして毛細血管を収縮する作用である．その作用は外来の刺激を遮断し内部の組織を保護する．収斂作用をもつ薬物には，高濃度で使用すると腐食作用を現すものがある．また消毒薬のなかには腐食作用と収斂作用をあわせもつものが多い．フェノール類は腐食作用と収斂作用があるが，希釈して消毒薬として使用している．

### 1　腐食薬

　腐食薬には，腐食作用，殺菌作用，止血作用，疼痛性知覚麻痺作用がある．歯科領域では，根管拡大補助薬，局所止血薬，象牙質知覚過敏症治療薬，齲蝕予防薬などに用いられる．

#### a　おもな腐食薬

**1）酸　類**
　硫酸，塩酸，硝酸はタンパク質を凝固する．乳酸，酢酸，クロム酸はタンパク質を溶解して腐食作用を現す．三酸化ヒ素（亜ヒ酸）は歯髄失活薬として使用されていた毒薬だが，現在は販売が中止された．

**2）強アルカリ類**
　水酸化ナトリウム，水酸化カリウムはタンパク質を溶解する．腐食作用は強く，たこ，疣，魚の目などを除去する目的で治療に用いられる．

### 3）重金属塩類

重金属塩類はタンパク質と結合して凝固・変性させ，その種類や使用濃度により腐食作用，収斂作用，消毒作用を現す．硝酸銀は乳歯齲蝕や二次齲蝕の進行抑制や象牙質知覚過敏症の治療薬として有効であるが，銀が酸化して黒く変色するため，永久歯前歯部齲蝕には使用できず使用用途は限られる．

## 2　収斂薬

収斂薬には止血作用，鎮痛作用，防腐作用，抗炎症作用があり，下痢・炎症・潰瘍・傷の治療に用いる．制汗効果による化粧品にも配合されているものもある．歯科領域では，歯髄，根管および根尖性歯周組織などの疾患に対する治療を行う歯内療法において，歯髄鎮静，覆髄，断髄，抜髄，歯髄乾屍，感染根管治療および根管充塡に用いる．また象牙質知覚過敏症の治療，歯周包帯，口内炎，歯周疾患の治療，齲蝕予防にも用いられている（第22章参照）．

### a　おもな収斂薬

#### 1）植物性収斂薬

タンニン酸はポリフェノールの一種で，肌につけることで毛穴を引き締める効果をもつため，化粧品などに配合されている．また腸管の運動を抑える止瀉薬として使用されている．

#### 2）重金属収斂薬

① 酸化亜鉛：収斂作用とともに防腐作用があり，酸化亜鉛ユージノールは覆髄材，歯髄乾屍材，根管充塡材（剤），歯周包帯剤に配合されている．

② 塩化亜鉛：象牙質に沈着し，タンパク質を凝固させて知覚を鈍麻させることで，象牙質知覚過敏症の治療に用いる．

③ 塩化アルミニウム：歯科領域では，局所止血薬として歯肉圧排などに使用する．その他，防腐剤，防臭剤，制汗剤に配合されている．

④ 硫酸アルミニウムカリウム：口内炎，咽頭炎の治療のため含嗽剤として使用する．また制汗剤としても化粧品に含まれている．

⑤ 次硝酸ビスマス：下痢症の治療薬として腸粘膜の刺激を抑えることで，整腸剤として用いられている．

# B 消毒薬

　医療現場では用途によって治療器具・機械類を滅菌するものと消毒するものを区別する必要がある．**滅菌**とは，病原微生物や非病原性微生物を問わず，すべての微生物を完全に殺滅（死滅）することであり，器械を用いて行う．芽胞に対して有効である．微生物を殺滅する作用を殺菌作用といい，微生物の発育や増殖を抑制する作用を静菌作用という．**消毒**とは，生体に対して有害な病原性のある微生物だけを殺滅する，あるいは発育を抑制・阻止することであり，おもに薬液を用いる．消毒効果を得るために高濃度で使用することが多いが為害性も強いため，人体に用いる場合は全身的に用いることは少なく，局所に適用される．

　歯科領域では，病変組織に対して消毒薬を用いることが高く，薬物の種類も多い．また出血を伴う観血的処置も含め，治療器具・機械の滅菌と消毒は二次感染予防を防ぐ意味でも十分な知識が必要である．滅菌と消毒水準の定義を正しく理解して，感染リスクの程度や対象物に応じて安全性や経済性を考慮したうえで使用方法を決定しなければならない．

## 1　消毒の作用機序

### 1）タンパク質の変性・凝固
　微生物の細胞膜，細胞壁のタンパク質と結合して変性，凝固，沈殿を起こして死滅させる．重金属化合物，フェノール類，アルコール類，アルデヒド類などがある．

### 2）細胞膜の破壊・透過性変化
　細胞膜のタンパク質破壊，脂質溶解により膜透過性を変化して微生物を死滅する．フェノール類，界面活性剤，塩素系消毒薬などがある．

### 3）酸化作用
　微生物の原形質成分や酵素を破壊する．また酸化作用により漂白作用もある．過酸化水素水，ハロゲン化合物，塩素系消毒薬がある．

### 4）SH基の阻害
　微生物の活動に必要なSH酵素を阻害する．重金属化合物は複数の作用を示す．

### 5）脱水作用・浸透圧変化
　微生物の浸透圧を変化させる作用を示す．高濃度のアルコール，塩類，糖類液などがある．

## 2　消毒薬の効果に影響する因子

### 1）微生物の種類
　微生物の種類として一般細菌，真菌，ウイルス，結核菌，芽胞の順に消毒薬への抵抗性は高まる．したがって有効な消毒薬を選択する必要がある．

### 2）濃　度
　微生物を殺滅するには至適濃度がある．高濃度では為害作用が起こり，創傷治癒を遅らせることがある．低濃度では殺菌作用は低下する．

### 3）作用時間

作用時間が長いほど効果は高いが，人体へは毒性が現れる危険性がある．

### 4）作用温度

温度は高いほうが殺菌作用は大きい．

### 5）環境 pH

環境の pH によって殺菌作用は影響を受けることが多い．

### 6）有機物の存在

血液，組織液，膿汁，浸出液などが器具に付着していると消毒効果は減弱する．

### 7）消毒薬の併用

酸類とアルカリ類，薬用石けんと逆性石けんは消毒作用を減弱する．ホルムアルデヒドとアルコールは消毒作用を増強する．

## 3　消毒薬の効果判定

### 1）フェノール係数

消毒薬の殺菌作用の効果判定には，フェノールの効果を基準として腸チフス菌あるいは黄色ブドウ球菌を同一条件下で培養して最小希釈倍数から求める．

### 2）最小発育阻止濃度（MIC）

黄色ブドウ球菌などの発育に対する薬物の最小発育阻止濃度（MIC；minimal inhibitory concentration）であり，抗菌薬の効力判定のほか，消毒薬の判定にも利用される．

## 4　消毒薬の分類

表 13-1　滅菌，消毒，洗浄のレベル

| Spaulding 分類 | CDC ガイドライン | | 用　途 | 具体例 | 消毒滅菌法 |
|---|---|---|---|---|---|
| クリティカル | 滅　菌 | | 無菌の組織，血管に挿入するもの　生体の無菌組織（体腔内）に接触または挿入される医療器具 | 手術器具，血管カテーテル，根管治療用具スケーラー，プローブなど | 高圧蒸気滅菌　EOG ガス滅菌 |
| セミクリティカル | 消　毒 | 高水準消毒 | 生体粘膜に接触する医療器具　易感染患者に使用した医療器具 | 内視鏡 | グルタラール |
| | | 中水準消毒 | | スリーウェイシリンジ，デンタルミラー，麻酔用回路など | 次亜塩素酸ナトリウム，アルコール類 |
| ノンクリティカル | 洗　浄 | 低水準消毒 | 傷のない皮膚に接触する医療器具 | 聴診器，ベッド柵，食器など | 温水洗浄またはクロルヘキシジングルコン酸塩など |

表 13-2 消毒薬の分類

| 分類 | 種類 | おもな消毒薬 |
| --- | --- | --- |
| 重金属類 | 水銀化合物 | マーキュロクロム |
|  | 銀化合物 | 硝酸銀, フッ化ジアンミン銀 |
|  | 亜鉛化合物 | 硫化亜鉛, 塩化亜鉛 |
| 酸・アルカリ類 | 酸類 | ホウ酸, 安息香酸, サリチル酸 |
|  | アルカリ類 | 水酸化ナトリウム |
| 酸化剤 |  | オキシドール, 過マンガン酸カリウム, 過酢酸 |
| ハロゲン・ハロゲン化合物 | 塩素・塩素系化合物 | 次亜塩素酸ナトリウム, クロルヘキシジングルコン酸塩 |
|  | ヨウ素・ヨウ素化合物 | ヨードチンキ, 複方ヨードグリセリン, ヨードホルム, ポビドンヨード |
| アルコール類 |  | エタノール, イソプロパノール |
| アルデヒド類 |  | ホルマリン, パラホルムアルデヒド, グルタラール |
| フェノール類 |  | フェノール, クレゾール石けん, クレオソート |
| 界面活性剤 | 陰イオン界面活性剤 | 石けん |
|  | 陽イオン界面活性剤 | ベンザルコニウム塩化物, ベンゼトニウム塩化物 |
|  | 両性界面活性剤 | アルキルジアミノエチルグリシン塩酸塩 |
|  | 非イオン界面活性剤 | ポリオキシエチレンアルキルエーテル |
| 揮発性類 |  | ユージノール, チモール, カンフル, メントール |
| 色素類 |  | アクリノール水和物, 塩化メチルロザニリン |

## 5 消毒薬の対応

表 13-3 消毒薬の対応一覧

| 消毒対象物 | | | | | | 消毒薬 | 対象微生物 | | | | | | | | | |
|---|---|---|---|---|---|---|---|---|---|---|---|---|---|---|---|---|
| Disinfectants | | | Antiseptics | | | | | MRSA | 緑膿菌やシュードモナスセパシアなど | | 梅毒トレポネーマ | 結核菌 | 真菌 | 芽胞 | ウイルス | | |
| 環境 | 器 | 具 | 手指・皮膚 | 粘膜 | 排泄物 | | 一般細菌 | | 感受性菌 | 耐性菌 | | | | | 中間質を含む脂質サイズ | 脂質を含まない小型サイズ | HIV | HCV | HBV |
| | 金属 | 非金属 | | | | | | | | | | | | | | | |
| ○ | ● | ● | × | × | ○ | フタラール | ● | ● | ● | ● | ● | ● | ● | ● | ● | ● | ● | ● |
| ○ | ● | ● | × | × | ○ | グルタラール | ● | ● | ● | ● | ● | ● | ● | ● | ● | ● | ● | ● |
| ○ | × | ● | ○ | ○ | ● | 次亜塩素酸ナトリウム | ● | ● | ● | ● | ○ | ● | ● | ○ | ● | ● | ● | ● |
| ○ | ● | ● | ● | × | × | エタノール | ● | ● | ● | ● | ● | ● | ● | × | ● | ○ | ● | × |
| × | × | × | ● | ● | × | ベンザルコニウム塩化物＋エタノール | ● | ● | ● | ● | ● | ● | ● | × | ● | ○ | ● | × |
| × | × | × | ● | ● | × | ポビドンヨード | ● | ● | ● | ● | ● | ● | ● | ○ | ● | ● | ● | ● |
| ● | ● | ● | ● | × | × | ベンザルコニウム塩化物 | ● | ○ | ● | × | ● | × | ● | × | ○ | × | × | × |
| ● | ● | ● | ● | ● | × | ベンゼトニウム塩化物 | ● | ○ | ● | × | ● | × | ● | × | ○ | × | × | × |
| ● | ● | ● | ● | × | × | クロルヘキシジングルコン酸塩 | ● | ○ | ● | × | ● | ○ | ● | × | ● | × | × | × |
| ● | ● | ● | ● | × | × | 両性界面活性剤 | ● | ○ | ● | × | ● | ○ | ○ | ○ | × | × | × |

●＝使用可  ○＝注意して使用  ×＝使用不可    ●＝有効  ○＝一部有効  ×＝無効

## 6　消毒薬の特性と対象別使用濃度

表 13-4　消毒液の種類

| 水　準 | 商品名 | 組　成 |
|---|---|---|
| 高 | ディスオーパ　液<br>ステリハイドL　液 | フタラール　0.55%<br>グルタラール　2 w/v%, 20 w/v% |
| 中 | ピューラックス　液<br>イソジン液　液<br>イソジンスクラブ　液<br>消毒用エタノール　液<br>ヒビスコールS<br>ウエルパス　液<br>クレゾール石ケン液　液 | 次亜塩素酸ナトリウム　6%<br>ポビドンヨード　10%<br>ポビドンヨード　7.5%<br>エタノール　76.9〜81.4%<br>クロルヘキシジングルコン酸塩 0.2%　エタノール液<br>ベンザルコニウム塩化物 2%　エタノール液<br>クレゾール　50% |
| 低 | ヒビテン液 5%　液<br>ヒビテングルコネート 20%　液<br>マスキンスクラブ　液<br>ハイアミン　液<br>ラスノンメディカル　液 | クロルヘキシジングルコン酸塩　5%<br>クロルヘキシジングルコン酸塩　20%<br>クロルヘキシジングルコン酸塩　4%<br>ベンゼトニウム塩化物　10%<br>ベンゼトニウム塩化物　0.002% |
| その他 | アクリノール<br>オキシドール　液<br>ホルマリン　液<br>ハイポエタノール　液 | アクリノール水和物<br>過酸化水素　2.5〜3.5%<br>ホルムアルデヒド　35〜38%<br>チオ硫酸ナトリウム　2 g |

## 7　歯科領域における器具の感染リスク

表 13-5　歯科領域における器具と分類

| 感染リスク | 用　途 | 器　具 | レベル |
|---|---|---|---|
| 高リスク | 皮膚または粘膜を通過して直接骨に接触するまたは組織に刺入される器具<br>観血的治療, 観血的治療に準ずる治療に使用する器具 | 手術用器具, 注射針, 根管治療用具（リーマーなど）, 探針, ピンセット<br>血液, 血液の混入した唾液に直接触れる手用器具類（スケーラーのハンドピース, プローブなど） | 滅　菌 |
| 中間リスク | 傷のない正常な粘膜に接するが骨に接触しないまたは組織に刺入しない器具<br>血液, 血液の混入した唾液によって汚染された, 非観血的治療に使用する器具 | スリーウェイシリンジ, バキュームチップ, デンタルミラー, 充填器, 印象用トレー, 口角鉤局麻カートリッジ, プライヤーなど | 消　毒 |
| 低リスク | 正常な皮膚のみに接する器具および環境表面 | 印象用スパチュラ, ガーグルベース, ラバーボール, ワイヤー, カッターなど, 流し台 | 洗　浄 |

## 8　B型肝炎ウイルス（HBV）とエイズウイルス（HIV）の滅菌・消毒

　ウイルスからの感染対策はスタンダードプレコーション（標準予防策）に基づいて，すべての患者が何らかしら感染症の持続性キャリアであると想定して感染防止策を講じるものである．とくに歯科診療は唾液や血液に触れる観血的処置を行うことが多く，医療従事者や他の患者への感染対策はとても重要である．

### a　B型肝炎ウイルス（HBV）の滅菌・消毒

　器具はオートクレーブ加圧処理，乾熱滅菌を行う．加熱処理できないものには，消毒薬として次亜塩素酸ナトリウム，グルタラールが有効である．しかし，次亜塩素酸ナトリウムは金属に対して腐食作用が強いので注意する．

### b　エイズウイルス（HIV）の滅菌・消毒

　エイズウイルスはB型肝炎ウイルスよりも抵抗性は弱く熱により不活化されるが，感染すると死亡率は高い．滅菌・消毒はB型肝炎ウイルスに準じた方法で対応すればよい．器具はオートクレーブ加圧処理，乾熱滅菌，煮沸消毒を行う．消毒液はエタノール，次亜塩素酸ナトリウム，グルタラールが有効である．

# Self Check

**下線部に誤りがあればそれを正せ.**

- エタノールは，B型肝炎ウイルスに₁有効である.
- 次亜塩素酸ナトリウムは，光により₂徐々に分解するので，遮光冷所に保管する.
- 体液，膿汁，唾液などが共存しても消毒薬の効果に₃影響を及ぼさない.
- グルタラールは，₄HIVウイルスに対して有効である.
- 次亜塩素酸ナトリウムは，金属性の器具器械に対して₅腐食作用が弱い.
- 消毒薬用アルコール類は，炭素数が増すに従い₆消毒効果が大きくなる.
- フェノールには殺菌作用のほかに₇知覚麻痺作用もある.
- 普通石けんと逆性石けんを併用して使用すると₈効果が増す.
- 消毒薬の効力を比較する尺度に₉フェノール係数がある.
- MRSAは₁₀適切な消毒で除去することができる.

**解答**

1. 無効
2. ○
3. 影響を及ぼす
4. ○
5. 腐食作用は強い
6. ○
7. ○
8. 効果がなくなる
9. ○
10. ○

**参考文献**

1) 平井義人，伊藤公一，戸田忠夫 編集：歯科保存マニュアル 4版，南山堂，2006
2) 都築正和 監修：カラー版 殺菌・消毒マニュアル，医歯薬出版，1991

# 14 抗感染症薬

　感染（infection）とは，病原体がさまざまな経路から生体（宿主）内に侵入し増殖することである．ウイルス，細菌，真菌，原虫は，光合成能を欠き，他の生物に寄生して栄養分を獲得すること（従属栄養）が感染の基本的な成因である．**抗感染症薬**は，生体に寄生した病原体の殺滅（殺菌的）あるいは発育増殖の抑制（静菌的）に使用される薬であり，**原因療法**に用いられる．微生物が産生する物質のうち他の微生物の発育を阻害する物質は抗生物質と呼ばれるが，化学的に変換された合成化合物を含めて抗菌薬と呼ぶ．

　抗菌スペクトルとは，菌の発育を阻止する最小阻止濃度（MIC；minimum inhibitory concentration：この値が小さいほど抗菌力は強い）に基づいて，薬の各種病原微生物に対する作用範囲を求めたものである．天然ペニシリンは，グラム陽性菌と陰性球菌にしか作用しない**狭域性抗菌薬**であり，合成ペニシリンであるアンピシリン水和物は，グラム陰性桿菌までスペクトルが拡大した．一方，天然の抗菌薬のうちクロラムフェニコール系やテトラサイクリン系は，グラム陽性菌とグラム陰性菌のみならず，リケッチア，クラミジア，マイコプラズマを含む広域の抗菌スペクトルを示すことから**広域性抗菌薬**と呼ばれることがある．

## A 作用機序

### 1　細胞壁合成阻害

　細胞壁の最内層は$N$-アセチルムラミン酸と$N$-アセチルグルコサミンの交互ポリマーがペプチド鎖で架橋されたペプチドグリカンからなる．D-アミノ酸と，細菌特有のムラミン酸を含む．ホスホマイシンとサイクロセリンは，ムレイン単量体の合成を阻害する．**グリコペプチド系抗菌薬**の**バンコマイシン塩酸塩**は，ムレイン単量体の重合を阻害する．**β-ラクタム系抗菌薬**は，細菌特有なペプチドグリカンの生合成の最終段階のトランスペプチダーゼ（ペニシリン結合タンパク質，PBP）を阻害する（図 14-1）．

### 2　細胞膜機能阻害

　細胞膜はリン脂質を基本成分とし，物質の選択的透過性に関与している．リン脂質の成分と結合しやすい抗感染症薬は，膜透過性や膜酵素を障害することで細胞の機能を損なう．ポリミキシンB硫酸塩やコリスチンメタンスルホン酸ナトリウムなどの**ペプチド系抗菌薬**は，細胞膜のリン

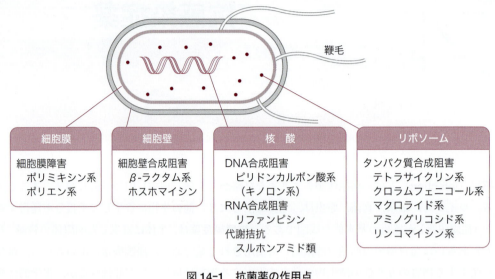

図14-1　抗菌薬の作用点

脂質と結合することで抗感染症薬として作用する．しかし，ペプチド系抗菌薬は動物細胞の細胞膜にも作用するため，選択毒性は低い．

**アムホテリシンB**などの**ポリエン系抗菌薬**は，ステロールと相互作用し細胞膜を障害する．真菌は，細胞膜にエルゴステロールを有するため，ポリエン系抗菌薬の作用を受けるが，細菌はステロール成分をもたないため作用しない．動物細胞はコレステロールを細胞膜に含むため，ポリエン系抗菌薬の選択毒性は低い．

●　ポリミキシン耐性菌感染　●

ポリミキシン耐性菌感染が2016年に日本でも家畜に確認され，多剤耐性菌への切り札としての効果に陰りが見えつつある．耐性遺伝子はプラスミドに存在することから，水平伝播が可能で，急速な拡大が懸念される．

## 3　核酸合成阻害

**ピリドンカルボン酸系合成抗菌薬（キノロン系）**は，細菌DNAジャイレース（バクテリアのトポイソメラーゼⅡ）に働いてDNA複製を阻害する．細菌DNAジャイレースは，ねじれ構造のない閉鎖環状の二重鎖DNAに作用し，一方の鎖の切断と再結合を繰り返すことによって超らせん構造を形成する．

細菌のRNAポリメラーゼは，4種のサブユニットからなり，リファンピシンはそのサブユニットの1つと強く結合してDNAからmRNAへの転写を阻害する．

**ヌクレオチドの代謝拮抗薬**として作用するアシクロビル，ビダラビンなどの抗ウイルス性ヌクレオシド類は，宿主細胞内でリン酸化されてウイルスのDNAやRNAに取り込まれることにより

それらの機能を阻害する．

## 4　タンパク質合成阻害

　細菌のタンパク質二量体のリボソームの沈降係数は，細菌で70S（30S＋50S），動物細胞で80S（40S＋60S）と異なる．**クロラムフェニコール系，テトラサイクリン系，アミノグリコシド系，マクロライド系抗菌薬**は，この違いを区別し，細菌のリボソームには結合するが，動物細胞のリボソームには結合しないため選択毒性に優れている．

## 5　葉酸合成阻害

　**サルファ剤**は細菌の葉酸合成を阻害する．サルファ剤は，パラアミノ安息香酸の代謝拮抗薬として働き，ジヒドロプテリン酸（DHP）の合成を阻害する．その結果，細菌は葉酸を生合成できなくなる．テトラヒドロ葉酸（THF）は，プリンやチミンなどの核酸塩基あるいはメチオニン，セリン，グリシンなどのアミノ酸の生合成に必須な補酵素であるため，その合成が阻害されると細菌の増殖は抑制される．一方，ヒトをはじめとする高等動物ではDHP合成経路はなく，外部から取り入れた葉酸を還元してTHFを合成するので，サルファ剤の作用を受けない．トリメトプリムは葉酸類と構造が類似しているため，ジヒドロ葉酸（DHF）の拮抗薬として作用し，DHF還元酵素を阻害する．

# B　耐性獲得の生化学的機構

　薬物の使用により大多数の感受性菌の増殖が抑えられるが，わずかに存在していた自然耐性菌が生き残り増殖するか，あるいは，おもにプラスミド（染色体外遺伝子）を介して新しく耐性遺伝子を獲得する．また，1つの薬物に対して耐性を獲得した菌は，構造が類似している他の薬物に対しても耐性（交差耐性）を示すことがある．耐性菌をつくらないためには，細菌検査を行い，標的とする細菌を十分にたたく．常在菌への影響を考慮し，不必要な抗菌薬を使用しない．抗菌薬を長期間投与した場合，薬物感受性の高い菌種は減少し，かわりに非感受性の耐性菌が生き残り異常に増殖して起こる感染症（**菌交代症**）の原因になる．

## 1　薬物不活性化酵素の産生

　ペニシリン系，セファロスポリン系などのβ-ラクタム系抗菌薬は，活性基である**β-ラクタム環**が耐性菌の**β-ラクタマーゼ**で分解され抗菌力を失う．
　クロラムフェニコール系やアミノグリコシド系抗菌薬は，耐性菌のアセチルトランスフェラーゼによるアセチル化によって不活性化される．
　アミノグリコシド系抗菌薬はアデニリルトランスフェラーゼやホスホトランスフェラーゼによる水酸基のアデニリル化やリン酸化によっても不活性化される．

## 2　薬物作用点の変化

薬物との結合性が低下し抗菌力を消失させる．

マクロライド系抗菌薬に対する黄色ブドウ球菌やレンサ球菌の耐性菌では，50S リボソームの 23S RNA のアデニン残基の 1 つがジメチル化されている．この構造変化によってマクロライド系抗菌薬とリボソームの結合は阻害されるが，リボソームのタンパク質合成能は影響を受けないため，細菌はこれらの薬に対して耐性を獲得する．

メチシリン耐性黄色ブドウ球菌（MRSA；methicillin-resistant *Staphylococcus aureus*）は，細胞壁合成酵素が変異しており，メチシリンの結合親和性が低下している．

バンコマイシン耐性腸球菌（VRE；vancomycin-resistant enterococci）は，ペプチドグリカンが変異しており，バンコマイシン塩酸塩の親和性が低下している．

キノロン系合成抗菌薬耐性菌では，DNA ジャイレースの変異が起こっている．

## 3　薬物の細胞内取り込みの低下

テトラサイクリン系抗菌薬は，細胞膜の能動輸送系により菌体内に取り込まれるが，その耐性菌では，能動輸送を抑制する細胞膜タンパク質が産生されるため，テトラサイクリン系抗菌薬の細胞内取り込みが抑制される．

キノロン系合成抗菌薬は，OmpF ポーリンタンパク質を介して菌体外膜を通過するが，耐性変異株ではこのタンパク質が欠失しているか減少しており，キノロン系合成抗菌薬の菌体外膜の通過を防いでいる．

# C　体内動態

抗菌薬の多くは極性が高い化合物なので，肝臓での代謝よりも腎臓で排泄される．腎障害患者，幼児に投与すると血中濃度が高くなり副作用の一因となることがある．β-ラクタム系抗菌薬，テトラサイクリン系抗菌薬，クロラムフェニコール系抗菌薬は，経口投与した場合の血中濃度は高く，組織移行性もよい．マクロライド系抗菌薬は，血中濃度が低くても肺，皮膚，胆汁中によく移行する．アミノグリコシド系抗菌薬，ペプチド系抗菌薬は，腸管からほとんど吸収されないので，主として筋注または静注によって投与する．

最近，薬物動態（PK；pharmacokinetics）と薬力学（PD；Pharmacodynamics）を組み合わせて最適な投与量と投与間隔が明らかになりつつある．抗菌薬の抗菌力は，投与間隔内で MIC を超えている血中濃度の時間の割合（Time above MIC（％），あるいは T＞MIC％），MIC に対する最高血中濃度（Cmax）の割合（Cmax/MIC），あるいは MIC に対する AUC（p.11 参照）の割合（AUC/MIC）に相関する．

ペニシリン系・セフェム系（**時間依存的**）の抗菌力は，Time above MIC（％）と密接に相関しており，一般的に最高血中濃度に関係なく，MICの4〜5倍の濃度で最大となり，それ以上に血中濃度を上げても高まらない．Time above MIC（％）は少なくとも投与間隔の40〜50％，最大効果を得るためには60〜70％の時間にわたってMIC以上の血中濃度を保つ必要がある．免疫能の低下した患者ではさらに高いTime above MIC（％）が必要になる．

　**アミノグリコシド系，ケトライド系，ピリドンカルボン酸系**の**殺菌力**は，**濃度依存的**であり，Cmax/MICあるいはAUC/MICと相関する．1回投与量を増やすと殺菌効果が上昇する．投与初期の殺菌力はピーク値が高ければ強いために，すみやかな菌量の減少が期待できる．

　マクロライド系，テトラサイクリン系，リンコマイシン塩酸塩水和物，クリンダマイシン，グリコペプチド系の抗菌力は，時間依存性であるとともに，十分な投与量も必要である（AUC/MIC，T＞MIC％）．

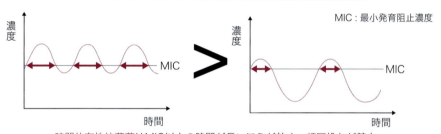

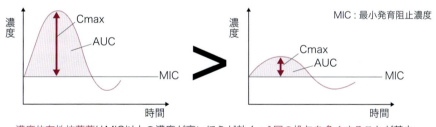

**図14-2　各種抗菌薬の投与条件の血中濃度推移および薬効に及ぼす影響**
　いずれの場合も，左側の条件のほうが薬効が強くなる．

# D 各　　論

## a　薬物動態からみた抗菌薬の選択と使い方

### 1）抗菌薬別の吸収の相違

- ペニシリン系抗菌薬，セフェム系抗菌薬，マクロライド系抗菌薬：経口吸収があまり良好ではない．前二者に対しては，吸収性を高めたエステル型のプロドラッグが開発されている．
- キノロン系抗菌薬：吸収が優れている．
- バンコマイシン塩酸塩，アミノグリコシド系抗菌薬：ほとんど腸管から吸収されない．

### 2）臓器移行性

ニューキノロン系抗菌薬やマクロライド系抗菌薬は細胞内移行性がよく，細胞内のマイコプラズマやクラミジア（$\beta$-ラクタム系抗菌薬やアミノグリコシド系抗菌薬は無効）などの感染症に有効である．

### 3）排　泄

腎機能は年齢とともに低下するので，腎機能を考慮して抗菌薬を選択し投与量を決める．腎障害が存在するときに，腎排泄型薬剤は排泄が遅延し血中半減期は延長する．肝排泄型薬剤では，腎障害時でも血中半減期は変わらない．

## b　最適な抗菌薬の投与量と投与間隔の設定

一般に$\beta$-ラクタム系抗菌薬は選択毒性も高く，投与量を多少オーバーしても副作用発現の可能性は低い．しかし，バンコマイシン塩酸塩などのグリコペプチド系抗菌薬やアルベカシン硫酸塩やゲンタマイシン硫酸塩などのアミノグリコシド系抗菌薬は，薬物のピーク血中濃度値（ピーク値）や最低血中濃度（トラフ値）がある値を超えると，腎障害，聴力障害を惹起する．したがって，最適な投与量と投与間隔の設定が望まれる．ピーク値を25～50 $\mu$g/mL とすることでMRSAを陰性化でき，トラフ値を10 $\mu$g/mL 以下に落とすことで腎障害を回避できる．

## 1　$\beta$-ラクタム系抗菌薬

Alexander Fleming は，ブドウ球菌の入ったシャーレに外からカビの胞子が飛んできて付着し，そのカビのまわりだけがブドウ球菌の生育していないことを偶然発見した．このカビはPenicillium 属であったのでペニシリンと名づけられた．

ケトン炭素（O＝C）と窒素（N）の結合を含む環状構造物をラクタムといい，細菌細胞壁の主成分ペプチドグリカンの生合成を抑える．現在，4員環（ラクタム環）を有する$\beta$-ラクタム系抗菌薬が用いられている．$\beta$-ラクタム環に隣接する環状構造が5員環であるならペニシリン系（ペネム系），6員環であるならセフェム系（セファロスポリン系，セファマイシン系，オキサセフェム系を含める場合が多い）である．さらに，この隣接環に二重結合のないものをペナム系およびセファム系と呼ぶ．$\beta$-ラクタム系は，殺菌的に作用するものが多い．

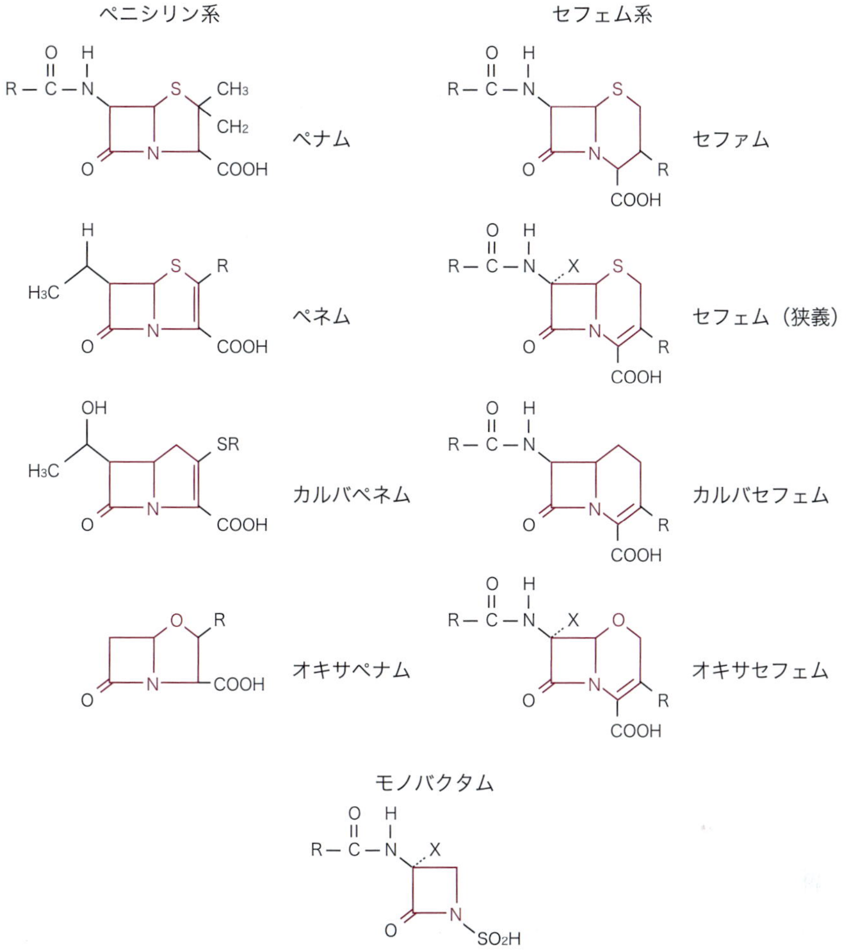

図14-3 β-ラクタム系抗菌薬

### a ペニシリン系

　基本骨格は6-アミノペニシラン酸（6-aminopenicillanic）で，6位あるいは2位の側鎖構造の違いにより薬理作用が異なる．はじめて医薬品として実用化された天然ペニシリンであるベンジルペニシリンカリウム（benzylpenicillin，ペニシリンG）は画期的な臨床効果を発揮したが，経口投与に不適であった．その結果，フェノキシメチルペニシリンなどの経口投与に適するものが開発された．ペニシリン類の抗菌スペクトルはブドウ球菌などのグラム陽性菌であるが，抗菌スペクトルをグラム陰性菌にまで拡大したアンピシリン水和物が開発された．その後，**アンピシリン水和物のプロドラッグであるバカンピシリン塩酸塩**やアモキシシリン水和物などの吸収性に優れた抗生物質が開発された．

- 体内動態：消化吸収は一般に悪い．しかし，アモキシシリン水和物はアンピシリン水和物とよく似た構造をしており，消化管吸収は優れている．ペニシリン系抗菌薬は吸収後，広く体液，組織に分布する．

表14-1　ペニシリン系抗菌薬

| 抗菌薬 | 特　徴 |
| --- | --- |
| ベンジルペニシリンカリウム（ペニシリンG） | 胃酸により分解するため経口投与は不適．静脈投与．一部のグラム陽性菌，グラム陰性菌，グラム陽性桿菌に効果．ペニシリナーゼで不活性化される |
| 抗ブドウ球菌ペニシリン：メチシリンなど | ペニシリナーゼに抵抗性．疎水性が高いため狭域スペクトルを有する．メチシリン耐性黄色ブドウ球菌MRSAの出現 |
| アンピシリン水和物，アモキシシリン水和物 | 広域スペクトルを有する．ペニシリナーゼには感受性．β-ラクタマーゼ阻害剤との合剤で使用．アモキシシリン水和物＋クラブラン酸カリウムの合剤（オーグメンチン®），アンピシリンナトリウムとスルバクタムナトリウムの合剤（ユナシン-S®）で使用． |
| レナンピシリン塩酸塩，バカンピシリン塩酸塩（プロドラッグ） | アンピシリン水和物のプロドラッグであり，吸収性に優れる．吸収後エステラーゼにより分解されアンピシリン水和物が生成する |
| 抗緑膿菌ペニシリン：カルベニシリン，ピペラシリン水和物 | 広域スペクトルを有する．β-ラクタマーゼ感受性．クラブラン酸カリウムとの合剤で使用． |

- ●副作用：アナフィラキシーショックなどの過敏症反応がある．過敏症以外の副作用は少ないが，大量投与や長期投与した場合には消化管系障害を発症する．

### b　セフェム系

#### 1）セファロスポリン系

基本骨格は7-アミノセファロスポラン酸で，β-ラクタム環に隣接する骨格として5員環ではなく6員環を有する．

- ●体内動態：消化吸収は一般に悪い．おもに腎臓で排泄され尿中に高濃度に移行する．
- ●副作用：発症頻度は低い．おもなものは過敏症であるが，ペニシリン系に比べ低い．まれに腎不全患者に痙攣が誘発される．3位側鎖にメチルテトラゾールチオール基を有するセファマンドールナトリウム，セフォペラゾンナトリウムは，**ジスルフィラム様反応**（アルコール不耐性症候群）を引き起こす．ビタミンK依存性の凝固因子の合成を阻害するため，ワルファリンカリウム内服中の患者や凝固異常を認める患者には注意して用いる．

#### 2）セファマイシン系

セフェム骨格の7α位にメトキシ基（methoxy, $-OCH_3$）を有する．

β-ラクタマーゼに対して高い安定性を示し，注射剤として使用される．

セフメタゾールナトリウム（第二世代），セフミノクスナトリウム水和物（第三世代），ラモタキセフナトリウム（オキサ型）がある．

表14-2 セフェム系抗菌薬

|  | 抗菌薬 | 特　徴 |
| --- | --- | --- |
| 第一世代 | セファクロル，セファレキシン，セファゾリンナトリウム | ペニシリナーゼには安定．セファロスポリナーゼにより不活性化 |
| 第二世代 | セフォチアム塩酸塩，セフロキシムアキセチル | 抗菌力をさらに増強しセファロスポリナーゼに対する安定化．細胞外膜透過性を高める．PBPsに対する親和性を増大 |
| 第三世代 | セフォタキシムナトリウム，セフゾキシム，セフタジジム水和物，セフカペンピボキシル塩酸塩水和物 | グラム陰性菌に対する抗菌活性がさらに強化．セファロスポリナーゼに対する安定性も向上．エステル型のプロドラッグ |
| 第四世代 | セフォペラゾンナトリウム・スルバクタムナトリウム配合，セフピラミドナトリウム，セフェピム塩酸塩水和物，セフォゾプラン | 黄色ブドウ球菌および緑膿菌いずれにも適応を有する．疎水性のため，中枢神経系感染症の治療に用いられる |

### c　カルバペネム系，ペネム系，モノバクタム系抗菌薬

分子量が小さいことから外膜透過性が他のβ-ラクタム系抗菌薬の6〜8倍である．

ペニシリナーゼやセファロスポリナーゼに安定し，多くの細菌感染症に有効である．

ペニシリン系，セフェム系抗菌薬に対する感受性の低下した**肺炎球菌**に優れた効果を示すので絶対的な適応となっている．

β-ラクタム系抗菌薬のなかでも幅広い**抗菌スペクトル**を示す．カルバペネム系を不適正に使うと耐性緑膿菌が増える．

#### 1）カルバペネム系

イミペネムは，腎近位尿細管腔の刷子縁に局在するデヒドロペプチダーゼⅠ（DHP-1；dehydropeptidase Ⅰ）によって分解されやすく，その分解産物が腎毒性を示すため，イミペネムとシラスタチンナトリウム（DHP-1の阻害薬）との合剤のチエナム®が開発された．

- ●カルバペネム薬の副作用：過敏反応，痙攣．腎排泄型であるので腎機能障害を有する患者ではその頻度が増大する．

#### 2）ペネム系

ペニシリン骨格の2位と3位を二重結合とした天然には存在しない骨格を有している．ファロペネムナトリウム水和物はグラム陽性菌・陰性菌に対して強い抗菌力を示す．

#### 3）モノバクタム系

アズトレオナム，カルモナムナトリウムがある．β-ラクタマーゼにきわめて安定である．好気性のグラム陰性菌に選択的に奏効する．

## 2　アミノグリコシド系抗菌薬

各種のアミノ糖を構成成分とする塩基性抗菌薬群で**ストレプトマイシン硫酸塩，カナマイシン硫酸塩，アミカシン硫酸塩，トブラマイシン，ゲンタマイシン硫酸塩，アルベカシン硫酸塩（MRSA に対する特効薬）**がある．

グラム陽性菌とグラム陰性菌の両者に PAE（postantibiotic effect），すなわち薬物を除去したあとも再増殖が遅延する効果がある．

1 日 1 回投与が普及しつつあり，1 日 2 回よりも腎毒性が低下する．

治療域と中毒域が狭いので **TDM**（therapeutic drug monitoring）を行う．

緑膿菌性気道感染症の長期的な抑制にはトブラマイシンを用いる．

- ●タンパク質合成阻害：細菌の 16S リボソーム RNA のグアニンとシトシンの塩基対（GC ペア）に結合してタンパク質合成を阻害する．一方，ヒトのミトコンドリア DNA の 1,555 番目の塩基は通常はアデニンで，これがコードするヒトの 12S リボソーム RNA の部分（GC ペアではない）には結合しないため，細菌のタンパク質を特異的に阻害する．
- ●殺菌作用：誤った翻訳の結果生成された異常なタンパク質が膜を傷害し，細胞膜に小孔を形成してアミノグリコシド系抗菌薬が細胞内に流入してリボソームの作用を完全に阻害するため，殺菌的に作用する．
- ●副作用：腎排泄型であるので，腎機能低下時には排泄の遅延，体内蓄積をまねき，次にあげる 3 つの特異的な有害作用を引き起こすため，併用または第二選択薬として使用される．
  ① **急性腎不全**：近位尿細管細胞内に蓄積することによるミトコンドリアに対する毒性や細胞膜の不安定化．
  ② **第Ⅷ脳神経障害**による聴力低下と，前庭機能障害による平衡障害やめまい：内耳の蝸牛の細胞で，1,555 番目のアデニンがグアニンに変異すると，リボソーム RNA がコードされた箇所が GC ペアとなってアミノグリコシド系抗菌薬が結合してタンパク質合成が阻害される．
  ③ **神経筋接合部の遮断による呼吸筋麻痺**：カルシウムイオンとの競合によりアセチルコリンの遊離が減少し，脱分極が抑制される．

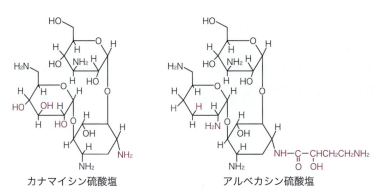

カナマイシン硫酸塩　　　　　アルベカシン硫酸塩

**図 14-4　アミノグリコシド系抗菌薬**

## 3　マクロライド系抗菌薬

大環状ラクトンに数個の糖が結合したもの．ポリエン系マクロライドは，環状ラクトン中に3個以上の共役二重結合を有する．中性糖マクロライドには，中性糖が結合している．塩基性マクロライドには，アミノ糖が結合しており，細菌感染症に用いられている．

14員環の**エリスロマイシンエチルコハク酸エステル**，**ロキシスロマイシン**，**クラリスロマイシン**，**テリスロマイシン**，15員環の**アジスロマイシン水和物**，16員環の**ロキタマイシン**などがある．

***Helicobacter pylori*の除菌作用**がある．経口剤として使用される．
リボソームRNAのメチル化によるマクロライド耐性がある．

- 作用メカニズム：23SリボソームRNAに結合しタンパク質合成を阻害する．グラム陽性菌，一部のグラム陰性菌に有効．真菌には作用しない．
- 第一選択薬：**マイコプラズマ肺炎**などの呼吸器感染．
- 副作用：副作用は少ないが肝組織へ高濃度移行するので（肝代謝型），長期連用の場合は肝障害の発症に注意する．エリスロマイシンエチルコハク酸エステル，クラリスロマイシンは，肝臓における薬物代謝酵素CYP3A4を阻害するため，併用薬の血中濃度が上昇し作用が増強される．最近，心臓への影響（QT延長，不整脈）が注目されている．

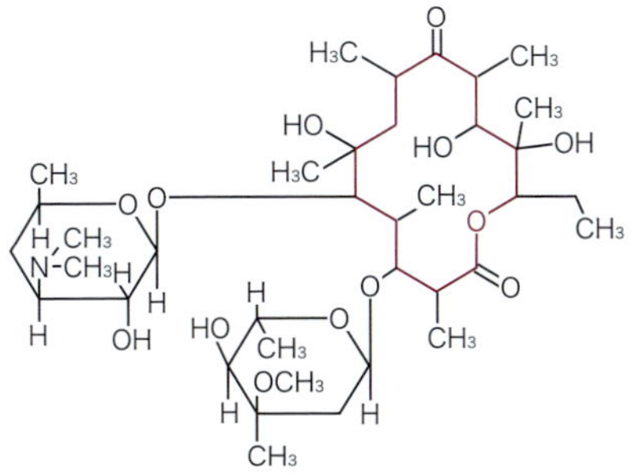

エリスロマイシンエチルコハク酸エステル 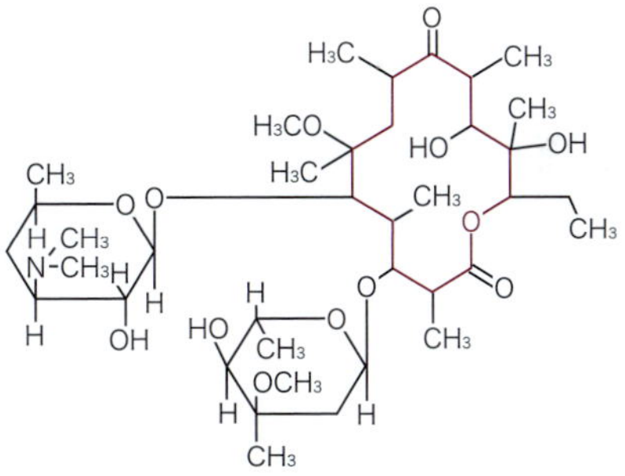　　　クラリスロマイシン

図14-5　マクロライド系抗菌薬

---

### ケトライド系抗菌薬テリスロマイシン

マクロライド耐性肺炎球菌に有効である．8位のケトン基の存在がケトライド系の名称の由来となっている．1位のアミノブチリダゾール基は，作用部位であるリボソームとの結合強化を介して抗菌力の増強に関与している．11位のメトキシ基は，酸に対する安定性や組織移行性など体内動態の改善に関係している．マクロライド系抗菌薬と同様に，50Sサブユニットの23SリボソームRNAに結合してタンパク質合成を阻害することによる．ただし，マクロライド系抗菌薬が23SRNAのドメインI～VIの6つの領域のうちドメインV（ここで変異が起こる）にしか結合しないのに対して，テリスロマイシンは，ドメインVとドメインIIの両方に結合するため，ドメインVに変異が起こってもドメインIIに結合でき抗菌力を発揮できる．

## 4　テトラサイクリン系抗菌薬

四環系のテトラサイクリンを基本骨格とする．消化管からの吸収に優れており，内服によりグラム陽性および陰性菌に作用する．
**テトラサイクリン塩酸塩，ドキシサイクリン塩酸塩水和物，ミノサイクリン塩酸塩**がある．
- 作用機序：23S リボソーム RNA に結合し，タンパク質合成を阻害する．
- 第一選択薬：**マイコプラズマ，リケッチア，クラミジア感染症．**
- 副作用：消化管と粘膜の障害作用，骨組織への沈着，**エナメル質形成不全，歯の着色**
- 耐性の機序：テトラサイクリン塩酸塩がリボソームに接近できない．

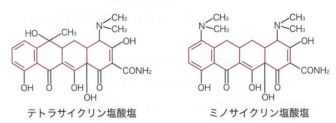

図 14-6　テトラサイクリン系抗菌薬

## 5　クロラムフェニコール系，リンコマイシン系，ホスホマイシン系抗菌薬

### a　クロラムフェニコール

グラム陽性菌，陰性菌にも作用するが，耐性菌が出現している．
- 第一選択薬：腸チフス，パラチフスおよびサルモネラ感染症．
- 副作用：肝臓のグルクロン酸抱合能が未熟な新生児では，容易に中毒域まで蓄積され，嘔吐，脱力，低体温，全身の灰白色への変色，呼吸不全を生じ，代謝性アシドーシスが生じる**グレイ症候群（灰色症候群）**が現れやすい．まれではあるが**再生不良性貧血**がある．

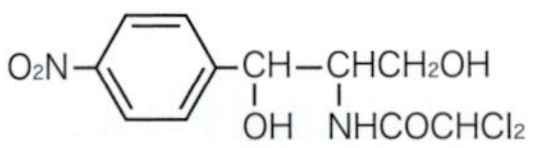

図 14-7　クロラムフェニコール

### b　リンコマイシン塩酸塩水和物，クリンダマイシン

グラム陽性菌に作用する．マクロライド系とよく似た主作用，副作用を示す．
- 副作用：偽膜性大腸炎による重篤な下痢．

### c　ホスホマイシンカルシウム水和物

グラム陽性菌，陰性菌に広い抗菌スペクトルを示す．
- 作用機序：ペプチドグリカン合成の初期である UDP サイクルの阻害．
- 第一選択薬：腸管出血性大腸菌（O157 など）感染症．

## 6　グリコペプチド系抗菌薬

**バンコマイシン塩酸塩**（VCM）は MRSA に対する特効薬である．
ムレイン単量体単位の D-Ala-D-Ala 末端に強く結合して**トランスグリコシダーゼ**を阻害し，重合体鎖伸長のためのムレイン単位の重合を抑制することによって細胞壁合成を阻害する．また，細胞壁合成の前駆体 G-M-pentapeptide 末端の D-alanyl-D-alanyl に強く結合して合成を阻害する．
- 副作用：皮膚潮紅や発疹，いわゆるレッドマン（レッドネック）症候群，下痢，悪心などの胃腸障害，聴力の低下．アミノグリコシド系抗菌薬との併用で腎毒性が増強される．

#### 1）VCM が作用する場合
VCM が D-Ala-D-Ala と数か所で水素結合してしまうと，立体障害により PBPs の D-Ala-D-Ala に対する接近を阻害する．その結果，重合反応を阻害し，細胞壁合成を阻害し，死滅する．

#### 2）VCM が作用しない場合
バンコマイシン耐性黄色ブドウ球菌（VRSA；vancomycin-resistant *Staphylococcus aureus*）が出現する．
① 細胞壁ペプチドグリカンの合成増加による肥厚→本来の作用点（細胞壁構成要素；ムレイン単量体）に結合できない．
② VCM が結合できないように細胞壁前駆体を変化させる特異酵素の発現による．違うリガーゼの働きで末端が D-Ala-乳酸になると，VCM が結合できない．その結果，架橋反応そして細胞壁合成が進行し，耐性を獲得する．

## 7　ピリドンカルボン酸系合成抗菌薬

ピリドンカルボン酸を基本骨格とする．キノロン系抗菌薬には**シプロフロキサシン，オフロキサシン，レボフロキサシン水和物**などがある．一般には，フッ素を含まないものをオールドキノロン，フッ素を含むものを**ニューキノロン**（抗菌力が強化）と呼ぶことが多い．

経口投与が可能である．

原核細胞の II 型トポイソメラーゼには，DNA ジャイレース（トポイソメラーゼ II）とトポイソメラーゼ IV があるが，細菌の種類によりこのどちらかを阻害する．原核細胞のトポイソメラーゼのみを阻害し，真核細胞には影響を与えない．

**カルシウム，アルミニウムやマグネシウムを含有する制酸剤との併用で吸収が低下**する．ニューキノロン系抗菌薬と制酸薬との投与時期をずらすと吸収が回復する．
- 副作用：排泄経路は腎臓で，腎機能の低下によりキノロン薬の血中半減期が延長する．
  ① エノキサシン水和物とフェンブフェン併用：**非ステロイド薬との併用時に痙攣が誘発**

するので，併用は避けるべきである．ただしアスピリンには薬物相互作用をほとんど認めない．
② 注射用ニューキノロン系抗菌薬パズフロキサシンメシル酸塩：広い抗菌スペクトルと強い抗菌活性を示し，静脈内投与で高い血中濃度を示すものの痙攣誘発作用が弱い．
③ 光線過敏症
④ 消化器障害
⑤ 最近，心臓への影響（QT延長，不整脈）が注目されている．

●キノロン耐性：Ⅱ型トポイソメラーゼをコードする遺伝子の変異や，細胞膜に存在するポリンや汲み出しポンプの発現の変化による．

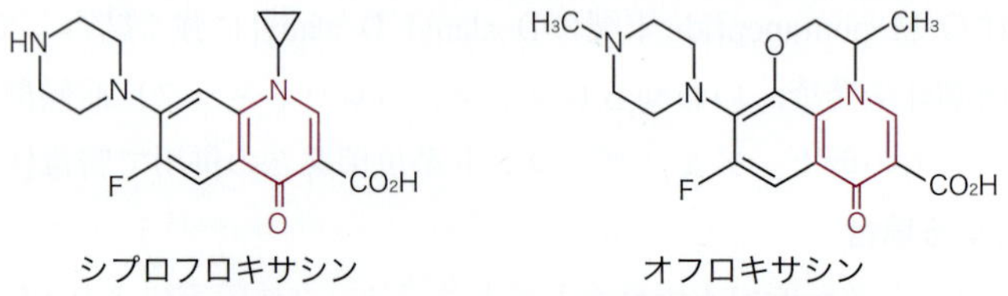

シプロフロキサシン　　　オフロキサシン

**図14-8　ピリドンカルボン酸系合成抗菌薬**

---

**レスピラトリーキノロン**

レスピラトリーキノロンは肺炎球菌に対して有効なニューキノロン系抗菌薬である．モキシフロキサシン塩酸塩はキノロン骨格の1位にシクロプロピル基があり，とくにグラム陰性菌に対して強い抗菌力を有する．非定型菌を含む各種呼吸感染症の主要原因菌は高感受性を示す．
抗菌スペクトルが広く，しかもβ-ラクタム系抗菌薬，アミノグリコシド系抗菌薬などに対する耐性菌に対しても良好な抗菌活性を有する．グラム陰性菌全般ならびにグラム陽性菌にも有効．

---

## 8　サルファ薬

サルファ薬は，スルファニルアミドを基本骨格とし，アミド基が各種の複素環によって置換された化合物の総称である．耐性菌の出現や抗生物質の出現により，今日では感染症としての適応範囲は限定されている．作用機序の異なる他薬との併用により抗菌力を増強したスルファメトキサゾール-トリメトプリム合剤（ST合剤）などがある．

尿路感染，慢性気管支炎などに用いられる．

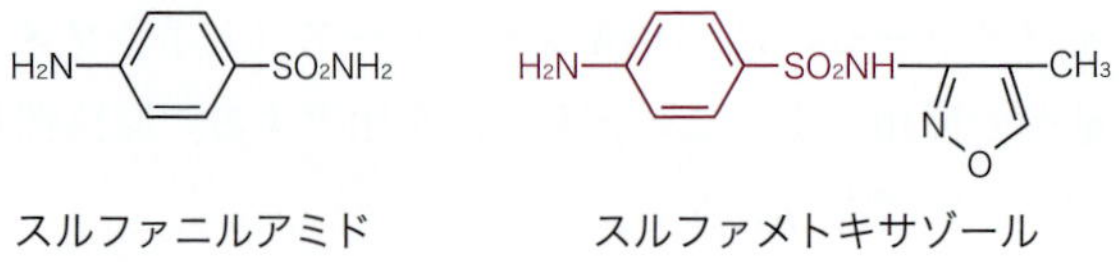

スルファニルアミド　　　スルファメトキサゾール

**図14-9　サルファ薬**

## 9 抗真菌薬

### 1) ポリエン系抗菌薬

**アムホテリシンB**は，真菌の**細胞膜ステロールに結合**することで，小孔形成を通じて細胞膜の透過性が亢進し，必須細胞内成分が流出して真菌が死滅する．口腔カンジダ症や黒毛舌に，含嗽法を用いて投与する．

### 2) アゾール系合成抗真菌薬

ラノステロールのC-14脱メチル化酵素（シトクロムP-450）を阻害し，エルゴステロールの合成が減少するために，真菌は細胞膜を維持することができず死滅する．

イミダゾール系の**ミコナゾール**，ケトコナゾール，トリアゾール系の**イトラコナゾール**，フルコナゾールなどがある．ワルファリンカリウムの血中濃度上昇によって作用が増強され出血しやすくなるため，アゾール系抗真菌薬（経口投与・注射の場合）とワルファリンカリウムは併用禁忌である．外用薬においては併用注意となっている．

そのほか，アリルアミン系のテルビナフィンとベンジルアミン系のブテナフィンなどがある．

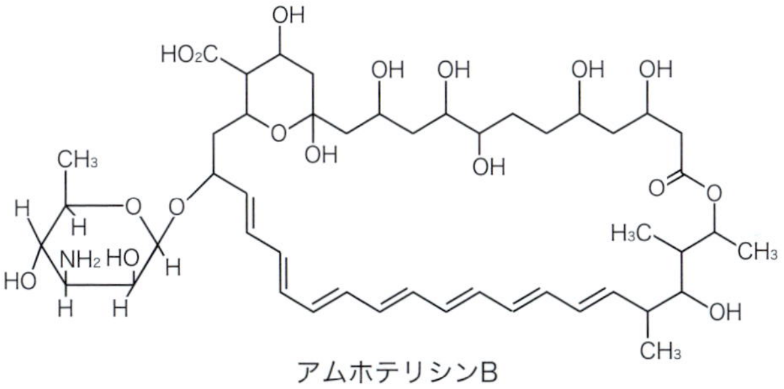

アムホテリシンB

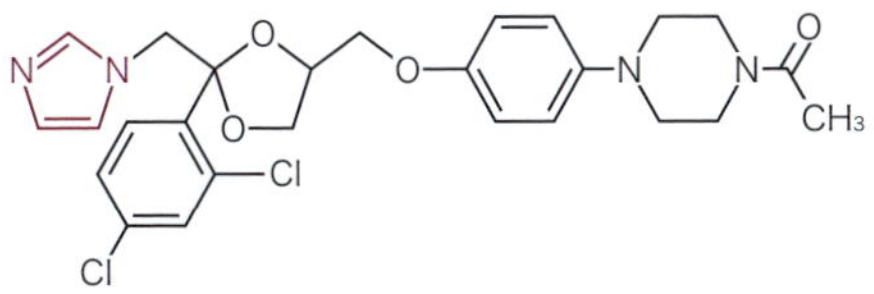

ケトコナゾール

**図14-10 抗真菌薬**

## 10 抗ウイルス薬

### a インフルエンザウイルス

同時世界的各集団発生がみられる．20世紀には3度パンデミックが発生した．世界中で20～40%が罹患し，4,000～6,000万人が死亡したスペイン・インフルエンザ（1918年），25～35%が罹患し，100～400万人が死亡したアジア・インフルエンザ（1957年），ホンコン・インフルエンザ（1968年）である．わが国では，M2イオンチャネル阻害剤（アマンタジン塩酸塩，リマンタ

ジン）の使用は限られており，**オセルタミビルリン酸塩**が先進諸国に比べて圧倒的に多用されている．

- 感染経路：大半は飛沫感染．手についたウイルスが目や鼻に触れれば感染する．
- ザナミビル水和物（リレンザ®），オセルタミビルリン酸塩（タミフル®）：**ザナミビル水和物**は吸入，**オセルタミビルリン酸塩**は内服薬である．ノイラミニダーゼ阻害薬であり，細胞の周辺でインフルエンザウイルスを不活化し周囲の細胞への感染拡大を阻害する．アマンタジン塩酸塩に比べ A 型，B 型両方のインフルエンザウイルスに有効で耐性ウイルスの出現が少なく副作用も少ない．ノイラミニダーゼは，感染細胞からのウイルスの遊離，細胞から遊離したウイルスの凝集の防止などの作用がある．
- アマンタジン塩酸塩：**アマンタジン塩酸塩**は，A 型および C 型には作用するが B 型には無効である．ウイルスの宿主細胞への侵入や脱殻を阻止する．
- バロキサビルマルボキシル（ゾフルーザ®）：**バロキサビルマルボキシル**は内服薬であり，エンドヌクレアーゼ阻害によりウイルスの複製を抑制する．A 型，B 型両方のインフルエンザウイルスに有効である．

### b　ヘルペスウイルス

**アシクロビル**は，ヘルペスウイルスのチミジンキナーゼによって一リン酸誘導体に変換される．アシクロビル-一リン酸（MP）は，次に細胞の酵素によってリン酸化されてアシクロビル-二リン酸（DP），アシクロビル-三リン酸（TP）へと変わる．非感染細胞では，ほとんどまったくリン酸誘導体へ変換されない．このようにアシクロビルは適切なチミジンキナーゼをコードするヘルペスウイルスに感染した細胞内で選択的に活性化を受ける．ウイルス DNA の複製の間にアシクロビル-TP からアシクロビル-MP がプライマー鎖へ取り込まれることによって DNA 鎖伸長が停止して，同時にアシクロビル-MP とウイルス DNA ポリメラーゼとの不活性複合体がつくられる．

### c　エイズウイルス

HIV（ヒト免疫不全ウイルス），AIDS（後天性免疫不全症候群）は 1980 年代に原因ウイルスが同定され疾患概念が定まった感染症である．HIV に感染し，かつ AIDS 指標疾患とされるニューモシスチス肺炎，サイトメガロウイルス感染など日和見疾患と悪性リンパ腫などの腫瘍，合計 23 指標疾患を合併すると AIDS 発症となる．

ウイルスの増殖を抑え続けるために薬物の血中濃度を一定以上に保つ必要がある．ウイルス学的失敗の最大の原因は，飲み忘れによる血中濃度の低下である．中途半端な服薬は早期に耐性を誘導する．HIV がある薬に対して耐性を獲得した場合，同じ作用機序をもつ別の薬物に対しても同様に耐性を示す場合も多い．これを交差耐性と呼び，薬物の組み合わせを変更する際に大きな問題となる．

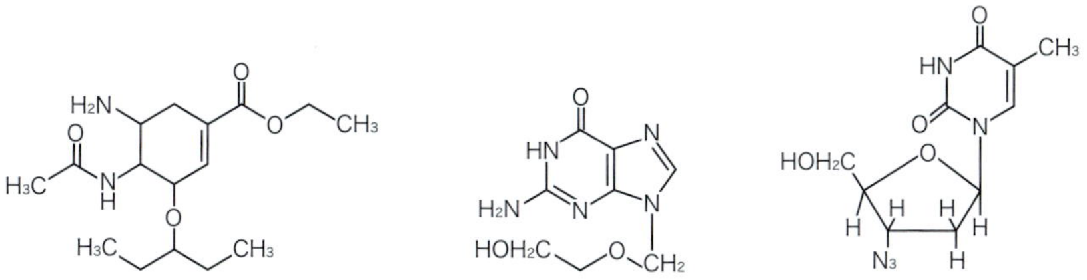

オセルタミビルリン酸塩　　アシクロビル　　ジドブジン

図 14-11　抗ウイルス薬

> **HAART**
>
> HAART（highly active antiretroviral therapy）とは，NRTI（核酸系逆転写酵素阻害薬）2 種類と PI（プロテアーゼ阻害薬）1 ないし 2 種類，または NNRTI（非核酸系逆転写酵素阻害薬）1 種類を用いた多剤併用療法の略称．

> **初回治療推進薬剤**
>
> 薬物の組み合わせに関する考え方は，「NRTI2 剤＋PI か NNRTI」から「薬理効果がより高い PI と NNRTI」に変更されるようになった．EFV（NNRTI，エファビレンツ：ストックリン®）と，LPV（PI，ロピナビル）あるいはアタザナビル硫酸塩と RTV（PI，リトナビル）の合剤であるカレトラ® を基幹薬剤とみなす方向性に変化した．

### d　B 型および C 型肝炎ウイルス

　インターフェロンは，免疫強化薬としてウイルスの増殖を非特異的に阻害する．インターフェロンの作用機序は，ナチュラルキラー細胞の活性化による感染防御とウイルスタンパク質の合成阻害である．副作用として，インフルエンザ様症状（発熱，筋肉痛），間質性肺炎がある．

　他の治療薬として，ラミブジンは B 型肝炎ウイルスの DNA ポリメラーゼを阻害して作用し，リバビリンは C 型肝炎ウイルスの RNA ポリメラーゼを阻害して作用する．

**まとめ 14-1 抗菌薬の作用と副作用**

| 分類 | | 薬物名 | 商品名 | 作用機序 | 副作用 |
|---|---|---|---|---|---|
| β-ラクタム系 | ペニシリン系 | アンピシリン水和物 | ビクシリン | 細胞壁合成阻害(トランスペプチダーゼ阻害) | ショック, アナフィラキシー様症状, 溶血性貧血, 腎障害, 痙攣, Stevens-Johnson症候群 |
| | | アモキシシリン水和物 | サワシリン アモリン | | |
| | セフェム系 | セファレキシン | ケフレックス | | |
| | | セファクロル | ケフラール | | |
| | | セフジニル | セフゾン | | |
| | | セフカペンピボキシル塩酸塩水和物 | フロモックス | | |
| アミノグリコシド系 | | ストレプトマイシン硫酸塩 | 硫酸ストレプトマイシン | タンパク質合成阻害(リボソームの30S粒子に結合) | 第Ⅷ脳神経障害, 腎障害, ショック, Stevens-Johnson症候群, 中毒性表皮壊死症(Lyell症候群) |
| | | カナマイシン硫酸塩 | カナマイシン | | |
| | | アルベカシン硫酸塩 | ハベカシン | | |
| マクロライド系 | | エリスロマイシンエチルコハク酸エステル | エリスロシン | タンパク質合成阻害(リボソームの50S粒子に可逆的に結合), 薬物代謝酵素CYP3A4を阻害 | 偽膜性大腸炎などの血便を伴う大腸炎, 心室頻拍, ショック, アナフィラキシー様症状, Stevens-Johnson症候群 |
| | | クラリスロマイシン | クラリス | | |
| テトラサイクリン系 | | テトラサイクリン塩酸塩 | アクロマイシン | タンパク質合成阻害(リボソームの30S粒子に結合) | 硬組織への沈着, 歯の着色, エナメル質形成不全, 骨の発育不全, 黒毛舌, 過敏症状, Stevens-Johnson症候群 |
| | | ミノサイクリン塩酸塩 | ミノマイシン | | |
| グリコペプチド系 | | バンコマイシン塩酸塩 | 塩酸バンコマイシン | 細胞壁合成阻害(トランスグリコシダーゼ阻害によるムレイン単位の付加の抑制) | ショック, アナフィラキシー様症状, 急性腎不全, 間質性腎炎, 汎血球減少, アミノグリコシド系抗菌薬との併用で腎毒性増強 |
| ニューキノロン系 | | シプロフロキサシン | シプロキサン | DNAジャイレース阻害によるDNA複製阻害 | ショック, アナフィラキシー様症状, 痙攣(酸性NSAIDsとの併用で促進), 光線過敏症, 消化器障害, 頻脈, Stevens-Johnson症候群 |
| リンコマイシン系 | | クリンダマイシン | ダラシン | タンパク質合成阻害(リボソームの50S粒子に可逆的に結合) | ショック, アナフィラキシー様症状, 偽膜性大腸炎などの血便を伴う大腸炎 |
| クロラムフェニコール系 | | クロラムフェニコール | クロロマイセチン クロマイ | タンパク質合成阻害(リボソームの50S粒子に結合) | 再生不良性貧血, グレイ症候群, 視神経炎 |
| 抗結核薬 | | リファンピシン | リファジン | 転写阻害(DNA依存性RNAポリメラーゼを阻害) | 肝障害, ショック, アナフィラキシー様症状, 発熱, 悪寒 |

**まとめ 14-2 抗菌薬との相互作用**

| 医薬品 | 併用注意医薬品 | 臨床症状・機序 |
|---|---|---|
| ニューキノロン系抗菌薬 | フェニル酢酸系，プロピオン酸系，非ステロイド性抗炎症薬 | 痙攣を起こす恐れがある |
|  | アルミニウム，マグネシウム含有の制酸薬，鉄剤 | 抗菌薬の効果が減弱される．抗菌薬とキレートを形成し，吸収が低下する |
|  | クマリン系抗凝固薬 | ワルファリンカリウムの作用を増強し，血漿プロトロンビン活性を抑制する． |
| テトラサイクリン系抗菌薬 | カルシウム，アルミニウム，マグネシウム，鉄剤 | 抗菌薬の効果が減弱される．抗菌薬とキレートを形成し，吸収が低下する |
|  | クマリン系抗凝固薬 | ワルファリンカリウムの作用を増強し，血漿プロトロンビン活性を抑制する |
| セフェム系抗菌薬 | アルミニウム，マグネシウム，鉄剤 | 抗菌薬の効果が減弱される．抗菌薬とキレートを形成し，吸収が低下する |
|  | クマリン系抗凝固薬 | ワルファリンカリウムの作用を増強される |

**まとめ 14-3 抗真菌薬の作用と副作用**

| 分類 | 薬物名 | 商品名 | 作用機序 | 副作用 |
|---|---|---|---|---|
| ポリエン系 | アムホテリシンB | ファンギゾン アムビゾーム | 真菌細胞膜のエルゴステロールに結合し，細胞膜透過性を亢進 | 心停止，心不全，不整脈，急性肝不全，腎障害，Stevens-Johnson症候群，中毒性表皮壊死症（Lyell症候群） |
| トリアゾール系 | イトラコナゾール | イトリゾール | CYP酵素である14-α-ステロールデメチラーゼの阻害によるエルゴステロールの生合成の阻害 | うっ血性心不全，肺水腫，肝障害，Stevens-Johnson症候群 |
| イミダゾール系 | ミコナゾール | フロリード | | |
|  | ケトコナゾール | ニゾラール | | |
| フッ化ピリジン系 | フルシトシン | アンコチル | 5-FUに代謝されRNA，DNA合成阻害 | 骨髄機能の抑制により白血球，血小板減少，発疹，腎不全 |

**まとめ 14-4　抗ウイルス薬の作用と副作用**

| 種　類 | 薬物名 | 商品名 | 作用機序 |
| --- | --- | --- | --- |
| HIV | ジドブジン | レトロビル | 逆転写酵素阻害 |
|  | エファビレンツ | ストックリン |  |
|  | ロピナビル・リトナビル配合 | カレトラ | プロテアーゼ阻害薬 |
|  | アタザナビル硫酸塩 | レイアタッツ |  |
| インフルエンザウイルス | アマンタジン塩酸塩 | シンメトレル | ウイルスの脱殻を阻害 |
|  | オセルタミビルリン酸塩 | タミフル | ノイラミニダーゼを阻害 |
| 単純ヘルペスウイルス | アシクロビル | ゾビラックス<br>アシクリル | ヘルペスウイルスに感染した細胞内で選択的に活性化を受け, 感染細胞のDNA鎖伸長を停止させる |
|  | ガンシクロビル | デノシン |  |
| B型肝炎ウイルス | アデホビルピボキシル | ヘプセラ | 代謝を受け, ウイルスの複製酵素を阻害 |
|  | ラミブジン | エピビル |  |
|  | インターフェロンα<br>インターフェロンβ | スミフェロン<br>フエロン | タンパク質合成を介して作用 |
| C型肝炎ウイルス | リバビリン<br>ペグインターフェロンα-2b | レベトール<br>ペグイントロン | リバビリンが三リン酸体に代謝され, ウイルスRNAに取り込まれ, ウイルスゲノムを不安定化する |

# Self Check

**下線部に誤りがあればそれを正せ.**

- β-ラクタム系抗菌薬の抗菌力は，[1]Time above MIC の割合と密接に相関している.
- 逆転写酵素阻害薬2剤＋特異的プロテアーゼ阻害薬1ないし2剤の投与法を[2]HAART と呼ぶ.
- 細菌における DNA ジャイレースの変異があると，オフロキサシンの作用は[3]増強する.
- ペニシリンの作用は，β-ラクタマーゼ阻害薬との併用により[4]減少する.
- [5]イトラコナゾールは，ウイルス感染細胞内で活性化されウイルスの複製酵素を阻害する.
- [6]スルファメトキサゾールは，リボソームに可逆的に結合してタンパク質合成を阻害する.
- [7]セファクロルは，ペニシリン結合タンパク質（PBP）を阻害して細胞壁生合成を阻害する.
- [8]バンコマイシン塩酸塩は，細胞壁合成の前駆体に結合して細胞壁の合成を阻害する.
- [9]バカンピシリン塩酸塩は，第Ⅷ脳神経障害により聴力を低下させる.
- [10]ストレプトマイシン硫酸塩の副作用は過敏症である.
- エノキサシンとフェンブフェンの併用により[11]痙攣が誘発される.
- インフルエンザウイルスのノイラミニダーゼ阻害薬に[12]オセルタミフルビルリン酸塩（タミフル®）がある.
- 抗感染症薬は，[13]原因療法に使用できる数少ない薬である.
- モノバクタム系は，構造的にシンプルでアレルギー反応が[14]少ない.
- レスピラトリーキノロンは，[15]肺炎球菌に対して有効な薬物である.
- アルミニウムやマグネシウムを含有する制酸剤との併用でニューキノロン系抗菌薬の吸収は[16]低下する.
- 第四世代セフェムは，黄色ブドウ球菌および緑膿菌[17]いずれにも適応を有する.

**解 答**

| | | | | |
|---|---|---|---|---|
| 1. ○ | 6. クロラムフェニコール系, テトラサイクリン系, アミノグリコシド系, マクロライド系抗菌薬など | 7. ○ | 12. ○ | 17. ○ |
| 2. ○ | | 8. ○ | 13. ○ | |
| 3. 低 下 | | 9. アミノグリコシド系抗菌薬 | 14. ○ | |
| 4. 増 強 | | 10. β-ラクタム系抗菌薬 | 15. ○ | |
| 5. アシクロビル | | 11. ○ | 16. ○ | |

**参考文献**

1) 明石敏：マクロライド系抗菌薬を中心に，日薬理誌 130, 294-298, 2007
2) 田中千賀子ほか編集：NEW 薬理学，改訂第5版，南江堂，2007
3) Infect Dis Clin N Am 17（2003）, 479-501, Basic pharmacodynamics of antibacterials with clinical applications to the use of b-lactams, glycopeptides, and linezolid

# 15 抗悪性腫瘍薬

　抗悪性腫瘍薬（抗癌薬）*（anticancer drug）は，正常な細胞の癌化抑制作用や癌細胞の浸潤防止作用，または宿主の免疫能を高めることで，癌細胞の他臓器への転移，増殖を阻止する．癌細胞では遺伝子変異が頻繁に生じていることから，抗悪性腫瘍薬は細胞増殖に関与するさまざまな作用点（図 15-1）を有しており，手術療法や放射線治療と併用される．

　抗悪性腫瘍薬の作用部位は，細胞の増殖過程（DNA の前駆体の合成，複製，翻訳）から，増殖因子の受容体（チロシンキナーゼ）まで多岐に及ぶ．抗悪性腫瘍薬は，細胞周期の特異的な時期に作用するものと，細胞周期非依存的に作用するものに分けられる．細胞周期は，DNA 合成に先

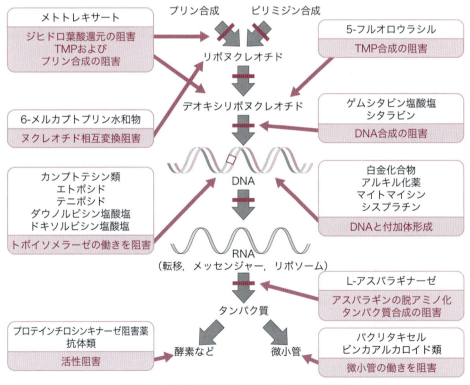

**図 15-1　抗悪性腫瘍薬の作用部位と作用機序**
（Goodman & Gilman, The Pharmacological Basis of Therapeutics, McGraw-Hill, 11th ed., 2006，一部改変）

---

*本書では悪性腫瘍（悪性新生物）の総称として「癌」を用いる．

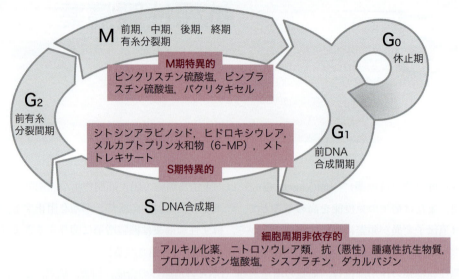

図 15-2　細胞周期に対する抗悪性腫瘍薬の作用
(Goodman & Gilman, The Pharmacological Basis of Therapeutics, McGraw-Hill, 11th ed., 2006, 一部改変)

行する期間（$G_1$），DNA 合成期（S），DNA 合成の終了に続く休止期間（$G_2$），有糸分裂期（M）の4つに分割される．また，飢餓状態，接触阻止や老化では非増殖期（$G_0$）に入る（図 15-2）．

## A 化学療法薬

### 1　アルキル化薬

DNA の一本鎖内あるいは二本鎖間を架橋して異常な塩基対（GT 対）の生成やグアニン塩基の開裂を誘発し，DNA 複製を阻害して細胞を死に至らしめる．その作用は，細胞増殖期に基本的に非特異的でかつ濃度依存的である．

**シクロホスファミド水和物**はシトクロム P-450 により代謝生成されたホスホミドマスタードが DNA をアルキル化して抗腫瘍作用を発揮する．ほかに**ブスルファン**，メルファラン，**ラニムスチン，ニムスチン塩酸塩**などがある．

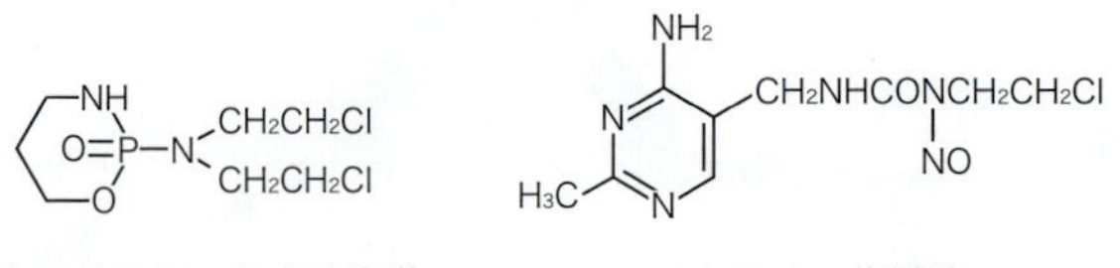

シクロホスファミド水和物　　　ニムスチン塩酸塩

図 15-3　アルキル化薬

## 2　代謝拮抗薬

細胞内生理活性物質と化学的に類似しているため，生理活性物質の代わりに細胞内で代謝反応に関与し，DNA合成などを引き起こして腫瘍細胞の増殖を抑制する．S期の細胞に対して作用する．正常骨髄細胞や消化管上皮細胞の代謝も抑制してしまうので注意が必要である．

代謝拮抗薬は現在，固形癌の主力的治療薬として使用されているものが多い．

### a　葉酸代謝拮抗薬

葉酸は外から補給する必要のあるビタミンBの一種で，生体内でジヒドロ葉酸レダクターゼにより還元型の葉酸となり活性をもつ．

#### 1）メトトレキサート

**メトトレキサート**は，腫瘍細胞内で核酸合成に必要な活性葉酸を産生させるジヒドロ葉酸レダクターゼを阻害し，テトラヒドロ葉酸（FH4）プールの枯渇を引き起こし，ピリミジン，プリンの合成阻害およびその中間にあるアミノ酸代謝阻害を起こして細胞増殖を抑制する．

### b　ピリミジン代謝拮抗薬

#### 1）フルオロウラシル（5-FU）

**フルオロウラシル**は，細胞内に取り込まれ，チミジル酸合成酵素の不可逆的阻害によりチミジル酸が欠乏し，DNA合成を阻害する．また，RNAに取り込まれて機能を障害する．広い抗腫瘍スペクトルを示す．

#### 2）テガフール

CYPによる代謝を受け，5-FUに変換されてから作用するプロドラッグである．

### c　プリン代謝拮抗薬

#### 1）メルカプトプリン水和物

**メルカプトプリン水和物**は，細胞内に取り込まれてイノシン酸のチオ誘導体（TIMP；tissue inhibitor of metalloproteinases）に変換されて，DNA，RNA合成を阻害する．メルカプトプリン水和物はアロプリノールとの併用により作用が増強される．アロプリノールは，キサンチンオキシダーゼによるメルカプトプリン水和物の不活化を抑制する．

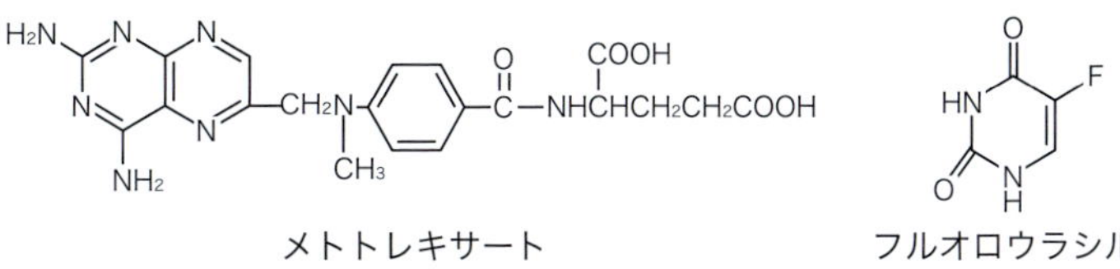

**図15-4　代謝拮抗薬**

## 3 抗（悪性）腫瘍性抗生物質

微生物の培養濾液から抽出された抗悪性腫瘍薬で，細胞周期非特異性であり，DNA または RNA 合成を阻害する．日本で開発されたものが多く，化学構造式の決定されたものは化学合成されている．

### a　アントラサイクリン系抗悪性腫瘍薬

#### 1）ドキソルビシン塩酸塩，ダウノルビシン塩酸塩

**ドキソルビシン塩酸塩**と**ダウノルビシン塩酸塩**は，土壌中の *Streptomyces* から抽出精製された多環系芳香族の赤色抗生物質である．誘導体には，**エピルビシン塩酸塩**，イダルビシン塩酸塩，ミトキサントロン塩酸塩などがある．DNA と結合後，DNA らせん中に平行な平面状のテトラサイクリン環が挿入された状態になり，DNA ポリメラーゼや RNA ポリメラーゼの鋳型機能が消失する．トポイソメラーゼ II を阻害し，酵素反応によるフリーラジカル中間体を生成する．副作用として，心筋細胞の活性酸素傷害による**心毒性**は，非可逆的であり注意を要する．

### b　その他の抗悪性腫瘍薬

#### 1）マイトマイシン C

**マイトマイシン C** は，*Streptomyces caespitosus* の培養液より分離されたもので，酵素的に還元されてアルキル化薬として作用する．3 つの抗癌性活性基をもつため抗癌作用は強く，広い抗癌スペクトルを有する．正常組織中よりも腫瘍組織などの嫌気的な環境でより効率的に活性化される一方，好気的な環境ではフリーラジカルを生成し細胞毒性を示す．活性化されたマイトマイシン C は DNA 中のアデニンおよびグアニンに架橋を形成し，DNA 合成を阻害する．$G_1$ 期後半から S 期前半の細胞に対して効果的である．

#### 2）ブレオマイシン塩酸塩

**ブレオマイシン塩酸塩**は，放線菌の一種 *S. verticullus* の培養濾液から分離された混合物で，ブレオマイシン $A_2$ が約 55～70% 含まれる．DNA に結合するか，DNA 付近でフリーラジカルを生成して結果的に DNA 二重鎖の切断を引き起こす．$G_2$ および M 期の細胞に対する効果が最も強い．

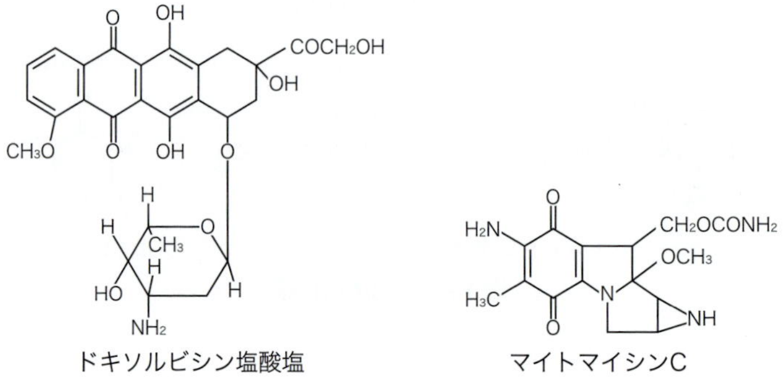

ドキソルビシン塩酸塩　　　　　マイトマイシン C

図 15-5　抗（悪性）腫瘍性抗生物質

腎機能が低下している患者では排泄が著しく遅延するため減量する．副作用として**肺線維症**を起こす．

#### 3）ペプロマイシン硫酸塩

ブレオマイシン塩酸塩の類薬であるが，肺線維症を起こしにくい．

### 4 微小管阻害薬

微小管はチュブリンというタンパク質が重合したもので，細胞分裂の際における紡錘体の形成，細胞内小器官（オルガネラ）の配置（細胞骨格），細胞内の物質輸送，線毛や鞭毛の運動，髄鞘の形成など細胞の正常機能の維持に重要な役割をはたしている．

#### a　ビンカアルカロイド

##### 1）ビンクリスチン硫酸塩，ビンブラスチン硫酸塩

**ビンクリスチン硫酸塩**と**ビンブラスチン硫酸塩**は，微小管に取り込まれて遊離のチュブリンヘテロ二量体の$\beta$サブユニットと結合し，その重合を阻害する．微小管を崩壊させることにより細胞分裂中の紡錘糸を消失させ細胞分裂を中期（M期）で停止させる．しかし，他の細胞周期にある細胞や正常細胞にも作用する．主として肝代謝，胆汁代謝により排泄されるので肝障害患者では減量を考慮する．

#### b　タキサン

##### 1）パクリタキセル，ドセタキセル水和物

**パクリタキセル**と**ドセタキセル水和物**はイチイ由来の活性物質であり，重合したチュブリンの$\beta$サブユニットと結合することで微小管の重合の促進と脱重合（分解）を抑制する．その結果，紡錘体の形成や機能が障害され，染色体の移動を妨げ細胞周期をM期で停止させる．主として肝臓で代謝され，胆汁中へ排泄される．

#### c　フェニルアラニン誘導体

##### 1）L-2,5-ジヒドロフェニルアラニン

黒コウジカビの菌糸先端に異常な膨潤を誘発する抗真菌性物質として単離された．チュブリンヘテロ二量体の生合成と分解に影響する．

### 5 トポイソメラーゼ阻害薬

二重らせん構造をとるDNAが環状になると新たなねじれ（スーパーヘリックス）が現れる．DNAの複製を行うためには二重らせんの一方を切断しなければならない．そのためには，まずトポイソメラーゼという酵素でスーパーヘリックスを緩めなければならない．DNA鎖を1本のみ切断するトポイソメラーゼⅠと，2本とも切断するトポイソメラーゼⅡが存在する．トポイソメラーゼⅡの一種で細菌にだけ発現するものをDNAジャイレースといい，ニューキノロン系抗菌薬の作用点部位である．

### a　トポイソメラーゼⅠ阻害薬

トポイソメラーゼⅠと結合し，cleavable complex と呼ばれる DNA-酵素-薬物の複合体をつくり安定化させることにより DNA 合成を阻害する．S 期の細胞を特異的に殺す．

#### 1）イリノテカン塩酸塩水和物

**イリノテカン塩酸塩水和物**は，カンプトテシン（中国原産の植物，喜樹 *Camptotheca acuminata* から抽出・単離された植物アルカロイド）の誘導体．生体内でカルボキシエステラーゼにより強い抗腫瘍性を示す SN-38 に変換されるプロドラッグである．殺細胞効果は S 期に特異的である．SN-38 は，肝でグルクロン酸抱合を受けて胆汁中へ排泄され腸肝循環する．

### b　トポイソメラーゼⅡ阻害薬

#### 1）エトポシド

**エトポシド**は，メギ科の多年草 *Podophyllum peltatum* などの根茎から抽出されたポドフィリンの半合成体（ポドフィロトキシン誘導体）であり，細胞周期の S 期後半および $G_2$ 期に殺細胞作用を示し，$G_2$ 期ブロックを引き起こす．単離 DNA 鎖の切断は不可能なので，間接作用により DNA の切断を引き起こす．

## 6　白金化合物

白金電極の周辺部が抗菌活性を有することに注目され発見された．白金原子を有する塩素・アンモニアの錯化合物で，分子中の塩素が離脱して反応基を生成し，DNA の鎖間あるいは鎖内クロスリンクをつくり，DNA 合成を阻害する．

#### 1）シスプラチン

**シスプラチン**は腎排泄型であり腎障害が強いので多量の補液が必要とされる．その他，悪心・嘔吐，末梢神経障害，聴覚障害などの副作用がある．シスプラチンは有効性が高いが，毒性も高いので他の異なる機序の抗悪性腫瘍薬と併用して用いられることが多い．

#### 2）カルボプラチン（CBDCA）

シスプラチンの腎毒性を軽減する目的で開発された．尿細管では分泌も再吸収も受けないので腎障害を起こすことは少ない．

#### 3）その他

ネダプラチンなど．

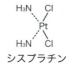

シスプラチン

**図 15-6　白金製剤**

# B ホルモン療法

ホルモン類自体は直接的に抗腫瘍作用を示さないが，ホルモン類に依存性を有する乳癌や前立腺癌においては，抗ホルモン作用のある薬物の投与は有効である．しかし，抗ホルモン薬単独での根治は困難であり，多剤併用療法が必要となる．造血器腫瘍に対しては，副腎皮質ホルモン薬のプレドニゾロンが用いられている．

## 1　抗エストロゲン薬

### 1）タモキシフェンクエン酸塩

乳癌の内分泌療法薬の第一選択薬である**タモキシフェンクエン酸塩**は，エストロゲン受容体に結合し，組織特異的にエストロゲン受容体の作動薬もしくは拮抗薬として作用する選択的エストロゲン受容体モジュレーター（SERM，p.167 参照）である．タモキシフェンクエン酸塩は，エストロゲンのホルモン感受性乳癌細胞のエストロゲン受容体への結合を拮抗的に阻害する．

### 2）ラロキシフェン塩酸塩

**ラロキシフェン塩酸塩**は最近登場してきた SERM の 1 つであり，乳癌や子宮ではエストロゲン作用を阻害する拮抗薬として働くが，骨組織では骨量の増加，骨質の改善，骨折の減少などエストロゲン類似の作用を発揮する（p.167 参照）．

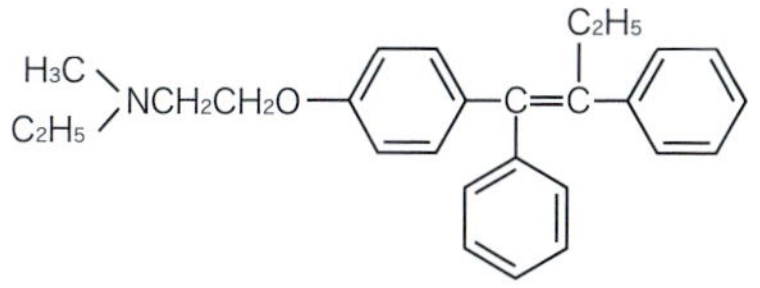

タモキシフェンクエン酸塩

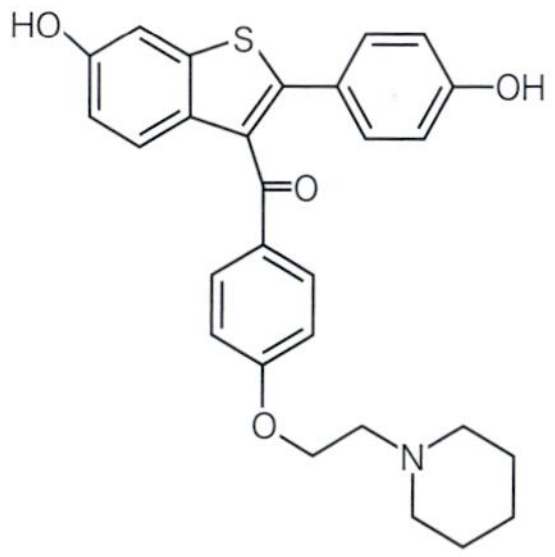

ラロキシフェン塩酸塩

図 15-7　抗エストロゲン薬

# C BRM 療法

BRM（biological response modifiers）療法は，宿主の生物学的な応答を修飾し，非特異的に免疫を賦活化することにより腫瘍治療の効果が期待できる．

## 1　免疫強化薬

### 1）OK-432

溶連菌製剤の **OK-432** は，免疫応答の増強，サイトカインの誘導，産生増強，コロニー形成細胞の増加作用を示す．

### 2）カワラタケ多糖体製剤（PSK）

カワラタケ由来タンパク質結合多糖である**クレスチン®**は，マクロファージ遊走能の改善，キラーT細胞の活性化，細胞性免疫能の促進，IFN，IL-2の産生促進などの作用を示す．

## 2 インターフェロン（IFN）

ウイルス抑制因子として発見されたサイトカインで，それ自体で腫瘍細胞の増殖を阻止する作用もあり，癌治療に用いられるようになった．IFN-α，天然型IFN-β，遺伝子組み換え型rIFN-γなどがある．

## 3 インターロイキン（IL）

IL-2の遺伝子組み換え体のテセロイキン，セルモロイキンは血管肉腫の治療に用いられる．

# D 癌免疫療法（癌免疫薬）

癌患者由来末梢血より単球を得て，顆粒球・マクロファージコロニー刺激因子（GM-CSF）とIL-4の存在下で1週間前後培養して未熟樹状細胞（DC）を誘導する．さらに腫瘍抗原を貪食させたあと，腫瘍壊死因子（TNF-α），IL-1などの炎症性サイトカインやCD40リガンドの刺激を加えて成熟DCを誘導してから皮内注射または静脈注射にて同じ患者に投与して，癌細胞に対する免疫力を強化する．

> **Column：癌化学療法の補助療法としてのビスホスホネート（BP）製剤**
>
> ビスホスホネート製剤は，骨転移を有する乳癌，前立腺癌において，骨合併症（病的骨折，疼痛など）の頻度を減らし，その出現を遅らせることで患者のQOLを改善させることが証明されている．一方，術後投与が骨転移の予防に有用であるか否かについては，まだ確認されていない．
>
> 多発性骨髄腫は全身性の形質細胞腫であり，骨破壊病変が認められる．骨破壊部位では骨吸収活性が上昇しているが，腫瘍細胞による骨吸収に対し，ビスホスホネート製剤が有効であり，化学療法の補助療法として用いられる．
>
> 近年，ビスホスホネート製剤の副作用としての顎骨壊死が問題となっており，歯科医師が，癌の化学療法を受けている患者を治療する場合には，服用している薬物を把握することが必要である．

# E 分子標的薬

癌転移に重要な増殖，血管新生，播種，浸潤，接着のステップを分子標的とした薬である．癌に特有の分子を標的とする新しい薬物で，化学療法薬で呈するような副作用（一般毒性：p.243参照）も少ない．

## 1 増殖因子を標的

増殖因子は，微量で細胞の成長，増殖を促進する一群の物質である．通常は，標的細胞の受容体に結合して作用する．増殖因子の受容体の多くは，リガンドが結合することで活性化されるチ

ロシンキナーゼドメインを細胞内にもつ．受容体の過剰発現や突然変異により，チロシンキナーゼが恒常的に活性化すると癌化する．

### a EGFR 阻害薬

ヒト上皮成長因子受容体（EGFR；epidermal growth factor receptor）ファミリーは HER（human EGFR）ファミリーと呼ばれ，細胞内のシグナル伝達系を介して癌の増殖・浸潤・転移に関与する分子群と考えられている．HER ファミリー受容体にリガンド（EGF）が結合すると，HER どうしのホモもしくはヘテロ二量体を形成する．その結果，相互のチロシンキナーゼが活性化され（自己リン酸化），細胞内情報伝達下流のタンパク質カスケードを通じて，それらの刺激を核まで伝達する．

EGFR 阻害薬の開発の方向性は大きく 2 つに分けられる．

① EGFR チロシンキナーゼ阻害薬

ゲフィチニブ，エルロチニブ塩酸塩（小分子化合物）：ATP 活性化ドメインに結合し，ATP と競合して自己リン酸化を選択的に阻害する．副作用は，心毒性（左心室の機能不全）および間質性肺炎が注目されている（p.34 参照）．

② モノクローナル抗体

トラスツズマブ，セツキシマブ，パニツムマブ（大分子量）：膜表面において受容体とリガンドの結合を阻害する．

#### 1）セツキシマブ（モノクローナル抗体）

**セツキシマブ**（アービタックス®）は，EGFR を標的とするモノクローナル抗体製剤である．EGFR の細胞外領域に結合して，内因性 EGFR リガンドと EGFR との結合を阻害する．その結果，EGF による細胞増殖促進作用を阻害する．

#### 2）ゲフィチニブ（チロシンキナーゼ阻害薬）

**ゲフィチニブ**（イレッサ®）は，経口の選択的 EGFR チロシンキナーゼ阻害薬である．

日本人（アジア人），非喫煙者，腺癌，女性で有効例が多い．とくに肺癌細胞に EGFR 変異のある場合は，約 80％ という高い奏効率が報告されている．副作用として間質性肺炎の発症があげられる．

#### 3）トラスツズマブ（モノクローナル抗体）

**トラスツズマブ**（ハーセプチン®）は，特定の HER ファミリー受容体（ErbB2）に結合し，ErbB2 受容体の細胞内取り込み分解が促進される．ErbB2 受容体を高発現する乳癌に対して効果を示す．

### b PDGF レセプター阻害薬

#### 1）イマチニブメシル酸塩（チロシンキナーゼ阻害薬）

**イマチニブメシル酸塩**（グリベック®）は，Bcr-Abl，c-Kit，血小板由来増殖因子（PDGF）レセプターのチロシンキナーゼ阻害活性を有し，慢性骨髄性白血病細胞，消化管間質腫瘍に対して承認されている．

### c　PD-1 レセプター阻害薬

#### 1）ニボルマブ（モノクローナル抗体）

　活性型 T 細胞は，悪性腫瘍細胞膜上に呈示されている癌抗原を認識し攻撃を行う．しかしながら，悪性腫瘍細胞は PDL-1（PDL-2）という免疫抑制分子を細胞表面にもっている．活性型 T 細胞に免疫チェックポイント分子として発現している PD-1 レセプターに悪性腫瘍細胞の PDL-1（PDL-2）が結合すると，T 細胞の活性が抑制され，悪性腫瘍細胞は免疫を回避することができる．ニボルマブ（オプジーボ®）は，PD-1 レセプターにアンタゴニストのように結合し，PD-1 レセプターへの PDL-1（PDL-2）による T 細胞活性抑制を阻害し正常な免疫機能を誘導する．

## 2　血管新生因子を標的

　腫瘍径が 1〜2 mm 以上の大きさに増大していくには，酸素や栄養を運ぶ血管の新生が必須である．増殖因子（VEGF，bFGF など）とその受容体のチロシンリン酸化，MAP キナーゼなどを分子標的とした血管新生阻害薬が開発されている．非小細胞肺癌，大腸癌の治療に用いられる．

### a　VEGFR 阻害薬

#### 1）ベバシズマブ（モノクローナル抗体）

　ヒト血管内皮増殖因子（VEGF；vascular endothelial growth factor）に対する遺伝子組み換え型ヒト化モノクローナル抗体である．VEGF は各種の癌細胞で発現が亢進しているサイトカインで，血管内皮細胞膜上に存在する受容体（VEGFR）に結合する．VEGFR にリガンド（例：VEGF）が結合すると，前出の EGFR と同様に，二量体を形成し自己リン酸化がはじまり血管新生を促進する．ベバシズマブは内皮細胞膜表面において，受容体とリガンドの結合を阻害する．

# F　抗悪性腫瘍薬の薬物間相互作用

#### 1）予測できない場合

　抗ウイルス薬のソリブジンと 5-FU 系薬のテガフールとの併用による重篤な血液障害は，ソリブジンの代謝物によるフルオロウラシル系抗悪性腫瘍薬の代謝阻害による 5-FU の血中濃度の上昇が原因である．

#### 2）意図的に相互作用を利用する場合

　① 多剤耐性（MDR；multi-drug resistance）modulator による効果増強：とくに，P-糖タンパク質発現型の悪性腫瘍細胞が抗悪性腫瘍薬に対して耐性を示す．P-糖タンパク質は，細胞内の抗悪性腫瘍薬を細胞外へ排出する結果，細胞内濃度が低下して抗腫瘍効果が得られない．ベラパミル塩酸塩やニフェジピンやシクロスポリンなどの MDR modulator は，P-糖タンパク質による抗悪性腫瘍薬の排出を阻害することにより耐性を克服する．
　② メトトレキサート大量療法時にロイコボリンカルシウム（抗葉酸代謝拮抗薬）を投与して，メトトレキサートの骨髄抑制などの副作用を抑制する．

# G 抗悪性腫瘍薬の副作用（一般毒性と特異的副作用）

　一般毒性として投与後，吐き気，嘔吐，食欲不振などの急性の自覚的副作用が発現する．次に，自覚症状の軽減，病態生理的改善，腫瘍の縮小がみられ，最後に，骨髄障害，肺や皮膚の変化，脱毛，臓器障害などの慢性の他覚的副作用が出現する．急性の副作用により1回量が規制され，他覚的副作用により総投与量が規制される．抗悪性腫瘍薬の細胞毒性は投与量に比例して現れ，大きな体力消耗を引き起こし，ときには死に至らしめる重篤な副作用をもたらす．腫瘍細胞を傷害する抗悪性腫瘍薬は特異性が低く，正常細胞にも有害である．とくに骨髄障害により白血球が減少すると感染が起こりやすくなり，血小板減少に伴い出血しやすくなる．白血球減少に対しては，白血球の増加を促す作用のある顆粒球コロニー刺激因子（G-CSF）を注射する．血小板減少による出血に対しては輸血する．口の粘膜が傷害を受けるために起こる口内炎は，アフタ性ではなく

表 15-1　抗悪性腫瘍薬の副作用

| 副作用 | 発現機序 | 発現しやすい抗悪性腫瘍薬 |
|---|---|---|
| 骨髄抑制<br>　白血球，好中球減少<br>　発熱性好中球減少<br>　貧　血<br>　血小板減少 | 造幹細胞の分裂停止，分化障害<br><br>ヘモグロビン減少 | ほとんどの抗悪性腫瘍薬<br><br><br>ACNU, MCNU, MMC, BDCA |
| 心障害※ | フリーラジカル | IFM, CPA, 5-FU, DXR, EPI, PTX, トラスツズマブ |
| 肺障害※ | 活性酸素 | CPA, MTX, BLM, MMC, ゲフィチニブ |
| 肝障害※ | | CPA, MTX, MMC |
| 消化管障害<br>　悪心・嘔吐<br>　下　痢<br>　口内炎 | 嘔吐中枢CTZの刺激<br>消化管蠕動運動亢進<br>フリーラジカル | CDDP, CPA, EPI, ETP, MTX, DXR, L-OHP, CPT-11<br>5-FU, MTX, DXR, CDDP, CPT-11, ETP, ゲフィチニブ<br>CPA, MTX, 6-MP, EPI, DXR, BLM, MMC, DTX |
| 腎障害※ | | IFM, MTX, MMC, CDDP |
| 出血性膀胱炎※ | | IFM, CPA |
| 神経障害※ | | IFM, 5-FU, MTX, VCR, VLB, PTX, DTX, CDDP |
| 筋肉痛・関節痛※ | | DTX, PTX |
| 皮膚障害<br>　色素沈着<br>　手足の皮膚反応<br>　脱　毛<br>　血管外漏出 | メラニン色素産生<br>エクリン汗腺分泌<br>毛母細胞の障害 | CPA, 5-FU, DXR, CDDP<br>5-FU, DXR<br>IFM, CPA, DXR, DTX, PTX, CPT-11<br>EPI, DXR, IFM, CDDP, ETP, 5-FU, MTX, VCR, VNR |
| アレルギー反応過敏症 | I型アレルギー | DTX, PTX, L-OHP, CBDCA, CDDP |
| 浮　腫※ | 毛細血管透過性亢進 | DTX, イマチニブメシル酸塩 |

ACNU：ニムスチン塩酸塩，MCNU：ラニムスチン，MMC：マイトマイシンC，CBDCA：カルボプラチン，IFM：イホスファミド，CPA：シクロホスファミド水和物，5-FU：フルオロウラシル，DXR（ADM）：ドキソルビシン塩酸塩，EPI：エピルビシン塩酸塩，PTX（PAC）：パクリタキセル，TKI：チロシンキナーゼ阻害薬，MTX：メトトレキサート，BLM：ブレオマイシン塩酸塩，CDDP：シスプラチン，ETP：エトポシド，L-OHP：オキサリプラチン，CPT-11：イリノテカン塩酸塩水和物，6-MP：メルカプトプリン水和物，DTX（DOC/TXT）：ドセタキセル水和物，VCR：ビンクリスチン硫酸塩，VLB：ビンブラスチン硫酸塩，VNR：ビノレルビン酒石酸塩
※：特異的副作用

全口腔内粘膜が障害される口内炎で効果的な治療法がなく，患者は摂食困難を訴える．抗悪性腫瘍薬による脱毛は一時的なものであり，最後の治療から3〜6か月後に再び発毛がみられる．多くの抗悪性腫瘍薬は腎臓から尿として排泄されるが，薬物が腎臓を通過するときに濃縮されるため，腎臓が影響を受けて腎機能が低下することがある．その場合は点滴で水分を補給したり，治療中に水分をとることが大事である．間質性肺炎に対しては，原因薬物の中止と副腎皮質ステロイド薬の投与により治療する．

特異的副作用は特定の薬物で誘発されやすいもので，表 15-1 の中で※を付してまとめた．

## H 処方の実際

併用療法が基本である．薬物は単独でも有効であること，作用機序が異なること，副作用のスペクトルが重ならないことを基準として選択する．各薬物は，その理想的なスケジュール（投与方法，投与時間）で一定の間隔で投与する．

表 15-2 抗悪性腫瘍薬の処方

| 治療法 | 適 応 | 投与薬物 |
|---|---|---|
| R-CHOP 療法 | び漫性大B細胞リンパ腫 | CPA+DXR+VCR+リツキシマブ |
| IP 療法，EP 療法 | 進展型小細胞肺癌 | CPT-11 あるいは ETP+CDDP |
| CDDP+VNR 療法 | 非小細胞肺癌 | CDDP+VNR |
| TPF 療法 | 頭頸部扁平上皮癌 | DTX+CDDP+5-FU |
| CP 療法，CF 療法 | 頭頸部扁平上皮癌 | CDDP+PTX，CDDP+5-FU |
| CF+食道部放射線照射 | 食道癌 | CDDP+5-FU+対外照射（食道） |
| FOLFIRI 療法 | 結腸・直腸癌 | CPT-11+LV+5-FU |
| FOLFOX4 療法 | 結腸・直腸癌 | L-OHP+LV+5-FU |
| FOLFOX4+BEV 療法 | 結腸・直腸癌 | L-OHP+LV+5-FU+BEV |
| AC 療法，CMF 療法 | 乳 癌 | ADM+CPA，CPA+MTX+5-FU |
| EC 療法 | 乳 癌 | EPIR+CPA |
| CEF/FEC 療法 | 乳 癌 | CPA+EPI+5-FU |
| TC 療法 | 卵巣癌 | PTX+CBDCA |
| AP 療法 | 子宮体癌 | ADM+CDDP |
| TP 療法 | 子宮頸癌 | PTX+CDDP |
| CF+全骨盤放射線照射 | 子宮頸癌 | CDDP+5-FU+全骨盤照射 |
| MVAC 療法 | 尿路上皮癌 | MTX+VLB+ADM+CDDP |
| MAID 療法 | 軟部肉腫 | IFM+ADM+メスナ+ダカルバジン |
| VDC+IE 療法 | ユーイング肉腫 | VCR+DXR+CPA+IFM+ETP+メスナ |

LV：ホリナートカルシウム，BEV：ベバシズマブ

**まとめ 15-1　抗悪性腫瘍薬の分類**

| 分類 | おもな薬物 | 作用 |
|---|---|---|
| アルキル化薬 | シクロホスファミド水和物<br>ニムスチン塩酸塩 | タンパク質や核酸のアミノ基，カルボキシル基，リン酸基などをアルキル化して細胞増殖を阻害する |
| 代謝拮抗薬 | メトトレキサート<br>メルカプトプリン水和物（6-MP）<br>フルオロウラシル（5-FU） | 核酸代謝を阻害することにより癌細胞の増殖を抑制する |
| 抗（悪性）腫瘍性抗生物質 | ドキソルビシン<br>マイトマイシンC<br>ブレオマイシン塩酸塩<br>ペプロマイシン硫酸塩 | DNA合成阻害もしくはRNA合成阻害によるものが多い |
| 微小管阻害薬 | ビンクリスチン硫酸塩<br>ビンブラスチン硫酸塩<br>パクリタキセル<br>ドセタキセル水和物 | 細胞分裂を阻害し，RNA合成も阻害する |
| ホルモン剤 | タモキシフェンクエン酸塩<br>ラロキシフェン塩酸塩 | 性ホルモン依存性の腫瘍に対する治療 |
| その他 | シスプラチン | DNA合成阻害 |
|  | イリノテカン塩酸塩水和物 | トポイソメラーゼⅠの阻害 |
|  | エトポシド | トポイソメラーゼⅡの阻害 |
|  | イマチニブメシル酸塩 | チロシンキナーゼの阻害 |

# Self Check

下線部に誤りがあればそれを正せ．

- ラロキシフェン塩酸塩は，[1]SERMである．
- ラニムスチンは，[2]アルキル化薬である．
- シスプラチンの副作用として，[3]腎障害がある．
- ドキソルビシン塩酸塩（アドリアマイシン）の副作用は，[4]心毒性である．
- 標的癌細胞における P-糖タンパク質の発現が促進すると，ドキソルビシン塩酸塩の作用は[5]増強する．
- フルオロウラシル（5-FU）＋ロイコボリンカルシウムの作用は，オキサリプラチンの併用により[6]増強する．
- アルキル化薬は，[7]受容体に作用する．
- タモキシフェンクエン酸塩は，[8]受容体に作用する．
- メトトレキサートは，[9]微小管を標的する．
- イリノテカン塩酸塩水和物は，[10]トポイソメラーゼⅠの阻害薬である．
- シクロホスファミド水和物は，代謝活性化を受け[11]DNAやタンパク質に結合する．
- ブレオマイシン塩酸塩の副作用として，[12]肺線維症が知られている．
- パクリタキセルは，[13]DNA合成阻害薬である．
- ベラパミル塩酸塩は，P-糖タンパク質による薬物排泄の阻害することにより，併用薬の作用を[14]増強する．
- タモキシフェンクエン酸塩は，[15]乳癌の治療に用いられている．
- シスプラチンは，[16]ジヒドロ葉酸レダクターゼを阻害する．
- チロシンキナーゼ阻害薬とドキソルビシン塩酸塩を併用すると心毒性が[17]増強される．
- トラスツズマブ（ハーセプチン®）は，[18]血管新生因子を標的としている．
- イマチニブメシル酸塩（グリベック®）は，[19]チロシンキナーゼ阻害薬である．
- イマチニブメシル酸塩の副作用は，[20]肺線維症である．

### 解 答

1. ○
2. ○
3. ○
4. ○
5. 減 弱
6. ○
7. 代謝活性化を受け，DNAやタンパク質に結合する
8. ○
9. ジヒドロ葉酸レダクターゼを阻害する
10. ○
11. ○
12. ○
13. 微小管の脱重合を抑制する
14. ○
15. ○
16. DNAの鎖間あるいは鎖内クロスリンクをつくり，DNA合成阻害作用を有する
17. ○
18. ErbB2に結合しErbB2の細胞内取り込み分解が促進され，ErbB2を高発現する乳癌に対して効果を示す
19. ○
20. 心毒性

### 参考文献

1) 谷川原祐介，今村知世 編集：NCCNガイドラインのエビデンスとなる臨床論文に基づいた がん化学療法 副作用グレード評価シート，薬局 Vol.58，臨時増刊号，南山堂，2007

# 16 毒物と解毒薬

　薬物中毒は医薬品の過量投与により起こるものであるが，常用量の範囲内であっても**遺伝的な要因**，**合併症の有無**，服用している他の医薬品との**相互作用**などにより，血中濃度が異常に上昇し薬物中毒が現れる場合がある．また，小児が誤ってタバコや医薬品を誤飲する場合や自殺目的で農薬や薬物を服用する場合もある．

## A 薬物中毒の処置法

薬物による中毒の処置法について図 16-1 にまとめた．

## B 体外除去

　タバコ，医薬品など（催眠鎮痛薬，抗不安薬）の誤飲による場合は，**催吐薬**としてトコンシロップを 12 歳以上であれば 1 回 15 mL 使用する．**胃洗浄**は 300〜400 mL 温水や生理的食塩水で洗浄する．**活性炭**による**吸着**には，活性炭 10 g を約 30 mL の水に溶解後，経口服用する．

## C 体外排泄促進

　医薬品や誤飲した薬物の体外への排泄には，**下剤**，**利尿**（強制利尿，アルカリ利尿，酸性強制利尿，浸透圧利尿），**血液浄化**などの方法がある．下剤はクエン酸マグネシウム，ヒマシ油を用いる．強制利尿には，腎排泄型の薬物に 500 mL 生理食塩水と塩化カリウムを用いる．フェノバルビタールやアスピリンの排泄には，炭酸水素ナトリウムを用いたアルカリ強制利尿を行う．また，フェノバルビタールの排泄には，D-マンニトールやグルコースを用いた浸透圧利尿もある．血液浄化には血液透析がある．

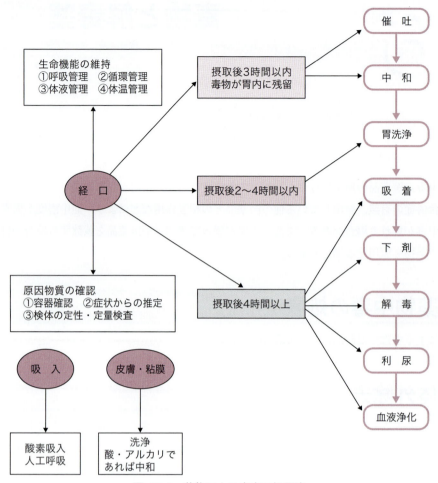

**図 16-1　薬物による中毒の処置法**
(鈴木正彦：改訂2版 新クイックマスター・シリーズ 薬理学，医学芸術社，2005)

## D 拮抗薬

おもな**解毒薬**とその対象となる重金属，薬物を**表 16-1**にまとめた．

重金属とは比重が $4\,\mathrm{g/cm^3}$ 以上の金属をいう．金属を多量にあるいは長期に摂取すると生理機能障害が生じ中毒症状を現す．

### 1) エデト酸カルシウムニナトリウム水和物

**エデト酸カルシウムニナトリウム水和物**（**EDTA**・Ca2Na）は，体内の鉛イオンと結合し，カルシウムイオンとの置換作用により水溶性の鉛錯塩となり，特異的に鉛イオンを体外へ排泄する．

### 2) ジメルカプロール

**ジメルカプロール**（**BAL**）は金属イオンに対する親和性が強く，体内の諸酵素の SH 基と金属イオンの結合を阻害する．すでに結合が起こっている場合には，金属と結合して体外への排泄を促進して，阻害されていた酵素の活性を賦活化する．

表 16-1　おもな解毒薬とその対象

| 解毒薬 | 対象 |
| --- | --- |
| エデト酸カルシウム二ナトリウム水和物（EDTA・Ca2Na） | 鉛 |
| ジメルカプロール（BAL） | ヒ素，水銀，鉛，銅，金，ビスマス，クロム，アンチモン |
| プラリドキシムヨウ化メチル（PAM） | 有機リン剤 |
| チオ硫酸ナトリウム水和物 | シアンおよびシアン化合物，ヒ素剤 |
| ナロキソン塩酸塩 | 麻薬 |
| ペニシラミン | 鉛，水銀，銅 |

### 3）プラリドキシムヨウ化メチル

**プラリドキシムヨウ化メチル（PAM）**は，パラチオンなど**有機リン化合物**により低下したアセチルコリンエステラーゼ（AChE）活性を回復させる．また，農薬・殺虫剤などに用いられる有機リン化合物や生物兵器のサリン，VXガスなどによるムスカリン様症状の対症療法として**アトロピン硫酸塩水和物**を用いる．

### 4）ナロキソン塩酸塩

**ナロキソン塩酸塩**は，オピオイド受容体で**麻薬性鎮痛薬**の作用を競合的に拮抗し，これらの薬物に起因する呼吸抑制などを改善する．

## E　異物誤飲

### 1　気道異物

① 気管・気管支異物はピーナッツなどの豆類が多い．
② 粘着性のあるチューインガムなどは要注意する．
③ 初診で誤ると喘息と診断され見逃されやすい．

### 2　消化管異物

① 金属製のものなら胸腹部エックス線検査で確認する．
② 魚骨や硬貨など食道異物は摘出するか，胃内へ落とす．処置は専門医にまかせる．
③ 胃内異物は自然排泄される．

### 3　異物摘出の適応

内視鏡下摘出には外科的処置が必要となる．

① 骨，釘，針など尖鋭異物．
② 同一部位に5日以上停留している．
③ 小型水銀電池．

## 4 誤　飲

① タバコ：水か牛乳を飲ませ嘔吐させたあと，胃洗浄する．
② 灯　油：胃洗浄は禁忌（誤嚥により灯油性肺炎になる）．
③ ナフタリン：牛乳禁忌．胃洗浄し下剤を投与する．
④ 薬　物：服用後早期には胃洗浄は有効，輸液を行い十分な利尿を図る．

### a　胃洗浄

#### 1）胃洗浄禁忌の患者
① 意識のない患者．
② 全身痙攣のある患者．
③ 強酸・強アルカリを服用した患者．
④ 石油系油剤を服用した患者．

### b　その他

#### 1）歯科治療中でのリーマー，鋳造物などの誤飲
誤飲予防にはラバーダムを装着する．

#### 2）誤飲しても心配のないもの
少量のタバコ，体温計の水銀，パラゾール防虫剤，マッチ，ゴム製品．

# Self Check

**下線部に誤りがあればそれを正せ.**

・有機リン化合物中毒の治療薬には [1]BAL が有効である.
・ヒ素中毒の解毒薬には [2]PAM が有効である.
・ナロキソン塩酸塩は [3]シアン化合物の解毒に有効である.
・麻薬性鎮痛薬の解毒には [4]EDTA を用いる.
・薬物中毒は医薬品の [5]過量投与によって起こる.
・薬物を誤飲したあと, [6]1時間以内であれば吸着薬を使用することができる.
・強酸, 強アルカリを服用した場合には, [7]すみやかに嘔吐させる.
・急性薬物中毒で胃洗浄をする際の患者の体位は, [8]背臥位をとる.
・睡眠薬バルビタール酸誘導体の体外排泄には, [9]炭酸水素ナトリウムの点滴静注が有効である.
・歯科治療中での誤飲・誤嚥防止には [10]ラバーダム装着が望ましい.

### 解答

| | | |
|---|---|---|
| 1. PAM | 5. 常用量 | 8. 誤嚥防止のため頭部を低くした左側臥位 |
| 2. BAL | 6. ○ | 9. ○ |
| 3. 麻薬性鎮痛薬 | 7. 食道損傷や胃穿孔を避けるため水や牛乳を投与する | 10. ○ |
| 4. ナロキソン塩酸塩 | | |

### 参考文献

1) 鈴木正彦:新クイックマスター・ブックス 薬理学,改訂第2版,医学芸術社,2005
2) 日本医薬情報センター 編集:JAPIC 医療用医薬品集,(財)日本医薬情報センター,2007
3) 岡田朗ほか編集:当直医マニュアル,第4版,医歯薬出版,1998

# 17 輸液，造影剤

## A 輸　液

　輸液のおもな目的は，身体の水分や構成成分を正常化させることである．輸液は目的により2つに分けられる．1つは水や電解質が不足しないように予防する維持輸液，あるいは不足分を補充する補充輸液で，2つ目は栄養を補充する栄養輸液である．

　経腸栄養には，経口摂取と経管栄養の2つの方法がある．経管栄養の適用期間が短期間であれば経鼻管栄養で，長期間であれば食道瘻，胃瘻，十二指腸瘻を造設する．経腸栄養が実施できない場合，経静脈栄養を行う．経静脈栄養には末梢静脈カテーテルを介して栄養輸液を投与する末梢静脈栄養法と，中心静脈カテーテルを介して投与する中心静脈栄養法がある．

表 17-1　おもな輸液

| 一般名 | 商品名 | 適　応 |
| --- | --- | --- |
| 電解質輸液製剤（開始液） | ソリタ-T1号輸液 | 脱水症や病態不明時の水分・電解質の初期補給，手術前後の水分・電解質の補給 |
| 電解質輸液製剤（維持液） | ソリタ-T3号輸液 | 経口摂取が不能または不十分な場合の水分・電解質の補給・維持 |
| 塩化ナトリウム | ソルトニン | ナトリウム補給剤（ナトリウム補給） |
| 塩化カリウム | K.C.L | カリウム補給剤（カリウム補給） |
| 生理食塩液 | 生理食塩液 | 細胞外液欠乏時，ナトリウム欠乏時，注射剤の溶解希釈剤 |
| リンゲル液 | リンゲル液 | 細胞外液の補給・補正 |
| 乳酸リンゲル液 | ラクテック | 細胞外液の補給・補正，代謝アシドーシスの補正 |
| ブドウ糖加乳酸リンゲル液 | ラクテックD | 細胞外液の補給・補正，代謝アシドーシスの補正，エネルギーの補給 |

# B 造影剤

**造影剤**は周囲組織よりエックス線吸収の少ない**陰性造影剤**（空気，酸素，炭酸ガスなどの気体）と周囲組織よりエックス線吸収の大きい**陽性造影剤**（硫酸バリウム，ヨードを含む造影剤）がある．ヨードを含む造影剤はさらにイオン性と非イオン性に分類される．

## 1 造影剤の具備すべき条件

① 体の中に直接入れるため，害がないこと．
② 身体にとって異物のため，早く排泄されたほうがよい．しかし，早過ぎても造影ができなくなる．
③ 注入が容易であること．
④ 造影剤で描出するには，吸収率が組織と異なること．

現在，**口腔領域**で用いられている造影法は，**唾液腺造影**，**囊胞造影**，**顎関節腔造影**，**嚥下造影**などがあげられる．

## 2 口腔領域における造影撮影法

口腔領域における造影撮影法には，①唾液腺造影法，②顎関節造影法，③上顎洞造影法，④囊胞造影法，⑤血管造影法，⑥その他の造影法がある（表 17-2）．

表 17-2 口腔領域におけるおもな造影撮影法

| 種類 | 特徴 |
| --- | --- |
| 唾液腺造影法 | 耳下腺，顎下腺の導管開口部からカテーテルを挿入して，造影剤を逆行性に注入する |
| 顎関節造影法 | 関節腔内に造影剤を注入して，関節円板や周囲軟組織を描出する |
| 上顎洞造影法 | 鼻腔の下鼻道側壁を穿刺して，造影剤を洞内に注入する方法と，口腔内から鼻壁の薄い犬歯窩を穿刺して，洞内に注入する方法がある |
| 囊胞造影法 | 鼻歯槽囊胞，ガマ腫など，おもに軟組織内に発生した囊胞や術後性上顎囊胞の観察に用いる．囊胞壁を注射針で穿刺して，内容液を吸引後に造影剤を注入する |
| 血管造影法 | 血管腫や動静脈異常などの血管性病変に対して行う |
| その他の造影法 | 発音や嚥下運動時の舌の動きや咽頭の動態を観察するため，口腔粘膜にバリウム系造影剤を塗布して，エックス線テレビなどにより解析する．また，根管治療時の根管長測定のためのリーマー試適，歯周ポケットや瘻孔へガッタパーチャポイントを挿入して，エックス線写真を撮影する |

## 3 おもな造影検査の種類

### 1）消化管造影検査
経口投与または注腸で硫酸バリウムを投与することによって胃や腸の病変を見つけ出す．

### 2）尿路造影検査
有機ヨード製剤を静脈より注入する．血管内に入った造影剤は尿となって腎臓から膀胱へ排泄される．

### 3）血管撮影（動脈造影）
脳や心臓など目的とする動脈にカテーテルを挿入して，造影剤（イオベルソール，イオパミドールおよびイオヘキソール）を注入して撮影する．脳梗塞や心筋梗塞など緊急的に行われる．

### 4）関節造影
関節腔や滑膜の状態を検査する目的で関節造影を行う．関節造影にはヨード製剤（イオトロランなど）を用いる．

### 5）造影CT・MRI検査
組織，腫瘍などコントラストをつけるほかに，病変部の血行状態などを把握することにより病変の性質や程度を判断できる．血管を造影することにより立体像を作成することも可能である．MRI造影にはガドリニウム系造影剤（ガドテリドールなど）を用いる．

## 4 造影剤の副作用

造影薬投与により即時型副作用と遅発型副作用が現れる．即時型副作用は造影剤注入中または検査終了前までに現れる副作用で，遅発型副作用は検査終了後6時間以内に発現し，症状発現後6時間以内に消失する場合が多い．副作用としては悪心，嘔吐，蕁麻疹，気管支攣縮，咽頭浮腫，血圧低下，アナフィラキシー様症状などがある．

---

**PET-CT検査**

Column

従来のCT（computed tomography；コンピューター断層撮影装置）やMRI（magnetic resonance imaging；磁気共鳴画像装置）の診断機器は，生体の解剖学的な詳細な情報を正確に描出できることから，医療分野で広範に利用されている．しかし，PET（positron emission tomography；陽電子放射断層撮影）のような代謝機能にかかわる解析能は備わっていない．CTとPETの両者の欠点を補い，両者の優れた特徴を融合したCT付きPETが開発された．CTやMRIは形態の変化によって悪性腫瘍を発見する．PET検査では代謝を指標として活性化した細胞を画像化できるので，悪性腫瘍を発見することができる．PET-CT検査は，形態と代謝を同時に画像診断できる画期的な検査方法である．

# Self Check

**下線部に誤りがあればそれを正せ．**

- 輸液とは身体が一番必要とする₁水分と電解質を補うことである．
- 輸液は₂下痢・嘔吐・絶食などによる脱水状態に用いる．
- 輸液は₃急激な出血など循環血液量が不十分になっているときに用いる．
- 栄養輸液は₄何らかの理由で食事がとれない場合に用いる．
- 0.9％生理食塩水は₅細胞内液と浸透圧が等しい食塩水である．
- エックス線検査に用いる陽性造影剤は₆黒く写る．
- 硫酸バリウムは₇水に溶け，消化管から吸収されない．
- ヨード（$^{53}$I）は₈陽性造影剤として，顎顔面領域で用いられる．

---

**解 答**

1. ○　　3. ○　　5. 細胞外液　　7. 水に不溶
2. ○　　4. ○　　6. 白く写る　　8. ○

---

**参考文献**

1) 大里敬一 編集：図説・臨床看護医学 16 周手術期の管理/集中治療 改訂版，同朋舎，2000
2) 内藤裕史 編集：図説・臨床看護医学 15 救急医療 改訂版，同朋舎，2000
3) 古本啓一，岡野友宏，小林馨 編集：歯科放射線学，第 4 版，医歯薬出版，2006

# 18 救急用薬剤

　歯科治療中に起こる全身的偶発症に対して，迅速で適切な処置を行えるように，普段から歯科医師だけではなくスタッフを交えた訓練と学習は不可欠である．

　**ショック**とは，血流の低下で正常な細胞活動ができない状態をいう．ショックの五大徴候は**蒼白，冷汗，脈拍触知不能，虚脱，呼吸不全**である．ショックによる低血圧（収縮期血圧 90mmHg 以下）には，第一選択薬としてカテコールアミンの**ドパミン塩酸塩（DOA），ドブタミン塩酸塩（DOB）**が用いられる．ドブタミン塩酸塩は，$\beta_1$受容体を直接作動させる働きをもつため，心不全や心停止の治療に用いられる．

## A ショックの原因による分類

　ショックの原因による分類は，心原性ショック，血液分布異常性ショック（敗血症ショック，アナフィラキシーショック，神経原性ショック，薬物によるショック），循環血液量減少性ショック（出血性ショック）がある．

## B ショックをきたす疾患と治療

### 1 心原性ショック

- **疾　患**：心筋梗塞不整脈，狭心症，心タンポナーデ，心筋症，心不全，不整脈
- **治　療**：臨床的に最も多いのは心筋梗塞に伴う狭心症発作，胸内苦悶，蒼白，冷感，頻脈，意識消失，血圧の進行性低下などである．一般療法で静脈圧が正常化していても，低血圧が改善されない場合は昇圧薬ドパミン塩酸塩，ドブタミン塩酸塩などを点滴する．うっ血性心不全には強心薬ジギタリス，血管拡張薬，肺水腫の合併には利尿薬フロセミドも用いる．

### 2 敗血症ショック（細菌性ショック）

- **疾　患**：感染（肝・胆道系感染，腎盂腎炎，敗血症，熱傷）
- **治　療**：感染源の除去，感染原因菌に感受性のある抗菌薬の投与，副腎皮質ステロイド薬の投与を行う．

### 3　アナフィラキシーショック

- ●疾　患：抗菌薬，局所麻酔薬，造影剤，異型輸血，血漿製剤，ハチ・ムカデなどによる刺傷
- ●治　療：薬物の皮下注射や皮内注射，虫刺されによる．駆血帯を注射部位などより中枢側に巻き，この部位にアドレナリン 0.2 mL を局所注射して，体内での拡散を防ぐ．

### 4　神経原性ショック

- ●疾　患：精神的衝撃，vasovagal 反射
- ●治　療：脊髄損傷などの外傷を除き，迷走神経の緊張亢進が原因となる．多くが一過性であり，患者を横に静かに寝かせることによってほとんど回復する．

### 5　循環血液量減少性ショック（出血性ショック）

- ●疾　患：外傷（血管損傷，実質臓器損傷），術後，消化管出血（出血性胃炎，消化性潰瘍，潰瘍性大腸炎），子宮外妊娠破裂，挫滅症候群，脱水，熱傷
- ●治　療：外傷，出血，熱傷などによる失血，脱水が原因となる．治療は不足している血液量，水分を補えばショック状態から回復することから，昇圧薬は原則として必要ない．

---

**Column　歯科治療中の全身的偶発症**

　歯科治療中に全身的偶発症を発症した場合，薬物投与の前にバイタルサインをチェックして，発症の原因を把握したのちに，適切な処置を行う必要がある．そのため歯科治療中に起こる全身的偶発症，その原因，対処法について熟知しておくことが大切である．
　神経原性ショックでは，①治療中止する，②水平仰臥位，③嘔吐物の誤嚥防止のため顔面側方位，④酸素吸入，⑤ネクタイなどの衣服の緊張を緩める．
　アドレナリン過敏症では，頻脈，血圧の上昇がみられるが，10～15 分くらいで回復する．
　局所麻酔薬の中毒では，①局所麻酔薬の注入を中止，②水平仰臥位，③酸素吸入，④呼吸困難がみられたならば気道確保，⑤痙攣には，ジアゼパムを 2～5 mg/分静脈注射，または 10 mg 筋肉注射して経過観察する．

## C おもな救急用薬剤

### 1 酸素

酸素は歯科領域でも緊急時や治療時に重要な役割をはたす．ショックの治療，局所麻酔薬中毒時や口腔外科手術時に全身麻酔薬との併用，歯科治療時の脳貧血や治療後の頭痛の治療などに用いられる．

### 2 リドカイン塩酸塩注射液

リドカイン塩酸塩注射液は局所麻酔薬であるが，期外収縮と発作性頻拍（心室性，上室性），急性心筋梗塞時および手術に伴う心室性不整脈の予防に用いられる．1回1〜2 mg/kgを1〜2分間で緩徐に静注する．

### 3 ニフェジピン

ニフェジピンはカルシウム拮抗薬である．服用時にかんだり，砕いたりしないで，そのままかまずに服用させる．歯科治療時の高血圧に用いる．妊婦または妊娠している可能性のある女性，心原性ショックの患者には禁忌である．

### 4 ジアゼパム

ジアゼパムは精神興奮時の鎮静に有効である．また低酸素症，急性局所麻酔薬中毒，各種痙攣に効果を発揮する．1回10 mgを筋肉内または静脈内に緩徐に注射する．

### 5 アドレナリン注射液

アドレナリン注射液は，急性低血圧またはショック時の補助療法，心停止の補助療法に用いられる．1回0.2〜1 mgを皮下または筋注する．蘇生などの緊急時には，1回0.25 mg以下を生理食塩液で希釈してゆっくり静注し，必要なら5〜15分ごとに繰り返す．

### 6 ヒドロコルチゾン

ヒドロコルチゾンは水溶性で，副腎皮質ホルモンとして，気管支喘息，各種ショック，頭部外傷などに静注または筋肉内に1回100 mgを使用する．

### 7 ドパミン塩酸塩

高用量のドパミン塩酸塩は，血管の$\alpha_1$受容体を刺激し血圧を上昇させる．低用量のドパミン塩酸塩は，細胞内cAMP量を増加させ，血管拡張を起こす．とくに上腸間膜および腎臓での血流量を増し，あわせて利尿効果も現す．

## D フッ素の急性中毒に対する救急処置

　フッ素の水溶性を低下させて消化管からの吸収を抑えるために，**牛乳**や**グルコン酸カルシウム水和物**などを投与して，難溶性のフッ化カルシウムを形成させる．必要に応じて催吐させ胃洗浄を行う．

　低カルシウム血症に伴う神経筋症状や循環器症状に対しては，**グルコン酸カルシウム水和物**を静注し，呼吸麻痺や心停止をきたすような重症例では，ショックに対する治療を行う．

# Self Check

**下線部に誤りがあればそれを正せ．**

- 高血圧症の治療として ₁β遮断薬（プロプラノロール塩酸塩，アセブトロール塩酸塩），血管拡張薬（ニフェジピン，ジルチアゼム塩酸塩，カプトプリル）を用いる．
- 緊急に降圧する必要がある場合，カルシウム拮抗薬ニフェジピンソフトカプセルを ₂舌下投与する．
- 過換気症候群の治療には，容量2Lくらいの ₃ビニール袋を口に当てて，紙袋の中で再呼吸させる．
- リドカイン塩酸塩注射液は，心筋の興奮を抑えることから，₄心室性期外収縮に有効である．
- 乳幼児・小児の脱水症は，嘔吐，下痢，発熱に伴う水分，塩分の ₅経口摂取不足などである．
- アシドーシスにみられる ₆高カリウム血症や低カリウム血症は，アシドーシスが治療されると通常正常に戻る．
- 口腔内，咽喉頭部の異物，分泌物による気道障害の場合は，₇ハイムリッヒ法が有効である．
- 熱傷での感染は多発で，重症熱傷であればより ₈感染防御に努力を払う必要がある．
- 化学熱傷では ₉アルカリ剤による熱傷が重篤で，大量の水洗いと弱酸による中和が必要である．
- チアノーゼが観察された場合には ₁₀緊急事態にあると認識が必要である．

## 解 答

| | | | |
|---|---|---|---|
| 1．○ | 3．紙 袋 | 5．○ | 7．指拭法 | 9．○ |
| 2．使用しない | 4．○ | 6．○ | 8．○ | 10．○ |

## 参考文献

1) 岡田朗ほか編集：当直医マニュアル，第4版，医歯薬出版，1998
2) 杉本恒明ほか編集：循環不全―心不全，ショック，中山書店，1990

# 19 漢方の薬理

## A 漢方製剤

　漢方医学は伝統的中国医学の総称であり，西洋医学に対比される．漢方薬は，漢方医学に基づき，生薬を組み合わせて処方された薬物である．

　漢方医学は「証」に基づく．この「証」はある病態に際して出現する複数の症状の統一概念であり，漢方の診断は「証」を導き出すことにある．漢方医学のものさしによって個々の患者の「証」を決定し，具体的な生薬や処方を指示する．**虚実**の「証」については，体力，抗病力が低下している虚証，逆に充実している実証と，その間の中間，という3つに分け，どの状態かを判断したうえで処方する．同様に**寒熱**の「証」では寒証，熱証，中等の3つに分ける．たとえば立効散（リッコウサン）では，中間，中等から熱証と診断されている患者に処方される．

　さまざまな病態に対して漢方製剤が広く応用されている．前述の立効散は歯牙痛，抜歯後の疼痛，歯齦（歯肉）炎が適応になっており，その組成は細辛（サイシン），升麻（ショウマ），竜胆（リュウタン），甘草（カンゾウ），防風（ボウフウ）となっている．

　漢方薬でも副作用には注意が必要で，立効散では，その組成に含まれる甘草の副作用として，低カリウム血症（アルドステロン症），高血圧などが知られ，そのためカリウム喪失をきたすループ利尿薬やサイアザイド（チアジド）系利尿薬との併用に注意が必要である．多くの漢方製剤に甘草が含まれているので，上記の副作用とともに，併用薬に対する注意も同様に必要になる．

　現在，歯科関係薬剤点数表に収載されている漢方薬を**表19-1**に示す．

表19-1　歯科関係薬剤点数表に収載されている漢方薬

| 漢方薬 | 適　応 |
| --- | --- |
| 立効散（リッコウサン） | 歯牙痛，抜歯後の疼痛，歯齦炎 |
| 半夏瀉心湯（ハンゲシャシントウ） | 口内炎 |
| 黄連湯（オウレントウ） | 口内炎 |
| 茵蔯蒿湯（インチンコウトウ） | 口内炎 |
| 五苓散（ゴレイサン） | 口　渇 |
| 白虎加人参湯（ビャッコカニンジントウ） | 口　渇 |
| 排膿散及湯（ハイノウサンキュウトウ） | 歯槽膿漏，歯齦炎 |
| 葛根湯（カッコントウ） | 上半身の神経痛 |
| 芍薬甘草湯（シャクヤクカンゾウトウ） | 急激に起こる筋肉の痙攣を伴う疼痛，筋肉・関節痛 |
| 補中益気湯（ホチュウエッキトウ） | 病後の体力補強 |
| 十全大補湯（ジュウゼンタイホトウ） | 病後の体力低下 |

**参考文献**
1) 寺澤捷年，喜多敏明，関矢信康 編集：EBM漢方，第2版，医歯薬出版，2007
2) 伊田喜光，寺澤捷年 監修，鳥居塚和生：モノグラフ生薬の薬効・薬理，医歯薬出版，2003
3) 浦部晶夫，島田和幸，川合眞一 編集：今日の治療薬（2018年版），南江堂，2018

# 20 局所麻酔薬

　局所麻酔薬は適用部位の感覚神経の興奮伝導を可逆的に遮断し，限定された部位の知覚を一過性に消失させる薬物である．

## A 化学構造による分類

　局所麻酔薬は，脂溶性の芳香族，水溶性の2, 3級アミノ基，そしてそれら構造を連結する**中間鎖の違い**により**エステル型**と**アミド型**に分類される（図 20-1）．

1）エステル型局所麻酔薬
　　・中間鎖：—COO—　　エステル結合
　　・コカイン塩酸塩，プロカイン塩酸塩，テトラカイン塩酸塩，ベンゾカイン
　　・**血漿中の偽コリンエステラーゼにより分解**

2）アミド型局所麻酔薬
　　・中間鎖：—NHCO—　　アミド結合
　　・リドカイン塩酸塩，メピバカイン塩酸塩，ブピバカイン塩酸塩水和物，プロピトカイン塩酸塩，ロピバカイン塩酸塩水和物
　　・**肝臓（ミクロゾーム）で代謝**→腎臓→尿中
　　　　　　　　　　　　　　　　　↘消化管→糞便

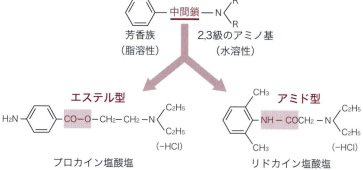

図 20-1　化学構造による分類

## B 適用方法

表 20-1 局所麻酔薬の適用法

| 適 用 | 適用部位 | 薬物名 | 備 考 |
|---|---|---|---|
| 表面麻酔 | 粘膜・創面の表面に塗布する<br>口腔，上気道粘膜に噴霧または綿棒にて塗布する | リドカイン塩酸塩<br>テトラカイン塩酸塩<br>ジブカイン塩酸塩 | |
| 浸潤麻酔 | 手術部の皮下や筋肉内に投与して浸潤させる<br>小手術，脊髄麻酔の補助，歯科処置時などに用いる | リドカイン塩酸塩<br>プロカイン塩酸塩<br>プロピトカイン塩酸塩<br>メピバカイン塩酸塩 | 周囲の限局された範囲の知覚を麻痺させる<br>血管収縮薬（アドレナリン）との併用により吸収が緩徐になり知覚麻痺作用が延長 |
| 伝達麻酔 | ある特定の神経管（眼窩下孔，上顎結節，下顎孔，オトガイ孔など）や神経叢，神経節に麻酔薬を投与して，その神経支配下の領域の知覚を麻痺させる | リドカイン塩酸塩<br>プロカイン塩酸塩<br>テトラカイン塩酸塩<br>ジブカイン塩酸塩<br>プロピトカイン塩酸塩<br>メピバカイン塩酸塩 | |
| 脊髄くも膜下麻酔<br>（脊椎麻酔） | 脊髄のくも膜下腔の脳脊髄液中に直接薬液を投与し知覚神経の根部に作用させ，支配下領域を比較的広範に麻痺させる<br>腹部，下肢の手術に応用される | リドカイン塩酸塩<br>テトラカイン塩酸塩<br>ジブカイン塩酸塩<br>ブピバカイン塩酸塩水和物 | 腰椎から投与されることから腰椎麻酔とも呼ばれる |
| 硬膜外麻酔 | 仙骨列孔の中に薬液を投与し，脊髄の伝導を遮断する下肢や産婦人科の手術に用いられる | リドカイン塩酸塩<br>テトラカイン塩酸塩<br>ジブカイン塩酸塩<br>ブピバカイン塩酸塩水和物<br>メピバカイン塩酸塩 | カテーテル処置により長時間作用させることができる |

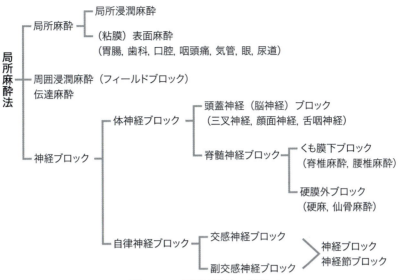

図 20-2　局所麻酔法の種類

局所麻酔薬の多くは中枢に対しても作用する．
過量投与，反復投与により中枢神経系の興奮（痙攣など），呼吸麻痺そして冠血管系の抑制による循環ショックを起こす．局所麻酔薬は血管内に投与してはならない．

## C 作用機序

　局所麻酔薬は，感覚神経細胞膜の刺激伝導を遮断することにより，感覚を消失させる．すなわち，脱分極による活動電位発生に伴う神経細胞内への**ナトリウムイオン**（Na$^+$）の流入，透過性を抑制し膜を安定化させる．細胞内より電位依存性ナトリウムチャネルを一過性に遮断する（図20-3）．

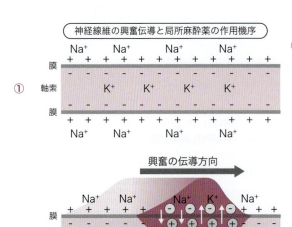
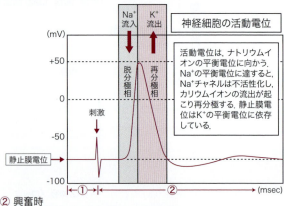
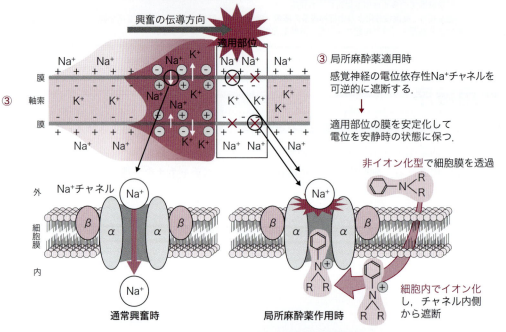

**図 20-3　局所麻酔薬の作用機序**

局所麻酔薬は神経線維における活動電位発生を抑制し，興奮の伝導を遮断する．

① 静止時の細胞内にはカリウムイオン（K$^+$）が多く，細胞外には Na$^+$ が多い．膜電位は膜の内外で分極しており，静止膜電位が発生している．これは K$^+$ の平衡電位に依存し，約 −60〜−80 mV に保たれている．

② 興奮発生時には，電位依存性 Na$^+$ チャネルが開くことにより Na$^+$ が流入し，脱分極を起こす．電位が Na$^+$ の平衡電位（約 +40〜+50 mV）に達すると，Na$^+$ チャネルは不活性化し，K$^+$ チャネルが開くことにより，再分極が起こり，静止膜電位へと戻る．この一連の過程を活動電位と呼ぶ．活動電位が起こることにより，興奮は神経細胞を伝導していく．

③ 局所麻酔薬は，この活動電位の発生に必要な Na$^+$ の透過性を可逆的に遮断し，膜を安定化して活動電位の発生を抑制する．この結果，興奮の伝導は遮断され，中枢へ感覚情報が伝えられなくなるため，感覚が消失する．

## D 代謝経路

局所麻酔薬の種類による代謝・排泄経路は，麻酔の種類によって異なる（図 20-4, 20-5）．

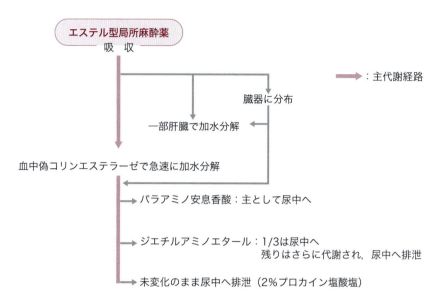

図 20-4 エステル型局所麻酔薬の代謝経路

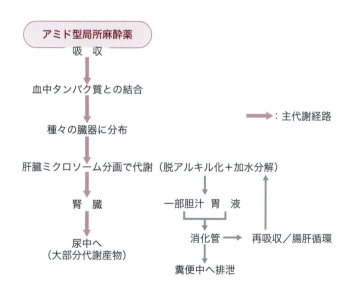

図 20-5 アミド型局所麻酔薬の代謝経路

# E 麻酔効果に影響する因子

## 1　適用部位からの吸収

　注入された麻酔薬は周囲の組織に浸潤，拡散して目的とする神経に作用するとともに周囲組織に結合，または毛細血管から血中へ吸収される．局所麻酔薬の血中濃度は，局所からの吸収の条件により異なるが，その他，年齢，性差，体重により左右される．小児は体重当たりの心拍出量が多いため，成人よりも早く血中濃度が高くなる．

### a　局所からの吸収に関する因子

① 投与部位・方法
② 局所麻酔薬の種類，濃度
③ 組織の状態
④ タンパク結合，脂溶性
⑤ 局所の血流

**1）投与部位・方法**

　血中濃度は一般的に，静脈内投与＞気管内投与＞神経ブロック（硬麻，筋注を含む）≧浸潤＞皮下投与の順となる．

**2）局所麻酔薬の種類**

　局所麻酔薬の種類によって解離度 pKa が異なり，環境の pH により非イオン化型（脂溶性），イオン化型（水溶性）の比率が変化する．

・非イオン化型（脂溶性）：脂質，膜に浸潤
・イオン化型（水溶性）：組織間液に拡散

**3）組織の状態**

　組織の pH は注入される局所麻酔薬の pH を変化させ，2次的に非イオン化型/イオン化型の割合を変化させ麻酔薬の吸収率を変える．

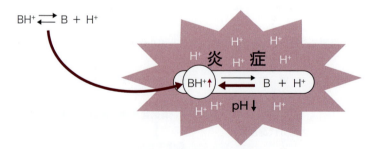

$BH^+$：イオン化型，B：非イオン化型
図 20-6　炎症部位での局所麻酔薬の吸収

- 例 1：炎症部位では酸性なので，**塩基性薬物である局所麻酔薬**は，脂質親和性の高い非イオン型が減少し，脂質親和性の低いイオン化型が増加するため，組織浸潤性が悪くなり麻酔薬の吸収率が減少する（図 20-6）．
- 例 2：全身性のアシドーシス／血液・組織中の $CO_2$ の濃度の増加（呼吸障害–呼吸性アシドーシス）では組織，血中の pH は低下し脂質親和性の低いイオン化型が増加するため，組織吸収は減少するが血中濃度は増加する．

$$CO_2+H_2O \rightleftarrows H_2CO_3 \rightleftarrows HCO_3^- + H^+ : \text{炭酸・重炭酸塩緩衝系}$$

$CO_2$ 濃度がこの系の能力を超えて増加すると $H^+$ が増加し，アシドーシスとなる．

全身の $CO_2$ 濃度増加時には同時に $CO_2$ の脳血管拡張作用により脳血流も増加するので，脳への局所麻酔薬の分布が増加し中枢作用が起こりやすくなる．

### 4）タンパク結合，脂溶性

局所麻酔薬は局所のタンパク質と結合し，脂肪に溶解する．このタンパク結合能は局所麻酔薬により異なり，局所麻酔薬の血中濃度を大きく左右する．構造上の直鎖の長さが長いほどタンパク結合能が高いが毒性も高くなる（直鎖の炭素：C の数）．

### 5）局所の血流

顔面，頭皮などの局所の血流に富むところでは吸収も速い．その他，局所麻酔薬自身により局所の血流，血管の反応性が変化する．

リドカイン塩酸塩はそれ自身血管拡張作用があるため血中濃度の増加が速い．

血管収縮作用のある薬物との併用により，作用時間を延長させることができる．

**局所麻酔薬に血管収縮薬を添加する目的**

- 麻酔作用を延長させる．※投与組織の末梢血管収縮により血中への移行を遅らせる．
- 麻酔薬の吸収を遅らせ，血中濃度の急激な増加を防ぎ，中毒を予防，減少させる．
- 出血を減少させ，手術野を明示する．
- 添加血管収縮薬として，アドレナリン，フェリプレシンなど．

## 2　麻酔されやすさ

① 無髄神経＞有髄神経

② 自律神経＞知覚神経＞運動神経

③ 知覚神経：痛覚＞冷覚＞温覚＞触覚＞深部圧覚

神経線維は直径が太いほうから A，B，C 線維に分類され（表 20-2），一般的に麻酔効果は細い神経線維ほど高く，運動神経は麻酔効果を受けにくい．このため，局所に投与された麻酔薬の効果は，痛覚消失，温覚消失，触覚消失，深部感覚消失，骨格筋弛緩の順で現れる．

表 20-2 哺乳類の神経線維の分類

| 分 類 | | 髄 鞘 | 直 径 (μm) | 伝導速度 (m/sec) | 機 能 求心性 | 機 能 遠心性 |
|---|---|---|---|---|---|---|
| A | α | 有 髄 | 15〜20 | 70〜120 | 感覚神経（筋紡錘，腱） | 運動神経（骨格筋） |
| | β | | 5〜10 | 30〜70 | 感覚神経（皮膚触圧覚） | |
| | γ | | 3〜6 | 10〜30 | | 運動神経（錘内筋） |
| | δ | | 2〜5 | 12〜30 | 感覚神経（皮膚痛覚，温覚） | |
| B | | 有 髄 | 1〜3 | 3〜15 | | 自律神経節前線維 |
| C | | 無 髄 | 0.5〜1.0 | 0.5〜2.0 | 痛覚，温度感覚 | 自律神経節後線維 |

# F 局所麻酔薬の副作用・毒性

## 1 副作用

副作用の原因は次のように大別される．

① 高濃度の血中局所麻酔薬による中毒反応（局所麻酔中毒）．
② 局所麻酔薬自身の効力：毒性（通常プロカイン塩酸塩を1とする）
③ 患者の健康状態：反応性の変化（年齢，性別体重，臓器障害など）

## 2 毒 性

表 20-3 局所麻酔薬の毒性

| | | 商品名 | 効 力 | 毒 性 |
|---|---|---|---|---|
| エステル型 | プロカイン塩酸塩 | ロカイン 塩酸プロカイン | 1 | 1 |
| | コカイン塩酸塩 | コカイン塩酸塩 | 4 | 4 |
| | テトラカイン塩酸塩 | テトカイン | 10 | 10 |
| アミド型 | リドカイン塩酸塩 | キシロカイン | 1.5〜2.0 | 1.0〜1.5 |
| | メピバカイン塩酸塩 | カルボカイン | 2 | 1〜2 |
| | プロピトカイン塩酸塩 | | 1.5 | 0.7 |
| | ブピバカイン塩酸塩水和物 | マーカイン | 8〜10 | 4〜6 |

## 3 中毒の主要症状

① 中枢症状：痙攣，興奮，めまい，震え
② 呼吸系症状：呼吸困難，チアノーゼ
③ 消化器系症状：悪心，嘔吐
④ 循環系症状：血圧下降
⑤ アドレナリンによる中毒症状：不整脈，高血圧，頭痛

**まとめ 20-1　局所麻酔薬の種類**

| | 一般名 | 商品名 | 使用濃度 | 備考 |
|---|---|---|---|---|
| 注射液 | リドカイン塩酸塩<br>メピバカイン塩酸塩<br>プロカイン塩酸塩 | キシロカイン（注射液）<br>カルボカイン（注）<br>塩酸プロカイン（注射液） | 0.5〜2.0%<br>0.5〜2.0%<br>0.5〜2.0% | 局所浸潤，伝達麻酔，筋肉内投与，抗菌薬筋注時の疼痛緩和，注射用鎮痛薬に混合 |
| 脊髄くも膜下麻酔（脊椎麻酔） | ブピバカイン塩酸塩水和物 | 0.5%マーカイン（注）脊麻用 | 10〜20 mg | 食塩，ブドウ糖で脳脊髄液より高比重にしてある |
| 静脈内投与用（抗不整脈用） | リドカイン塩酸塩<br>プロカインアミド塩酸塩 | 静注用キシロカイン2%<br>アミサリン（注射液） | 50〜100 mg<br>0.2〜1 g | 抗不整脈用：静脈内投与<br>通常局所麻酔薬に含まれている安定剤などの添加物は含まない |
| 眼科用点眼液 | リドカイン塩酸塩<br>オキシブプロカイン塩酸塩 | 眼科用キシロカイン液<br>ベノキシール点眼液0.4% | 1〜5滴点眼<br>1〜4滴点眼 | 点眼して角膜表面の麻酔を行う |
| 表面麻酔用溶液 | リドカイン塩酸塩<br>オキシブプロカイン塩酸塩 | キシロカイン（液）4%<br>ベノキシール1%（液） | 80〜200 mg<br>20〜100 mg | 口腔，上気道粘膜に噴霧または塗布する．注射用と区別するために着色してある |
| スプレー | リドカイン塩酸塩 | キシロカイン（ポンプスプレー） | 8〜40 mg<br>1〜5回噴霧 | 口腔，上気道粘膜に噴霧して用いる |
| ビスカス | リドカイン塩酸塩 | キシロカイン（ビスカス） | 100〜300 mg | 胃カメラなど消化器系の内視鏡検査時に口に含ませたり飲み込ませて粘膜を麻酔する |
| ゼリー | リドカイン塩酸塩 | キシロカイン（ゼリー） | 尿道：60〜300 mg<br>気管内挿管：適量 | 泌尿器科的操作時に尿道に注入，内視鏡，気管内挿管には器具に塗布する |
| 粉末 | プロカイン塩酸塩 | プロカイン塩酸塩原末 | 硬膜外麻酔：1.5〜2%液を200〜400 mg<br>伝達麻酔：1〜2%液を10〜400 mg<br>歯科浸潤麻酔：アドレナリン添加2%液を10〜100 mg | 局所麻酔薬の粉末を溶解して好みの濃度の溶液をつくって用いる　とくに髄液に溶解して脊椎麻酔に用いる（プロカイン塩酸塩）　舌咽神経痛時に舌根部に塗布．口腔内潰瘍がある場合に食前に塗布する |
| 歯科用カートリッジ | リドカイン・アドレナリン配合<br>プロピトカイン塩酸塩・フェリプレシン配合<br>メピバカイン塩酸塩（血管収縮薬なし） | キシロカイン（カートリッジ）<br>シタネスト-オクタプレシン<br>スキャンドネスト（カートリッジ）3% | 浸潤伝達麻酔：0.3〜1.8 mL<br>浸潤伝達麻酔：1.8 mL<br>浸潤麻酔：1.8 mL | 注射用であるがカートリッジであり便利である |

# Self Check

**下線部に誤りがあればそれを正せ．**

- 局所麻酔薬は感覚神経の興奮伝導を [1]不可逆的に遮断し，知覚を消失させる．
- 局所麻酔薬は感覚神経の電位依存性 $Na^+$ チャネルを [2]細胞内より遮断する．
- 局所麻酔薬は [3]エステル型とアミド型に分類される．
- コカイン塩酸塩は [4]アミド型の局所麻酔薬である．
- エステル型の局所麻酔薬は，[5]肝臓（ミクロソーム）で代謝される．
- 伝達麻酔は，ある特定の [6]神経管や神経叢，神経節に麻酔薬を投与する方法である．
- 局所麻酔薬は，[7]血管内に投与してはならない．
- 局所麻酔薬は，活動電位発生に伴う神経細胞内への [8]カリウムイオンの流入を抑制する．
- 局所麻酔薬が注入される組織の pH が酸性であると，吸収率が [9]増加する．
- 局所麻酔薬は，局所のタンパク質と結合し，[10]脂肪に溶解する．
- アドレナリンは，投与部位の末梢血管を [11]拡張させ，麻酔作用を [12]延長させる．
- 小児は体重当たりの心拍出量が多いため，成人よりも血中濃度が高くなるのが [13]遅い．
- 知覚神経中では，[14]痛覚，冷覚，温覚，触覚，深部圧覚の順に麻酔されやすい．
- 局所麻酔薬の毒性は，通常 [15]コカイン塩酸塩を1として表す．
- 静脈内投与される局所麻酔薬は，抗不整脈薬として用いられる際の [16]プロカイン塩酸塩のみである．
- 内視鏡検査時に口に含ませたり飲み込ませて粘膜を麻酔する際には [17]スプレーが用いられる．

## 解答

| | | | |
|---|---|---|---|
| 1. 可逆的 | 6. ○ | 11. 収 縮 | 16. リドカイン塩酸塩とプロカインアミド塩酸塩 |
| 2. ○ | 7. ○ | 12. ○ | |
| 3. ○ | 8. ナトリウムイオン | 13. 早 い | |
| 4. エステル型 | 9. 低 下 | 14. ○ | 17. ビスカス |
| 5. 血中偽コリンエステラーゼ | 10. ○ | 15. プロカイン塩酸塩 | |

## 参考文献

1) 日本医薬品集 2018，じほう，2017
2) 小澤瀞司，福田康一郎 監修：標準生理学，第8版，医学書院，2014
3) 金子譲 監修：歯科麻酔学，第7版，医歯薬出版，2011
4) 髙折修二，橋本敬太郎，赤池昭紀，石井邦雄 監訳：グッドマン・ギルマン薬理書—薬物治療の基礎と臨床—（上）（下），第12版，廣川書店，2013

# 21 唾液腺に作用する薬物

唾液腺に作用する薬物は唾液分泌を促進する薬物と抑制する薬物に分けられる．

## A 唾液の分泌制御

### 1 唾液の生理作用

　唾液は，大唾液腺（耳下腺，顎下腺，舌下線）と口腔粘膜に散在する小唾液腺（口唇腺，頰腺，小舌下腺，前舌下腺，口蓋腺など）から分泌され，健康な成人の1日当たりの唾液分泌量は約**1～1.5 L**である．唾液は糖タンパク質，抗菌因子，消化酵素などを含み**多くの生理作用**を有しており，口腔環境を正常に保つために唾液がはたす役割は大きい．唾液の分泌量が低下した場合，口腔内が乾燥し嚥下や発音が困難になるだけでなく，口腔や咽頭の粘膜が障害を受け炎症を生じる．また，細菌や食物残渣が口腔内に停滞しやすくなり，齲蝕や歯周病の進行を促進する．現在，臨床で使用されている薬物には唾液の分泌抑制および分泌過多を起こす薬物も含まれており，**口腔乾燥症**や**口渇**を引き起こす原因になっている．

### 2 唾液腺の構造と機能

#### a 唾液の分泌機構（図21-1）

　唾液腺は分泌顆粒を蓄える**腺房細胞**と，唾液の輸送路を形成する**導管細胞**から構成される．
　腺房細胞の**分泌顆粒**はアミラーゼやムチンなどのタンパク質を含んでおり，これらを**開口分泌**によって腺腔内に放出する．唾液腺は腺房部の**イオンチャネル**や**トランスポーター**による電解質輸送を駆動力として，腺腔内に**水**を輸送する．最初に腺房部でつくられる原唾液は血漿とよく似た電解質組成であるが，導管を通って輸送される過程で導管細胞によるNaClの再吸収やK$^+$とHCO$_3^-$の分泌によって最終的には低張な唾液として口腔内に分泌される．

#### b 唾液腺の神経支配（図21-1）

　唾液腺からの唾液分泌は，**交感神経**および**副交感神経**により調節されている（二重支配）．副交感神経終末からは**アセチルコリン**が分泌され**ムスカリン受容体**を活性化することによってタンパク質成分の少ない**漿液性の唾液**を多量に分泌するのに対して，交感神経終末からは**ノルアドレナ**

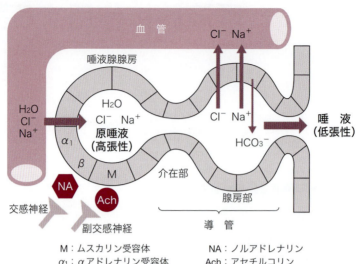

**図 21-1 唾液腺における水・イオン・タンパク質の分泌過程**
（金森孝雄：口腔生化学サイドリーダー，第4版，学建書院，2005，一部改変）

リンが分泌されアドレナリン受容体（β受容体）を活性化することによってムチンやアミラーゼを多く含む粘液性の唾液を少量分泌する．このように，交感神経と副交感神経の唾液分泌に及ぼす作用は拮抗的ではない．

### c 腺房細胞における水分泌機構（図21-2）

水分と電解質の分泌は，①腺房細胞を経由する経路，②腺房細胞間の間隙を経由する経路の2つの経路を介していると考えられている．

ムスカリン受容体は，PIP$_2$からDAGとIP$_3$を産生する．このIP$_3$による小胞体からのCa$^{2+}$放出と，それに続いて起こる基底膜側のカルシウムチャネルの開口に伴うCa$^{2+}$流入によって細胞内のCa$^{2+}$濃度が上昇し，腺腔側のCl$^-$チャネルの開口を促してCl$^-$の細胞外への流出を促進させる．そしてCl$^-$の負の電荷に引かれ，タイト結合を通ってNa$^+$が管腔側に移動する．この結果，管腔側では電解質濃度（浸透圧）が上昇し，水分はタイト結合を通って管腔側に移動する（傍細胞性輸送）．また，これら水分泌機構には基底膜側に存在するNa$^+$-K$^+$ポンプおよびNa$^+$-2Cl$^-$-K$^+$共輸送体も関与している．さらに，ムスカリン受容体が刺激されると基底膜側と管腔側のアクアポリン（水チャネル）は水の透過性を亢進する（経細胞性の水分泌）．

### d 腺房細胞におけるタンパク質分泌機構（図21-2）

アミラーゼやムチンなどのタンパク質分泌にはβ受容体が関与している．基底膜側に存在するβ受容体はcAMPの産生によって活性化されるPKAの働きで開口分泌を起こす．この分泌は，ムスカリン受容体が刺激されると細胞内のPIP$_2$の加水分解によって産生されるDAGが，PKCが活性化することによっても引き起こされる．

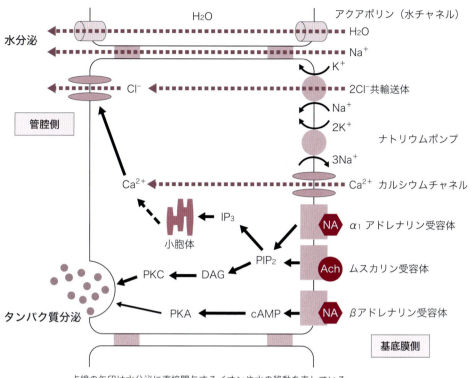

**図 21-2 腺房細胞における水・タンパク質の分泌機構**
(斉藤一郎 監修:ドライマウスの臨床,医歯薬出版,2007,一部改変)

## B 唾液の分泌を促進する薬物

### 1 コリン作動性薬物

#### a コリンエステル類

神経伝達物質である**アセチルコリン**および類似薬とその誘導体(ベタネコール塩化物,カルプロニウム塩化物)をコリンエステル類という.コリンエステル類は**ムスカリン受容体**に作用して唾液分泌だけでなく,汗腺,涙腺,胃腸管外分泌腺などの分泌を顕著に亢進する.

#### b ムスカリン

毒茸に含まれるアルカロイドであり,**ムスカリン受容体**に作用し,唾液の分泌を著しい亢進,血圧降下,徐脈,流涙,嘔吐などの作用が認められる.

### c　ピロカルピン塩酸塩

植物の葉に含まれるアルカロイドである．ムスカリン作用が強く，著しい唾液分泌亢進，発汗，流涙なども認められる．臨床的には，点眼薬で緑内障の治療に用いられるだけでなく，口腔乾燥症の治療薬として使用されている．

### d　コリンエステラーゼ阻害薬

アセチルコリンの分解を抑制し局所の濃度を上昇させ，間接的にムスカリン様作用（唾液分泌亢進，発汗，流涙，縮瞳など）およびニコチン様作用（骨格筋痙攣）を示す．

## 2　アドレナリン作動薬

アドレナリンやノルアドレナリンなどのアドレナリン作動薬はα受容体とβ受容体両者に作用し，唾液腺においてタンパク質の開口分泌と水および電解質輸送を促進する．一方，イソプロテレノールなどのβ作用のみを発揮する薬物は，タンパク質の開口分泌を促進するが，水および電解質輸送にはほとんど作用しない．この特性を用いて開口分泌の刺激薬として動物実験に用いられることが多い．

## 3　サブスタンス P

サブスタンス P は 11 個のアミノ酸よりなるポリペプチドであり，一部の動物種では唾液分泌を顕著に亢進することが報告されている．またサブスタンス P は，腺房細胞に存在するサブスタンス受容体を直接刺激し，細胞内 $Ca^{2+}$ 濃度の上昇を介して腺房細胞における水および電解質分泌を促進すると考えられている．しかし，ヒトにおける作用については不明な点が多い．

# C　唾液の分泌を抑制する薬物

## 1　抗コリン薬

アトロピン硫酸塩水和物やスコポラミン臭化水素酸塩水和物などの抗コリン薬は，ムスカリン受容体に結合し，副交感神経終末から分泌されるアセチルコリンを競合的に拮抗する．副交感神経伝達を遮断し，唾液分泌は顕著に抑制する．そのため麻酔の前投薬として用いられるが，一方で口腔乾燥症を引き起こす．

## 2　向精神薬

### a　三環系抗うつ薬

イミプラミン塩酸塩やアミトリプチリン塩酸塩などの三環系抗うつ薬はアトロピン様作用を示し，ムスカリン受容体を遮断する．この作用は抗コリン薬と同様の作用機序であり，唾液分泌抑

制による口腔乾燥症を引き起こす．

### b　抗精神病薬

クロルプロマジン塩酸塩などのフェノチアジン誘導体はドパミン $D_2$ 受容体を遮断して抗精神病作用を示すだけでなく，**抗ムスカリン作用**を有し口渇や口腔乾燥症を引き起こす．

### c　ベンゾジアゼピン系薬

ベンゾジアゼピン系薬は，睡眠薬や抗不安薬として幅広い診療科で使用される薬剤である．高い有効性と安全性を有するが，口腔乾燥，過鎮静やふらつき，長期使用では依存性などの副作用が問題となることが多い．

## 3　その他の薬物

### a　抗ヒスタミン薬

ジフェンヒドラミン塩酸塩などの **$H_1$ 受容体遮断薬**はムスカリン受容体を遮断し，唾液分泌を著しく低下させることにより口腔乾燥症を引き起こす．また，ファモチジンのような一部の $H_2$ 受容体遮断薬にはムスカリン受容体遮断作用がある．

### b　抗高血圧薬（カルシウム拮抗薬）

抗高血圧薬の一種であるカルシウム拮抗薬は，血管平滑筋細胞への $Ca^{2+}$ の流入阻害により血管の収縮を抑制して血圧を低下させる作用をもつ．その一方で，唾液腺の分泌に必要な腺房細胞への $Ca^{2+}$ の流入阻害作用により，$Cl^-$ の腺房細胞内への流入も阻害することで唾液の分泌も抑制される．

# D　口腔乾燥症治療薬

## 1　口腔乾燥症

口腔乾燥症とは，唾液の分泌低下や過剰な口腔粘膜水分の蒸散よって口腔内が過度に乾燥する状態をさす．口腔乾燥症の病因は，唾液腺自体の変性，薬物の副作用，唾液腺支配神経の異常などさまざまである．治療には原因疾患の治療に伴い味覚や機械的な**局所刺激**や**コリン作動薬**の投与が行われ，同時に**人工唾液**の併用による症状の緩解も図られる．

## 2　コリン作動薬

### a　セビメリン塩酸塩水和物

腺房細胞の**ムスカリン受容体**に作用し **$Ca^{2+}$ 濃度を上昇**させ，唾液分泌を持続的に刺激するキ

ヌクリジン誘導体である．唾液の分泌促進作用が同じコリン作動薬であるピロカルピン塩酸塩と比較して持続的であるため，臨床での使用量は増加している．加齢や薬物の副作用，シェーグレン症候群による口腔乾燥症に有効である．

### b　ピロカルピン塩酸塩

セビメリン塩酸塩水和物と同じコリン作動薬であり，腺房細胞のムスカリン受容体に作用し唾液分泌を持続的に刺激するアルカロイドである．セビメリン塩酸塩水和物と比較して持続性は劣るものの，唾液分泌作用は強く口腔乾燥症患者だけでなく健常人の唾液分泌を促進する．

## 3　漢方薬

いくつかの漢方薬で安静時唾液の分泌改善効果が報告されているが，現在，口喝や口腔乾燥症治療薬として保険診療で処方可能な漢方薬は，白虎加人参湯，五苓散である．セビメリン塩酸塩水和物やピロカルピン塩酸塩など，コリン作動薬が使用できない場合に処方されることが多い．

## 4　その他の治療薬

有効性は完全に実証されていないが，唾液の分泌促進作用を期待して，鎮咳薬であるブロムヘキシン塩酸塩，利胆薬（胆機能賦活薬）であるアネトールトリチオンが投与されることがある．また，唾液腺ホルモン（パロチン）や各種ビタミン剤が唾液腺の機能維持に用いられることがある．

## 5　人工唾液（サリベート®）

唾液の分泌量を補うために人工唾液が用いられる．成分は唾液とほぼ同じ無機成分を含み，カルボキシメチルセルロースを配合して唾液に近い粘性を付加したものである．現在，保険上認められている唯一の人工唾液である．シェーグレン症候群（膠原病類似の自己免疫疾患で唾液腺の器質的な変化による唾液分泌障害を起こす）と放射線障害による口腔乾燥症に限り使用されている．

---

**Column　薬物性ドライマウス**

口腔乾燥症（ドライマウス）は，唾液腺の機能異常により唾液の分泌が継続的に低下して口の乾き（口喝）を生じる病態である．日本でのドライマウス患者数は，自覚症状のない潜在的な患者を含め，約800～3,000万人と推定されている．また，男女比は1：3人と女性の患者数が多いのが特徴であるが，その理由として唾液腺の大きさやホルモンとの関係が指摘されている．

唾液には口腔の粘膜保護作用，緩衝作用，消化作用，抗菌作用などがある．ドライマウスによりこれらの機能が阻害されると，齲蝕や歯周病のリスクを高めるだけでなく，感染症，誤嚥性肺炎，上部消化管の障害，摂食嚥下機能低下といった生命維持に影響を与える．

ドライマウスの原因には，全身性疾患，神経性，加齢などの生理学的要因だけでなく，薬物の服用が原因になる「薬物性ドライマウス」も含まれている．近年，高齢者の服薬率は上昇し続けているが比例して高齢者の薬物性ドライマウスも増加しており，歯科治療において薬理学的な理解に基づく対応が求められている．

**まとめ 21-1　口腔乾燥症を起こす代表的な薬物**

| 分　類 | 薬物名 |
|---|---|
| 抗コリン作動薬 | アトロピン硫酸塩水和物 |
| 抗アドレナリン作動薬 | フェントラミンメシル酸塩，プラゾシン塩酸塩，レセルピン |
| Ca拮抗薬（降圧剤） | ニフェジピン，ジルチアゼム塩酸塩 |
| 抗パーキンソン病薬 | メシル酸ベンツトロピン，ビペリデン塩酸塩，レボドパ |
| 抗精神病薬 | クロルプロマジン塩酸塩 |
| 抗うつ薬 | アミトリプチリン塩酸塩，イミプラミン塩酸塩，パルギリン塩酸塩 |
| 抗てんかん薬 | フェニトイン |
| 抗ヒスタミン薬 | $H_1$受容体拮抗薬：ジフェンヒドラミン塩酸塩，クロルフェニラミンマレイン酸塩，ロラタジン<br>$H_2$受容体拮抗薬：ファモチジン |
| 鎮静・睡眠薬 | フェノバルビタール |
| 鎮痛薬 | モルヒネ塩酸塩水和物，ペチジン塩酸塩，メサドン塩酸塩 |
| 鎮痙薬 | 臭化メチルホマトロピン |
| 利尿剤 | ヒドロクロロチアジド |
| 食欲抑制薬 | フェネチルアミン系食欲抑制薬 |

**まとめ 21-2　口腔乾燥症治療薬**

| 分　類 | 薬物名 |
|---|---|
| コリン作動薬 | セビメリン塩酸塩水和物，ピロカルピン塩酸塩，ベタネコール塩化物 |
| 抗コリンエステラーゼ薬 | ネオスチグミン |
| 鎮咳・去痰薬 | ブロムヘキシン塩酸塩 |
| 利胆薬（胆機能賦活薬） | アネトールトリチオン |
| 漢方薬 | 白虎加人参湯，五苓散 |
| 代用唾液 | 人工唾液（サリベート®） |

## Self Check

**下線部に誤りがあればそれを正せ．**

- 唾液は糖タンパク質，抗菌因子，₁消化酵素を含み多くの生理作用を有している．
- 腺房細胞の分泌顆粒はアミラーゼやムチンなどのタンパク質を含み，₂透出分泌によって腺腔外に放出する．
- 唾液腺腺房部の副交感神経終末から₃アセチルコリンが分泌され₄ニコチン受容体を活性化する．
- 腺房細胞における水分泌には細胞内の₅K⁺濃度上昇が深く関与している．
- ネオスチグミンは₆アセチルコリンの分解を抑制し，唾液分泌を促進する．
- アトロピン硫酸塩水和物は₇ノルアドレナリンを競合的に拮抗し唾液分泌を抑制する．
- ジフェンヒドラミン塩酸塩などの₈H₂受容体遮断薬はムスカリン受容体を遮断し唾液分泌を抑制する．
- カルシウム拮抗薬は₉Cl⁻の腺房細胞内への流入を阻害し，唾液分泌を抑制する．
- ピロカルピン塩酸塩は₁₀ムスカリン受容体に作用し唾液分泌を促進する．
- セビメリン塩酸塩水和物はムスカリン受容体に作用し，唾液分泌を₁₁一過性に促進する．
- ₁₂白虎加人参湯は安静時唾液分泌量を回復させる．

**解 答**

| | | | |
|---|---|---|---|
| 1．○ | 4．ムスカリン受容体 | 7．アセチルコリン | 10．○ |
| 2．開口分泌 | 5．Ca²⁺ | 8．H₁受容体遮断薬 | 11．持続的 |
| 3．○ | 6．○ | 9．○ | 12．○ |

### 参考文献

1) 斉藤一郎 編集：ドライマウスの臨床，医歯薬出版，2007
2) 斉藤一郎 編集：ドライマウスへの対応，第1版，ヒョーロン，2018
3) 小川郁子，北川雅恵：唾液のチカラ QA，第1版，デンタルダイヤモンド社，2017
4) 小椋秀亮 監修：現代歯科薬理学，第6版，医歯薬出版，2018
5) 石田甫，大浦清，上崎善規，土肥敏博 編集：歯科薬理学，第5版，医歯薬出版，2006
6) 金森孝雄：口腔生化学サイドリーダー，第4版，学建書院，2005

# 22 歯科領域で用いられる薬物
## ―歯内・歯周・止血・齲蝕予防薬―

歯科専用薬剤は，歯牙・歯周組織・歯髄・口腔粘膜のそれぞれに作用するものに大別される．

## A 歯内療法薬

　歯内療法は歯の硬組織や歯髄疾患，および歯髄に継発する根尖性歯周組織疾患を対象として行うものである．したがって，これらに用いられる薬物の多くは象牙質に直接，あるいは象牙細管を通じて歯髄に作用させるもの，根管に直接貼付させるものなどがあり，他疾患で用いる薬物と比較して高濃度で強力な作用を有するものが多い．また，薬物の作用部位が多岐にわたるため，同じ薬物であっても適用範囲が重複するものも多い．ゆえに，これらの薬物を明確に分類することは困難であるが，便宜上，使用目的から次に示す8項目に分類した．

① 齲窩消毒薬，歯髄鎮痛・鎮静薬
② 覆髄材
③ 象牙質知覚過敏症治療薬
④ 生活断髄薬
⑤ 歯髄失活薬
⑥ 根管消毒薬
⑦ 根管清掃・拡大薬
⑧ 根管充填材（剤）

### 1 齲窩消毒薬，歯髄鎮痛・鎮静薬

#### a 齲窩消毒薬

　歯牙保存療法において，軟化象牙質を完全に除去することが齲蝕処置の大原則であるが，齲蝕除去後，なお周囲の歯質に齲蝕細菌の感染が疑われる，あるいは除去困難な軟化象牙質が存在する場合に齲窩消毒薬によって窩洞や齲窩の消毒を行う．具備すべき条件は次のとおりである．

① 歯質や歯髄為害せず，生体安全性がある．
② 歯質浸透性に優れ，齲窩消毒作用がある．
③ 不快臭がしない．
④ 保管が容易で変質しにくい．

⑤ 仮封剤や修復物に悪影響を与えたり，受けたりしない．
⑥ 安価で使用方法が簡便である．

### b 歯髄鎮痛・鎮静薬

歯髄鎮痛・鎮静薬は，病的因子や治療における機械的刺激により亢進した歯髄性状を鎮静し，健全な状態に回復させるために用いる．しかしながら，歯髄鎮痛・鎮静薬のほとんどは齲窩消毒薬と共通のものであり，その適応症は軽度の象牙質知覚過敏症，歯髄充血や急性症状があまり強くない急性単純性（漿液性）歯髄炎（可逆性歯髄炎）があげられる．

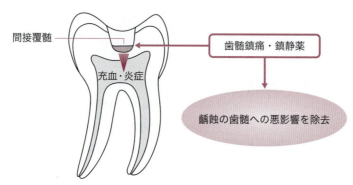

図 22-1 歯髄鎮痛・鎮静薬の作用と適用部位

### c 分類

#### 1）フェノール（石炭酸）製剤

フェノール（石炭酸）は，齲窩消毒薬として使用される薬物のうち最も一般的なものである．特徴は，強いタンパク質凝固作用，腐食作用および殺菌作用を有しており，神経線維伝達を遮断することで鎮痛作用を示す．しかし，腐食作用が強く，象牙質への浸透力が少ないため，カンフルやグアヤコールを配合して使用する．

① 歯科用フェノールカンフル（カンファカルボール（CC））
　フェノールにカンフルを配合したもので，組織刺激性が少なく，腐食性も弱いが鎮痛作用に富む．また，エタノールを添加することによる，流動性を付加し象牙質への浸透性を高めており，歯髄鎮痛消炎のほか，齲窩や根管消毒にも使用する．

② 歯科用モディファイドチモール（MP）
　チモールはフェノールに比べて殺菌力が強く，浸透性もあり，しかも鎮痛作用を有する．チモールとメントールを加えることによってフェノールの局所の腐食性が減弱する．

③ パラモノクロロフェノールカンフル（CMCP）
　パラモノクロロフェノールはフェノールと比較し殺菌力に優れており，カンフルを添加することにより刺激作用を減弱している．フェノールと比較し約4倍の殺菌作用を有する．

### ④ グアヤコール

グアヤコールはフェノールのクレオソートの主成分である．フェノールよりも組織腐食性および毒性は弱いが消毒作用に優れている．グアヤコールは，パラモノクロロフェノールカンフルと混和して使用される（パラモノクロロフェノール・グアヤコール：メトコール®）．

### 2）植物性揮発精油類

#### ① クレオソート

防腐・殺菌作用はフェノールに劣るが，刺激作用は少ない．

#### ② ユージノール

**鎮痛消炎作用**に優れ，腐食性が少なく消毒力を有する．通常は**酸化亜鉛ユージノール**セメントとして使用され，セメント硬化後も未反応のユージノールが薬効を示すと考えられている．レジン重合阻害作用をもつ．

#### ③ チョウジ油

主成分はユージノールであるが，フェノールと同等の殺菌作用を有しており，とくに鎮静作用が強力である．

## 2　覆髄材

### a　覆髄材

齲蝕が歯髄に近接する深部象牙質まで達している症例において，感染象牙質を徹底して除去すると露髄が生じるために抜髄を選択せざるを得ない場合がある．このような場合に，感染象牙質を意図的に残し，そこに覆髄材を貼付することで，残置した感染象牙質の無菌化や再石灰化，さらには**第三（修復）象牙質**の形成を促進して治癒を図る治療法が覆髄である．

覆髄材には間接覆髄材と直接覆髄材がある．

#### 1）間接覆髄材

外来刺激の遮断と歯髄炎症を鎮静し，**第三象牙質**の形成を促すことを目的に使用される．

##### ① 水酸化カルシウム製剤

水酸化カルシウムペーストは約 pH 12.0 以上の**強アルカリ性**であるため，接触した歯髄組織は**変性壊死**し，修復象牙質の形成を強く促進する．

##### ② 酸化亜鉛ユージノールセメント

歯髄鎮痛・鎮静および象牙質の消毒を兼ねている．作用はユージノールによるものである．酸化亜鉛と混合することにより酸化亜鉛ユージノールを形成し硬化するため，覆髄材と仮封材の両方を兼ねることができる．

#### 2）直接覆髄材

感染象牙質除去後の窩洞で偶発的に露髄したもののうち，露髄が小さく（直径 2 mm 幅未満）かつ非感染のものに対して，歯髄保護と**デンチンブリッジ**形成誘導のために使用される．

① **水酸化カルシウム製剤**

水酸化カルシウム単味を滅菌生理的食塩水や蒸留水で練和し露髄面に塗布する．その後，露髄面には**新生象牙芽細胞**が発現し，水酸化カルシウムペースト直下に**デンチンブリッジ**が形成される．

② **MTA**（Mineral Trioxide Aggregate）

成分は，ケイ酸二カルシウム（$2CaO \cdot SiO_2$），ケイ酸三カルシウム（$3CaO \cdot SiO_2$），アルミン酸三カルシウム（$3CaO \cdot Al_2O_3$）などの無機質酸化物であり，これに石膏および造影剤として酸化ビスマスが添加されている．

MTA の硬化反応の主体は，これら無機質酸化物化合物の水和反応であり，この過程でケイ酸カルシウム水和物（$3CaO \cdot 2SiO_2 \cdot 3H_2O$）と水酸化カルシウム（$Ca(OH)_2$）の結晶が生成される．水酸化カルシウ製剤と比較し，MTA は硬化体から長期間イオン放出が行われ，かつ封鎖性に優れることから，**デンチンブリッジ**形成能に優れている．また，**強アルカリ性**を示すため抗菌作用も有する．

## 3　象牙質知覚過敏症治療薬

### a　象牙質知覚過敏症とは

生活歯において象牙質の露出をきたし，さまざまな刺激（機械的刺激，冷刺激，温刺激，化学的刺激，乾燥など）による知覚亢進により，一過性の短く鋭い疼痛を主症状とする硬組織疾患のことである．その原因は，象牙質の露出をもたらす要因であるエナメル質の欠損，歯頸部歯肉の退縮を引き起こすさまざまな事象に由来するものである．

### b　象牙質知覚過敏症治療薬

#### 1）塩化亜鉛

**塩化亜鉛**は古くから使用されている象牙質知覚過敏症治療薬である．水溶性が高く，8〜50％溶液を患部に塗布する．**タンパク質変性**および**凝固作用**を有しており，象牙細管を狭窄・閉塞することにより作用を発現する．また，イオン導入法の併用が治療効果を増進することが知られている．

#### 2）フッ化ジアンミン銀

通常38％フッ化ジアンミン銀として用いられ，象牙質知覚過敏症および齲蝕の進行抑制に用いられる．**フッ化ジアンミン銀**は歯質の**ヒドロキシアパタイト**と反応し，難溶性のリン酸銀（$Ag_3PO_4$）と**フッ化カルシウム**（$CaF_2$）が歯質表面に沈着し作用を発揮する．しかしながら，塗布した患部歯質が黒色に変色し，歯髄や歯肉に対して為害作用があるためその使用には注意が必要である．また光や熱により変性しやすいことから，遮光容器で冷暗所保管しなければならない．

#### 3）フッ化ナトリウム

1〜4％**フッ化ナトリウム**（NaF）が，象牙細管を封鎖し，知覚過敏を抑制する．唾液により，NaF が徐々に溶解し効果が持続することが考えられている．しかしながら，その効果に即効性は

なく，薬物塗布後なるべく4～6時間程度歯牙に保持するようにし，貼布時間中は食物などの摂取を控え，舌による物理的剥離を避けるように努める必要がある．

#### 4）タンニン・フッ化物

フッ化ジアンミン銀の着色の欠点を除き，優れた細管封鎖性を期待して考案された**タンニン・フッ化物合剤**は，フッ化ジアンミン銀と同様の抗菌性および抗酵素性を示す．タンパク質を凝固させて象牙質内にある細管を封鎖して外来刺激を遮断するが，歯質に対する基本的な効果の発現はフッ化ジアンミン銀と比較し遅い．

#### 5）歯磨剤

薬用成分として乳酸アルミニウム，硝酸カリウムなどが配合されている．乳酸アルミニウムは象牙細管内のタンパク質を収斂させタンパク質変性を起こす．これにより，象牙細管が狭窄または閉鎖して外来刺激を遮断することができる．また，硝酸カリウムは口腔内に入ると硝酸イオンとカリウムイオンに分かれ，カリウムイオンが象牙細管を通じ歯髄へ到達し，歯髄神経を被覆する．その他，塩化ストロンチウムやシュウ酸カリウムなどが有効成分として配合されているものもある．

## 4　生活断髄薬

### a　生活断髄（生活歯髄切断）とは

炎症および感染罹患部位のみの歯髄を歯科的処置により除去（切断）し，健康な歯髄（未感染部位）の歯髄を正常な状態で保存する治療法である．通常，切断した歯髄面をよく洗浄，止血，乾燥し，そのあとに生活断髄薬を貼薬し，セメントにて暫間的に充填，一定期間（1か月以上）ののちエックス線撮影により経過観察を行い，断髄面にデンチンブリッジが形成されていることを確認し，最終保存・補綴処置を行う．

### b　生活断髄薬

#### 1）水酸化カルシウム製剤

**水酸化カルシウム製剤**は生活断髄薬として最も使用頻度が高いものであり，直接覆髄材としても用いられている．作用機序は覆髄材（p.285）を参照．

#### 2）ホルムクレゾール

**ホルムクレゾール（FC）**は基本的に根管消毒薬として用いるものであるが，**乳歯の慢性増殖性歯髄炎や慢性潰瘍性歯髄炎**における生活断髄薬として用いることがある（FC法）．軟組織に対し局所作用を現したり，組織刺激性が強いため歯根膜炎を起こすことがあるので使用には注意が必要である．

## 5　歯髄失活薬

### a　歯髄失活（失活歯髄切断）とは

　歯髄炎などの歯髄疾患のために抜髄を行わなければならないが，血圧が高いあるいは何らかの理由（抜髄に対して危険を伴うような全身疾患をもつなど）により，局所麻酔の適用ができない患者に対して行う歯髄の一部除去療法である．歯髄失活薬として**ヒ素**や**ホルムアルデヒドガス**を用いて歯髄を失活させ，無痛状態でその失活した患部歯髄を切断する．

### b　歯髄失活薬

#### 1）三酸化ヒ素（亜ヒ酸）製剤

　**三酸化ヒ素（亜ヒ酸）製剤**適量（粟粒大〜半米粒大）を窩洞に貼付し，通法により仮封する．ただし，三酸化ヒ素は毒薬であるため不必要に長時間貼付（72時間以上）したり，仮封が不完全な場合には歯根膜，歯肉，歯槽骨の傷害を起こすことがある．したがって，貼付時の仮封は薬物の口腔内への漏出を防ぐため，封鎖効果の良好な仮封材（酸化亜鉛ユージノールセメントを軟らかめに練和したものなど）を用いなければならない．三酸化ヒ素の作用は**血管毒**，**原形質毒**および**神経毒**であるといわれており，三酸化ヒ素を生活歯髄に作用させると，約5分後に疼痛が生じる．疼痛の性質は，はじめ拍動性でのちに持続性となり，時間の経過とともに緩解し，無痛となる．また，失活に伴う疼痛を緩解する目的で麻酔薬であるジブカイン塩酸塩が添加されている．

#### 2）パラホルムアルデヒド製剤

　**パラホルムアルデヒド製剤**の主成分であるパラホルムアルデヒドは根管内で徐々にホルムアルデヒドガスを発生し，**殺菌作用**および**タンパク質凝固作用**を発現する．また，ホルムアルデヒドのもつ局所刺激作用を緩和する目的でジブカイン塩酸塩が添加されている．

## 6　根管消毒薬

### a　根管消毒薬

　抜髄後の非感染根管に対する予防処置に対して，あるいは感染した主根管，根管内象牙質，象牙細管内，根管側枝内，根尖部に存在する細菌を死滅させ，根管の無菌化を行う薬物を根管消毒薬という．具備すべき条件は次のとおりである．

① 根管内細菌を死滅できる殺菌作用を有すること
② 根管象牙質に浸透性があること
③ 歯質を変質・変色させないこと
④ 根尖部組織を傷害しないこと
⑤ 作用が持続的であること
⑥ 無機物や有機物が存在しても，薬効が減弱しないこと
⑦ 保存が容易であること

### 1）フェノール（石炭酸）製剤

フェノール（石炭酸）には強力なタンパク質凝固作用による消毒作用があるため，**フェノール製剤**は齲窩消毒として用いるだけでなく，根管消毒薬としても用いられている．しかしながら，そのタンパク質凝固作用のため，有機質が存在することで深部への薬物の到達度が低下し，その効果が減弱する．作用機序は歯髄鎮痛・鎮静薬（p.284）を参照．

① フェノールカンフル
② グアヤコール
③ パラモノクロロフェノールカンフル
④ パラクロロフェノール・グアヤコール

### 2）ヨウ素製剤

ヨウ素は組織浸透性が高く，象牙細管へもよく浸透し強力な殺菌作用を示す．また，軟組織において**肉芽組織の破壊・吸収**を促進する作用を有している．

① **ヨウ素・ヨウ化亜鉛**

　　ヨウ素の殺菌作用とヨウ化亜鉛の**殺菌収斂作用**を期待し，イオン導入法の薬液として用いられる．イオン導入法は，通常の根管治療で消毒が行いにくい根管側枝や根尖部への薬液の浸透を補う方法である．

② **ヨードホルム**

　　本剤には防腐，制臭，分泌抑制，粘膜に対しては局所麻酔作用などがあるが，ヨードホルム自体には**殺菌作用**はない．作用機序としては，生体内の血清成分や抜髄の創面からの分泌液により薬物が分解され，ヨウ素を遊離することにより薬効が発現すると考えられている．

### 3）抗菌薬

**抗菌薬**を用いる場合は，抗菌スペクトルが広く，感染細菌に対して特異的に作用するものが必要である．しかしながら，耐性菌やアレルギーの発現などの問題点があるため，通常の根管消毒薬で治療効果が得られない**難治性根尖性歯周組織炎**に対して選択的に用いるべきである．

① **クロラムフェニコール（CP）**

　　5％CPはグラム陽性球菌，グラム陰性球菌および桿菌，リケッチア，クラミジアに対して優れた抗菌作用（**静菌作用**）を示すが，すべての細菌に対する抗菌力はないため細菌検査で菌種同定が行われた症例に対しては有効に使用されてきた．しかしながら，現在，根管消毒用抗菌薬は市販されていないため，急性症状を伴う場合は内服薬を併用する．

### 4）水酸化カルシウム製剤

水酸化カルシウムペーストは約 pH 12.0 以上の強アルカリ性であるため，微生物が生育できない環境となり，結果的に殺菌作用，有機質溶解作用を発現する．そのため，ホルムクレゾール（FC）に代わる根管消毒薬として多用されてきている．従来，精製水や生理的食塩水で混和してペースト状にして使用されてきたが，厚生労働省の認可問題もあり，根管貼薬剤として水酸化カルシウムペーストがシリンジに注入されたものが市販されている．消毒効果は緩やかであるた

め，貼薬期間は1週間以上必要である．また，欠点として，数回にわたる根管治療における根尖部の病態の把握がしにくいことや，水酸化カルシウム製剤がペーストであるため根管からの除去が困難であることなどがあげられる．

● 水酸化カルシウム ●

根管消毒薬として，従来はホルムクレゾール（FC）が最も一般的であったが，ホルマリンの発癌作用など全身への悪影響を危惧し，最近では水酸化カルシウムを用いた製剤が世界的にスタンダードになってきている．その適用も根管消毒薬以外に覆髄材，生活断髄薬，根管充填材（剤）など幅広く使用できる薬物である．しかし，薬効としては十分だが，除去困難や根尖病巣の状態が把握しにくいなど臨床上の問題点もある．

## 7　根管清掃・拡大薬

### a　根管清掃・拡大薬

根管の機械的な拡大に際して生じる根管内の汚物の清掃・消毒で使用する薬物（根管清掃薬）と，根管内の細菌や壊死歯髄などの有機質の溶解除去，あるいは狭窄・閉塞根管の歯質の軟化・溶解のために使用する薬物（根管拡大薬）とがある．

#### 1）次亜塩素酸ナトリウム

次亜塩素酸ナトリウム3〜6％溶液は，齲窩および根管の清掃・消毒に古くから用いられている．次亜塩素酸は酸化力に優れており，持続的な局所殺菌・消毒作用を有している．作用機序は，薬物そのものがもつ酸化力に依存しているため，すべての細菌・微生物に対して有効に作用する．また，有機質溶解作用があるため，象牙質や歯髄中のタンパク質の主構成成分であるコラーゲンを10分間で約60％溶解する．さらに，強力な漂白作用および脱臭作用を有している．しかも本剤に対する組織反応は一般的に弱いとされている．

#### 2）過酸化水素水

従来，根管洗浄の基本術式は，次亜塩素酸ナトリウム溶液と過酸化水素水の交互洗浄であったが，現在では3％過酸化水素水による交互洗浄は次亜塩素酸ナトリウムの抗菌効果を阻害することから，過酸化水素水との交互洗浄は行わず，次亜塩素酸ナトリウム単独での使用が推奨されてきている．

#### 3）エデト酸ナトリウム

エデト酸ナトリウム（EDTA；Ethylenediaminetetraacetic acid）は，通常エチレンジアミン四酢酸とも称されるキレート剤である．17％EDTAは，根管内壁や閉塞根管の象牙質を軟化，脆弱化し，根管拡大のための機械的操作を容易にする．EDTAはカルシウムなどの金属イオンとキレート結合することにより目的を達成する．また，EDTAを使用した根管は，最終的に次亜塩素酸ナトリウム溶液を満たしてEDTAを不活性化しておかなければならない．ゲル状タイプはおもに根管形成のファイル操作における補助剤として，溶液タイプは根管形成終了後のスミヤー層除去に用いることが推奨されている．

## 8　根管充填材（剤）

### a　根管充填材（剤）

根管治療完了（根管無菌化）後は，根管拡大・清掃および根管形成により生じた空隙を充填することにより，口腔内と歯周組織の交通路の遮断を行わなければならない．その際，根管充填材（剤）のもつ効果により，根尖周囲組織の疾患を治癒させる目的で使用するものである．

#### 1）ヨードホルム糊剤

**ヨードホルム糊剤**の代表的なものは，主成分であるヨードホルムのほかにパラクロロフェノール，カンフル，メントールを含有しており，鎮静，鎮痛，消炎および防腐作用があり，歯髄組織や根尖部組織に対する**瘢痕治癒**促進力を有している．また，ヨードホルムは**エックス線不透過性**であるため，根管充填後の造影確認が容易である．

#### 2）パラホルムアルデヒド・酸化亜鉛配合剤

**パラホルムアルデヒド・酸化亜鉛配合剤**はホルムアルデヒドガスを放出することにより，残存歯髄組織を固定して殺菌・防腐作用を発現し，残存歯髄の感染を防止する．

#### 3）水酸化カルシウム製剤

歯科治療におけるカルシウム製剤には，水酸化カルシウム，リン酸カルシウム，α-TCP，ヒドロキシアパタイトなどがあげられる．生体に対する刺激の少ない性状が好まれて，外来刺激からの隔壁として利用され，また強い**石灰化促進作用**や**骨誘導能**が注目されている．水酸化カルシウムの局所応用は，粉末単体で，または精製水で泥膏状に錬和して使用されるが，水酸化カルシウム自体には硬化する作用はないため根管に固着することはない．したがって，ペースト剤や硬化剤を配合したセメント剤として製剤化され，**水酸化カルシウム製剤**は，覆髄材，根管消毒薬あるいは根管充填材（剤）として使用されている．

### b　根管用シーラー

根管用シーラーは厳密には根管充填材（剤）ではないが，広く行われている側方加圧根管充填法で用いられる．側方加圧根管充填法ではガッタパーチャポイントのような根管充填材（剤）と，糊の役割をする根管用シーラーを併用して封鎖性を向上させるため重要な役割をはたしている．

根管用シーラーには多種のものが存在し，成分により性質はさまざまである．

① 酸化亜鉛ユージノール系

　亜鉛とユージノールがキレート結合することで硬化する．ユージノールは組織刺激性が高いため，根尖から漏出しないように注意しなければならない．

② 水酸化カルシウム系

　根尖部の骨性瘢痕治癒を期待して使用される．

③ ガッタパーチャ系

　ガッタパーチャ材を有機溶媒で溶解して使用する．ガッタパーチャポイントと一体化して根管に適合するが，有機溶媒の揮発により収縮するため，近年ではあまり使用され

ない．
④ レジン系

　流動性があり，根管壁と接着し封鎖性が高いと考えられている．いずれも接着性モノマーを含有しており，接着性シーラーと呼ばれることもある．

⑤ 非ユージノール系

　ユージノールの代用として他の油性成分を用いることにより組織刺激性が軽減されている．

⑥ グラスアイオノマー系

　組織刺激性が少ないとされている．

⑦ ヒドロキシアパタイト系

　組織親和性が良好である．

⑧ シリコン系

　組織刺激性が少ないとされている．

## B 歯周療法（治療）薬

　歯周疾患は歯の支持組織である歯周組織（歯肉，歯根膜，セメント質，歯槽骨）に生じる疾患の総称である．通常は歯肉炎や歯周組織炎をさしている．これら歯周組織の治療には，プラークコントロールや歯石除去，歯周ポケット掻爬術，歯肉切除術などの外科的処置，咬合調整を行い，薬物はその補助的な目的で使用される場合がある．薬物を用いる化学的方法としての薬物療法には，洗口剤，歯周ポケット内洗浄，歯周ポケット貼薬剤などの局所療法と，抗菌薬の経口投与による全身投与がある．次に示す6項目に分類した．

① 歯科用洗口剤
② 歯周ポケット内洗浄薬
③ 歯科用軟膏剤
④ 歯周ポケット内徐放性製剤
⑤ 抗菌薬
⑥ その他の歯周治療薬

# 1 歯科用洗口剤

## a 洗口剤

洗口剤は機械的プラークコントロールを徹底して行ったあとに，化学的プラークコントロールとして，歯肉縁上プラーク沈着予防・歯肉炎予防・口臭予防のために用いられる．

### 1）クロルヘキシジングルコン酸塩溶液

クロルヘキシジングルコン酸塩（CH；Chlorhexidine gluconate）は，細菌の細胞壁障害による抗菌作用を有しており，グラム陽性・陰性菌を含む広い抗菌性，細菌性プラークの形成抑制作用や薬物の歯面への沈着作用を有する．副作用としてアナフィラキシーショックがあるため，日本での医薬部外品としての上限濃度はクロルヘキシジングルコン酸塩として0.05％であるが，使用に際して0.01％程度に希釈して応用されることが多い．

### 2）フェノール化合物

イソプロピルメチルフェノールは，ある程度水に溶けにくくかつ陽性にも陰性にも帯電していない中性を呈する．そのため，陰性に帯電するバイオフィルムには陽性化合物と比較して，すみやかにバイオフィルム内部まで浸透し殺菌する．トリクロサン（TC；Triclosan）はグラム陽性菌への作用が強い．

### 3）ポビドンヨード

ポビドンヨード（PI；Povidone iodine）は遊離ヨウ素の酸化作用により，殺菌・消毒作用を示し，薬効は強力で即効性があり，黄色ブドウ球菌や齲蝕原因菌である *Streptococcus mutans*，大腸菌，ウイルス，真菌，原虫などに有効で，芽胞を死滅させることが可能である．なお，水銀剤（アマルガム）と併用することによりヨウ化銀を形成し，誤飲した場合は吐き気や嘔吐を引き起こすことがあるため注意が必要である．副作用としてヨードアレルギー患者のアナフィラキシーショックのほか，発疹，口腔粘膜びらんがある．

### 4）セチルピリジニウム塩化物水和物

セチルピリジニウム塩化物水和物（CPC；Cetylpyridinium chloride）は陽イオン界面活性剤であり，界面活性作用による洗浄と細菌の細胞膜変性による殺菌効果を有する．歯磨剤成分のラウリル硫酸ナトリウムと反応すると沈殿し，殺菌効果が低下する．副作用として，過敏症，刺激感がある．

### 5）エッセンシャルオイル

植物性揮発性芳香物質を含む有機化合物であり，フェノール化合物を主体とする天然由来成分（シネオール，メントール，チモールなど）を含有する．殺菌作用のほかに抗炎症作用を示す．

## 2　歯周ポケット内洗浄薬

シリンジなどにより歯周ポケット内を薬液で洗浄（イリゲーション）する．歯周ポケット内洗浄法に使用可能な薬物は，ポビドンヨード，ベンゼトニウム塩化物，オキシドール，アクリノール水和物，クロルヘキシジングルコン酸塩などがある．歯周ポケット内洗浄法は消毒薬の歯肉縁上への洗口薬適用時と同程度と示唆されている．

### a　歯周ポケット内洗浄薬

#### 1）ポビドンヨード
前項1-a-3) 参照．

#### 2）ベンゼトニウム塩化物
ベンゼトニウム塩化物（BTC；Benzethonium Chloride）は陽イオン界面活性剤で，陰電荷を帯びる細菌体表面に吸着・集積され，菌体タンパク質を変性する．芽胞のない細菌，真菌類に広く抗菌力をもち，低濃度で殺菌効果を示す．毒性は低い．

#### 3）オキシドール
細菌に有効であるが，その作用は緩和で持続性がない．発泡による機械的清浄化作用がある．グラム陽性・陰性菌，酵母，ウイルスに有効である．作用機序は，オキシドールの過酸化水素から生じるヒドロキシラジカルにより，細胞膜，DNAなどが損傷を受けることによると考えられる．

#### 4）アクリノール水和物
グラム陽性・陰性菌などの細菌の生体内でイオン化し，細胞の呼吸酵素を阻害することにより静菌・殺菌作用を示す．

#### 5）クロルヘキシジングルコン酸塩溶液
前項1-a-1) 参照．

## 3　歯科用軟膏剤

### a　歯科用軟膏剤

歯肉に抗菌作用と抗炎症作用を有する成分を複合的に配合した薬物を直接塗擦することによって，歯肉炎や慢性歯周炎を起こした患部の殺菌消毒，消炎，鎮痛などを行い，臨床症状を軽減，改善し治療促進を行う目的で使用する薬物である．ある程度の炎症症状緩和効果は報告されているものの，その効果は対処療法としてのものである．

#### 1）テトラサイクリン塩酸塩・エピジヒドロコレステリン
**テトラサイクリン塩酸塩**は，グラム陽性・陰性菌，レピトスピラ，リケッチア，クラミジアに対し，タンパク質合成阻害により静菌作用を示す．作用機序は，細菌のリボソーム70Sに特異的に作用し，aminoacyl t-RNAのリボソーム上のA部位への結合を阻害する．動物のリボソーム80Sには作用しないことから選択毒性を示すと考えられている．また，エピジヒドロコレステリンは

強力な抗炎症作用や抗アレルギー作用を有している．抗炎症作用，鎮痛作用，治癒促進作用，組織抵抗性亢進作用があり，作用機序はアラキドン酸遊離抑制であることが認められている．

### 2）ヒノキチオール歯科用軟膏

ヒノキチオールには，歯周疾患の炎症症状や化膿に関係する*Actinomyces*や溶血性*Streptococcus*などの好気性菌および歯肉組織の崩壊に関係する*Bacteroides*や*Fusobacterium*などの嫌気性菌の発育を抑制する抗菌作用がある．また，市販されている**ヒノキチオール歯科用軟膏**には**ヒドロコルチゾン酢酸エステル**が配合されており，抗炎症作用や抗アレルギー作用が付加されている．さらに**アミノ安息香酸エチル**が配合されており，歯周組織の知覚神経を麻痺させ炎症に伴う疼痛緩和作用を示す．

## 4　歯周ポケット内徐放性製剤

### a　歯周ポケット内徐放性製剤

HPC（hydroxypropylcellulose）やコラーゲンなどの水溶性高分子を含む基材に**テトラサイクリン系抗菌薬**を含有させたストリップ状または軟膏状の製剤をさし，一般的に歯周ポケット内に1回/1週間の割合で使用する．局所投与であるため，全身的な抗菌薬の投与と比較し，投与量がきわめて少ない．また徐放性製剤であるため，少ない投与量でも**最小有効濃度**を維持することが可能である．

### 1）ミノサイクリン塩酸塩歯科用軟膏

ミノサイクリン塩酸塩の抗菌スペクトルは，グラム陽性・陰性菌，リケッチア，クラミジアなど広範囲であり，抗菌力はテトラサイクリン塩酸塩などに比べて1～4倍強い．作用機序は，細菌のタンパク質合成系の阻害でaminoacyl t-RNAがm-RNA・リボソーム複合物と結合するのを妨げる．動物のリボソーム80Sには作用せず，細菌のリボソーム70Sに特異的に作用する．

## 5　抗菌薬

通常の基本治療では改善のみられない歯周病患者，観血的治療の不可能な患者，免疫力が低下している易感染性歯周病患者，広汎型侵襲性歯周病患者および広汎型重度慢性歯周炎患者において抗菌薬の経口投与を検討する．

- ●一般的な歯周治療における選択基準
    - ・第一選択：ペニシリン系，セフェム系
    - ・第二選択：マクロライド系
    - ・第三選択：ニューキノロン系

## 6　その他の歯周治療薬

### 1）歯周包帯剤

　歯周組織の外科的手術を行ったあと，創面からの止血，保護，疼痛の軽減，感染防止，歯の暫間的固定，新生肉芽組織の保護と過剰増殖の抑制などを目的として使用される．現在用いられているものは，歯肉包帯剤，歯周充填剤，歯根充填剤，歯頸部包帯剤，歯周パック剤，歯科用包帯剤などとも呼ばれている．頻繁に使用されている歯周包帯剤は，ユージノール系と非ユージノール系の2つであり，ユージノール系の薬物はユージノールによる殺菌作用や鎮痛効果が期待できる半面，骨露出面や開窓面に使用した場合，過敏反応を引き起こすことがある（p.285参照）．

### 2）リゾチーム塩酸塩

　小手術時の術中術後出血による喀痰喀出困難な場合，通常成人は1日リゾチーム塩酸塩として，60〜270 mg（力価）を3回に分けて経口投与する．歯槽膿漏症（炎症型）腫脹の緩解の場合，通常成人は1日リゾチーム塩酸塩として，180〜270 mg（力価）を3回に分けて経口投与する．この場合は，症状に応じ投与前または投与中に歯石除去，洗浄あるいは薬物局所投与などの局所処置を行う．

> **Column　歯周病に対する抗菌薬治療**
>
> 　現在，歯周病で最も多く使用される抗菌薬は，急性の辺縁性歯周組織炎におけるマクロライド系抗菌薬アジスロマイシン水和物（ジスロマック®）の経口適用，および歯周ポケット内徐放性製剤であるテトラサイクリン系抗菌薬ミノサイクリン塩酸塩（ペリオクリン®）の局所適用であり，広く治療効果をあげている．しかし，抗菌薬の全身投与は外科処置を伴う場合に認められ，局所投与は初期治療終了後の再評価で改善が認められない部位にのみ認められる．

## C　止血に用いられる薬物

　出血時に使用される薬物が止血薬である．この出血とは，循環中の血液成分が血管外である体組織内，あるいは体外に出る現象をさす．通常でも血管壁からは血漿や白血球は出入りしているため，これらの成分のみが血管から出入りする場合は出血とは呼ばない．出血部位により動脈性出血，静脈性出血，毛細血管性出血，成立機序により破綻性出血，漏出性出血に分類される．出血により血液成分が体外に移行するものを外出血，体内に移行するものを内出血と呼ぶ．急激な多量の出血では，血圧が急激に低下し，ショック状態に陥り死亡することがある．

　止血は怪我などで出血してしまったとき応急処置として失血を防ぐ目的で行われる．とくに動脈出血の場合，多量の失血が予想され命にもかかわってくるため，一刻も早い止血が要求される．出血量が多いとショック状態を引き起こし予後不良になることが予想されるため，適切な止血はその後の治療をより効果的にするために必要な要素とされている．止血薬は次の2項目に分類できる．

① 局所性止血薬
② 全身性止血薬

# 1　止血薬

## a　局所性止血薬

歯周・口腔外科領域における処置において，手術部位局所の創面に密着させて，止血効果を期待するものであり，吸収性止血薬，凝固機序作用薬，収斂薬の3つに分類される．

### 1）酸化セルロース（吸収性止血薬）

酸化セルロースはセルロース繊維を再生後，酸化処理したもので，各種手術（抜歯，歯肉移植，歯肉剝離搔爬手術など）時の止血および創腔充塡に用いる．血液の浸潤により本剤が膨張し，褐色または黒色のゼラチン状の塊となって凝血物の形成を促進し，局所出血の止血補助剤としての効果を発揮する．

### 2）ゼラチン（吸収性止血薬）

ゼラチンはウシの皮膚からコラーゲンを抽出し，変性させたものである．ゼラチンの薬理効果は，創傷の表面に強く付着し，フィブリンとほぼ同等の止血効果を示す．組織内や体腔内に包埋したとき，約1か月以内に液化吸収される．

### 3）トロンビン（凝固機序作用薬）

トロンビンは血液凝固機序に関与する生理的血液凝固因子の1つで，フィブリノーゲンを加水分解してフィブリンを生じる（p.130 図5-1参照）．圧迫法，血管の凝固や結紮によっても止血困難な小血管，毛細血管からの微出血に対して使用される．注射による全身投与は禁忌である．特定生物由来製品としてヒト献血血液由来のものと，生物由来製品としてウシ由来の製剤がある．

### 4）塩化アルミニウム製剤（収斂薬）

塩化アルミニウム製剤は収斂作用すなわち組織や血管を縮める作用があり，歯肉縁下の支台歯形成・窩洞形成時または印象採得時の歯肉圧排における出血や歯肉整形における止血薬として用いる．

### 5）アルギン酸ナトリウム（凝固因子増加作用薬）

アルギン酸ナトリウムは，フィブリノーゲンと相互作用を有し，フィブリン形成促進作用を示し，出血部に吸着被覆し血小板の粘着凝集を促進させることにより血小板血栓の形成を速める．さらに，フィブリン形成，血小板凝集過程において赤血球を凝集し，より強固な止血栓を形成する．

### 6）アドレナリン

局所に適用すると末梢血管を$\alpha_1$受容体を介して収縮し，止血作用を示す．

## b　全身性止血薬

第5章参照．

## D 漂白剤

無髄歯が変色する原因は，歯髄内で出血した血液成分が変性することにより，黒褐色の硫黄・鉄の副産物が象牙細管内で生じるためと考えられている．その他，着色の原因として全身的要因と口腔領域の要因があげられる．全身的要因として，生理的代謝異常や遺伝的疾患によるもの，あるいは薬物の服用（歯冠形成期のテトラサイクリン塩酸塩）によりエナメル質の着色現象が認められる．局所的要因として，齲蝕や歯の修復の際に使用する薬物などがあげられる．その他，食物によってもエナメル質アパタイトの着色が認められることがある．

### a 無髄歯の漂白

診療室のみで行うウォーキングブリーチ法がある．

#### 1）ウォーキングブリーチ法

30〜35％過酸化水素水と過ホウ酸ナトリウム粉末を練和し，髄室内へ填塞し，水硬性セメントとカルボキシレートセメントで二重仮封を行う．通常4〜5回の処置で漂白が奏効する．

### b 有髄歯の漂白

診療室で行うオフィスブリーチ法と家庭内で患者が行うホームブリーチ法がある．

#### 1）オフィスブリーチ法

① 35％過酸化水素水＋可視光線

35％過酸化水素水と触媒粉末が反応し，これらに可視光線（青色光）を照射することで光化学反応が生じ有機物が分解される．

② 3.5％過酸化水素水＋二酸化チタン＋可視光線

①より安全性を高めるため過酸化水素を低濃度化する代わりに，二酸化チタンを導入することで光触媒反応を応用している．

#### 2）ホームブリーチ法

① 10％過酸化尿素

カスタムトレーに薬物を塗布してトレーを装着する．唾液中水分との接触により分解され，約3％の過酸化水素水を生じることで漂白作用を発揮する．オフィスブリーチ法と比較し，チェアタイムや来院回数が少なく，術式も簡便であり，多数歯漂白には第一選択となる．しかしながら，家庭内で行うため，歯科医師の管理が行き届かない，トラブルに対処しにくい，知覚過敏症を生じることなどが欠点としてあげられる．

## E 齲蝕予防薬

齲蝕は口腔内の齲蝕原性細菌,食餌性基質および歯の三要因により成立するので,齲蝕の発生を予防するためには,それぞれの要因に対応した手段が必要になる.

齲蝕の予防に用いられる薬物には,歯質の齲蝕抵抗性を強化する薬物(フッ化物)やプラークの形成を抑制する薬物(代用糖)などがある.

## 1 フッ化物

### a 自然界のフッ化物分布

フッ素は自然界に広く分布している.土壌に含まれるフッ素は水中に溶け出して河川や海に運ばれる.飲食物にもフッ素は含まれており,お茶や魚介類はフッ素の含有量が高い.

日本では成人が1日に飲食物から摂取するフッ素の量は,およそ1〜3 mgといわれている.

### b フッ化物の生体内運命

#### 1) フッ化物の吸収

経口摂取されたフッ素は胃や小腸上部からすみやかに吸収される.摂取されたフッ素の75〜90%が吸収されるといわれているが,フッ化カルシウムのような難溶性のフッ化物は吸収されにくく,フッ化ナトリウムのような水溶性のフッ化物は吸収されやすい.

#### 2) フッ化物の組織への移行

消化管から吸収されて血中に移行したフッ素は,イオン型もしくは非イオン型として存在し,血中の総フッ素濃度は0.08 ppm程度といわれている.

水道水のフッ素濃度が1 ppmまでは母体の血中フッ素は胎盤を通過して胎児に移行するが,それ以上の濃度になると,胎盤は胎児にとってフッ素の障壁(バリア)となるといわれている.

血中のフッ素はすみやかに軟組織および硬組織に移行するが,その他の軟組織のフッ素濃度は血中とほとんど変わらない.

一方,フッ素は硬組織との親和性が高く,蓄積する.年齢とともにその蓄積量は増加し,骨や象牙質では50〜60歳で,エナメル質では30〜40歳で平衡に達するとみられる.アパタイト結晶が小さいほど取り込まれるフッ素が多くなる(表22-1).

また,フッ素濃度は同じ硬組織中でも部位によって差がある.長管骨の骨内膜側や象牙質の歯

表 22-1 硬組織におけるフッ素の分布

| 硬組織 | アパタイト結晶の大きさ | 蓄積したフッ素濃度 | 部位によるフッ素濃度の差 |
|---|---|---|---|
| 骨 | 小 | 高 | 骨内膜側,外骨膜側 > 皮質骨内部 |
| 象牙質 | 中 | 中 | 歯髄近傍 > エナメル質近傍 |
| エナメル質 | 大 | 低 | 表層 > 象牙質近傍 > 中間の領域 |

髄近傍では，組織液からフッ素を供給されやすくフッ素濃度が高い．エナメル質でも象牙質に近い深層でフッ素濃度は高いが，表層部は歯の萌出後も継続して唾液や飲食物からフッ素が供給されるので，深層部よりもさらにフッ素濃度が高くなる（表22-1）．フッ素は齲蝕によって脱灰されたエナメル質にも取り込まれる．

> **Column ppm**
> ppmとはparts per millionの略である．1 ppmは1 mg/Lに相当し，10,000 ppmは1％に相当する．
> 2％フッ化ナトリウム溶液には約9,000 ppmのフッ素が含まれていることになる．

### 3）フッ化物の排泄

硬組織に沈着しなかったフッ素はおもに腎臓から排泄され，24時間で90％が排泄されるといわれている．消化管から吸収されなかったフッ素は糞便中に排泄される．唾液中のフッ素濃度は個人差が大きいが0.01～0.1 ppmである．

## c　フッ化物の安全性

### 1）フッ化物の急性毒性

フッ化物を誤飲すると消化管からすみやかに吸収されるため中毒症状を現す．最初に悪心，嘔吐，腹痛，下痢などの消化管刺激症状が現れ，続いて四肢の知覚異常，痙攣，筋の強直などの神経筋症状が現れる．さらに血圧低下や脈拍数減少などの循環器症状が現れ，重篤な場合は呼吸麻痺や心停止に至る．約2 mg/kgのフッ素（フッ化ナトリウムとして約4 mg/kg）を誤飲すると消化管刺激症状が現れることが報告されている．死亡を含めた中毒の所見・症状により，緊急の治療および入院を必要とする最小量（見なし中毒量）は5 mgF/kgとされている．

フッ素による急性中毒の発現機序を図22-2に示した．過剰に摂取したフッ化ナトリウムが解

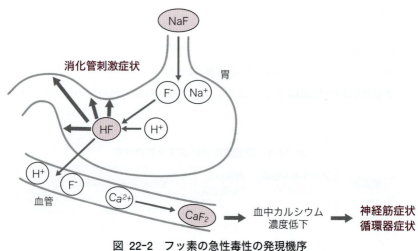

図22-2　フッ素の急性毒性の発現機序

離してできたフッ素イオンが胃酸のH⁺と反応してフッ化水素（HF）となり，胃や小腸粘膜を刺激して消化管刺激症状が現れる．消化管から血中に吸収されたHFが解離してできたフッ素イオンが，血液中のカルシウムイオンと反応してフッ化カルシウム（$CaF_2$）を形成し，血中カルシウム濃度が低下して神経筋症状や循環器症状が現れる．

フッ化物の急性中毒に対する処置法は，フッ化物の摂取量によって異なるが，フッ素の消化管からの吸収を抑えるとともに，体内から除去する処置を行う（第18章参照）．

### 2）フッ化物の慢性毒性

長期間にわたり一定濃度以上のフッ素を摂取し続けると慢性中毒（斑状歯と骨フッ素症）が生じる．フッ化物の摂取量，摂取期間，年齢などに依存して発生し，同一の水源を利用する地域に集団的に発生することが多い．

- **斑状歯（歯のフッ素症）**

  エナメル質形成期間にある濃度以上のフッ素を摂取し続けると，フッ素を取り込んだエナメル質の結晶はエナメル質の基質タンパク質と強く結合して結晶の成長を阻害するため，石灰化度の悪いエナメル質が形成される．結果として，エナメル質形成不全を主徴とする**斑状歯（歯のフッ素症）**が出現する．病変の主体はエナメル質であり，白濁，**白斑**，褐色斑，小陥凹，実質欠損などがみられるが，齲蝕抵抗性を示す．象牙質には影響があっても軽度である．白斑は縞模様を呈し，左右対称に現れる．乳歯に現れることはまれである．

- **骨フッ素症**

  フッ素濃度が8 ppm以上の飲料水を長期間摂取すると生じる骨硬化病変である．軽度の場合，エックス線像で骨量の増加を認めるが，臨床症状はない．進行すると関節強直，靱帯の石灰化などの症状が現れる．靱帯の石灰化が進むと関節の痛み，運動制限などの症状を現す運動障害性フッ素症となる．運動障害性フッ素症は10 ppm以上のフッ素を含む飲料水を10年以上摂取し続けると発生するといわれている．

## d　フッ化物の齲蝕予防機序

エナメル質のヒドロキシアパタイト結晶に存在する格子欠陥にフッ素が入り，結晶を安定化させる．ヒドロキシアパタイト$Ca_{10}(PO_4)_6(OH)_2$のOH基がフッ素で置換された**フルオロアパタイト**$Ca_{10}(PO_4)_6F_2$が形成され，エナメル質の耐酸性が向上する．

また，フッ素は初期齲蝕にみられる脱灰部位の**再石灰化**を促進して修復する．

## e　フッ化物の全身的応用

### 1）水道水中へのフッ化物添加（ウォーター・フロリデーション）

フッ化物を水道水に添加して齲蝕予防を図る方法である．

Hodgeによって，齲蝕の発生率を低く抑えつつ，歯のフッ素症の発生率も低く抑えるフッ素濃度は**1 ppm**であることが示されたが，その地域にあった基準が設定されている．水道法に基づく水質基準に関する厚生労働省令は水道水中のフッ素濃度を0.8 ppm以下に定めている．

### 水道水中へのフッ化物添加をめぐる議論

フッ化物を水道水に添加して齲蝕予防に用いることには賛否両論がある．Fluoride in Drinking-water（WHO, 2006）によれば，フッ素は低濃度で飲料水に添加すれば歯にとって利益をもたらすとされている．フッ化物を水道水に添加して齲蝕予防を図ることに賛成の立場からは，水道水をフッ素化することは，①高い齲蝕予防効果が得られる，②安全性が高い，③費用が安価である，④水道水の供給を受けるすべての人に恩恵を提供できるなどの特徴があげられている．米国歯科医師会（ADA）によれば，世界 60 か国以上で，4 億人以上がフッ化物を添加した水道水の供給を受けている．

フッ化物を水道水に添加することに反対の立場からは，①水道水をフッ素化していない国でも齲蝕罹患歯数が減少している，②利益を上まわる健康被害をもたらす可能性がある，③選択の自由がないなどの主張が出されている．日本では，京都の山科地区で 10 年以上にわたり水道水中へのフッ化物の添加（フッ素濃度 0.6 ppm）が行われたことがあるが，現在は実施されていない．

#### 2）フッ化物錠剤

フッ化物錠剤の服用は，水道水がフッ素化されていない地域の子どものための齲蝕予防の代替手段である．水道水のフッ素化に比べて費用がやや高く，人によってコンプライアンスに差があるため，公衆衛生学的には適用に制限がある．

#### 3）フッ化物食塩

フッ化物の全身的応用の1つである．

### f　フッ化物の局所的応用

#### 1）フッ化物洗口

フッ化物洗口は，洗口できる年齢に達した幼児から第二大臼歯が萌出を完了する 12〜14 歳までの小児を対象とする．0.05％フッ化ナトリウム溶液で毎日1回，あるいは 0.2％フッ化ナトリウム溶液で毎週または隔週ごとに1回含嗽する．

#### 2）フッ化物歯面塗布

萌出直後の歯にフッ化物溶液を塗布してエナメル質にフッ素を取り込ませる．歯科医師や歯科衛生士が行うため実施対象が限られるが，年 1, 2 回の実施でも齲蝕予防効果が期待できる．歯面塗布に用いる代表的な薬物の特徴を表 22-2 にまとめた．

表 22-2　フッ化物歯面塗布に用いる薬物

| 薬物名 | 商品名 | 特　徴 |
|---|---|---|
| 2％フッ化ナトリウム溶液 | バトラーフローデンフォーム N<br>フルオール・ゼリー | 2 週間に 3, 4 回を単位として年 1, 2 回塗布する，ガラスではなくポリエチレン製容器に保存する，歯質を着色させることはない |
| 2％酸性フッ素リン酸溶液 | フローデン A | 年 1, 2 回塗布する，ガラスではなくポリエチレン製容器に保存する，歯質を着色させることはない |
| 8％フッ化第一スズ溶液 | （なし） | 年 1, 2 回塗布する，不安定で用時調整する，粘膜刺激性がある，歯質を褐色に着色させることがある |
| 38％フッ化ジアンミン銀溶液 | サホライド | 2〜7 日間隔で 2, 3 回塗布する，齲蝕進行抑制作用がある，銀イオンによる抗菌作用も期待される，腐食作用が強いので周囲の軟組織を保護する，歯質を黒色に着色させることがある |

### 3）フッ化物配合歯磨剤

多くの国でフッ化物配合歯磨剤のシェアは95％以上である．日本で歯磨剤に配合されているのはフッ化ナトリウム，モノフルオロリン酸ナトリウム，フッ化第一スズのいずれかである．2017年3月に，配合できるフッ素濃度の上限が1,500 ppmと定められた．ただし，6歳未満の子どもではこの濃度での使用を控え，6歳未満の子どもの手の届かない場所に保管するとされている．

## 2 代用糖

齲蝕原性細菌に利用されない，あるいは酸産生や菌体外多糖体合成の基質にならない，砂糖の代用になる甘味物質である．表 22-3 に代表的な代用糖をまとめた．糖アルコールは大量に摂取すると下痢を起こす欠点がある．

表 22-3 代用糖の種類と甘味度

| 糖アルコール | 糖 | アミノ酸 | 配糖体 |
|---|---|---|---|
| キシリトール（1）<br>ソルビトール（0.6） | イソマルチュロース（0.5）<br>カップリングシュガー（0.55）<br>ネオシュガー（0.16〜0.3） | アスパルテーム（150） | ステビオサイド（150） |

（　）内は砂糖を1としたときのおよその甘味度．

**まとめ 22-1　歯内療法薬の分類と薬効**

| 分類 | 一般名 | 商品名 | 効能・効果 |
|---|---|---|---|
| 齲窩消毒薬，歯髄鎮痛・鎮静薬 | フェノール | 液状フェノール | 齲窩および根管の消毒，歯髄炎の鎮痛・鎮静 |
| | フェノール・カンフル | 歯科用フェノール・カンフル | |
| | カンフル・カルボール（キャンホフェニック） | キャンフェニック，村上キャンフェニック | |
| | フェノール・チモール | 歯科用フェノール・チモール | |
| | パラクロロフェノール・グアヤコール | メトコール | 齲窩および根管の消毒，歯髄炎の鎮痛・鎮静，根尖性歯周組織炎の鎮痛・鎮静 |
| | グアヤコール | クレオドン | |
| 覆髄材（間接，直接） | 酸化亜鉛ユージノール | ネオダイン | 歯髄鎮静・鎮痛および象牙質の消毒，間接歯髄覆髄 |
| | パラホルムセメント | | 間接覆髄，象牙質の消毒，局所麻酔作用，歯髄収斂作用 |
| | 水酸化カルシウム配合剤 | カルビタール | 直接覆髄，生活歯髄切断，根管充填 |
| | 接着性レジン | スーパーボンド | 直接覆髄，齲窩充填剤 |
| 象牙質知覚過敏症治療薬 | 塩化亜鉛 | | 象牙質知覚過敏症抑制 |
| | フッ化ジアンミン銀 | サホライド | 初期齲蝕の進行抑制，二次齲蝕予防，象牙質知覚過敏症抑制 |
| | パラホルムアルデヒド | ハイパーバンド「キムラ」 | 歯頸部象牙質知覚過敏症抑制 |
| | フッ化ナトリウム | Fバニッシュ | 象牙質知覚過敏症抑制（知覚鈍麻） |
| 生活断髄薬 | 水酸化カルシウム | カルキル | 直接覆髄，第三象牙質形成 |
| | ホルムクレゾール | 歯科用ホルマリンクレゾール，ホルムクレゾールFC，クリアエフシー | 小児歯科における歯髄覆髄，鎮痛・鎮静，仮封 |
| 歯髄失活薬 | 三酸化ヒ素 | ネオアルゼンブラック | 歯髄失活 |
| | パラホルムパスタ | ネオパラホルムパスタ（製造中止） | 歯髄失活，窩洞形成時の象牙質知覚鈍麻 |
| 根管消毒薬 | ホルムクレゾール | 歯科用ホルマリンクレゾール，ホルムクレゾールFC，クリアエフシー | 根管の消毒 |
| | ホルマリン・グアヤコール | ホルマリン・グアヤコールFG「ネオ」 | 齲窩，抜髄根管および感染根管の殺菌・消毒 |
| | グアヤコール | クレオドン | 齲窩および根管の消毒，歯髄炎の鎮痛・鎮静，根尖性歯周組織炎の鎮痛・鎮静 |
| | パラクロロフェノール・グアヤコール | メトコール | |
| | パラホルムアルデヒド | ペリオドン | 根管消毒および残存歯髄失活 |
| | ヨウ素・ヨウ化亜鉛 | | 根管消毒 |
| | ヨードホルム | ヨードホルム | 根管の防腐，創傷および潰瘍の殺菌・消毒 |
| | フッ化ジアンミン銀 | サホライド | 根管の消毒 |
| | クロラムフェニコール | 歯科用クロラムフェニコール溶液 | 感染性歯髄疾患，急性・慢性化膿性根尖性歯周組織炎における抗菌作用 |
| | 水酸化カルシウム製剤 | カルシペックス | 露髄面における壊死層の形成による被蓋硬組織形成 |
| 根管清掃・拡大薬 | 次亜塩素酸ナトリウム | 歯科用アンチホルミン「日薬」 | 齲窩および根管清掃・消毒 |
| | エデト酸ナトリウム（EDTA） | 歯科用モルホニン，RCプレップ | 根管象牙質の脱灰，切削片の除去 |
| 根管充填材（剤） | ヨードホルム糊剤 | クリワン | 感染根管治療後の根管充填，乳歯の根管充填 |
| | パラホルムアルデヒド・酸化亜鉛配合剤 | ネオトリオジンクパスタ | 根管充填，歯髄乾屍 |
| | 水酸化カルシウム配合剤 | カルビタール | 直接歯髄覆髄，生活歯髄切断，根管充填 |
| 根管用シーラー | 酸化亜鉛ユージノール | キャナルス | 根管充填 |

### まとめ 22-2　歯周治療薬の分類と薬効

| 分　類 | 一般名 | 商品名 | 効果・効能 |
|---|---|---|---|
| 歯科用洗口剤 | クロルヘキシジングルコン酸塩 | コンクールF, バトラー・CHX洗口液, ラカルト, リーチ歯周・口臭プロテクション | 齲蝕発生および進行予防, 歯肉炎予防, 歯周病予防, 口臭防止 |
| | フェノール化合物 | リステリン, デンターシステマEXデンタルリンス | 殺菌, 口臭・歯肉炎予防 |
| | ポピドンヨード | イソジンガーグル液7% | 咽頭炎, 扁桃炎, 口内炎, 抜歯創を含む口腔創傷の感染予防, 口腔内消毒 |
| | セチルピリジニウム塩化物水和物 | ガム・デンタルリンスナイトケア, リーチ歯周・口臭プロテクション, 薬用モンダミン | 殺菌, 口臭・歯肉炎予防 |
| 歯周ポケット内洗浄薬 | ベンゼトニウム塩化物 | ネオステリングリーンうがい液0.2%, ベンゼトニウム塩化物うがい液0.2%「KYS」 | 口腔内消毒, 抜歯創の感染予防 |
| | オキシドール | オキシドール | 口腔粘膜消毒, 齲窩および根管の清掃・消毒, 歯の清浄, 口内炎の洗口 |
| | アクリノール水和物 | アクリノール液 | 口腔領域における化膿局所の消毒 |
| 歯科用軟膏剤 | テトラサイクリン塩酸塩・エピジヒドロコレステリン | テトラサイクリン・プレステロン歯科用軟膏 | 感染性口内炎, 口腔手術創の二次感染, 歯周組織炎, 抜歯創の二次感染 |
| | ヒノキチオール歯科用軟膏剤 | ヒノポロン口腔用軟膏 | 急性歯肉炎, 辺縁性歯周炎 |
| 歯周ポケット内徐放性製剤 | ミノサイクリン塩酸塩 | ミノサイクリン塩酸塩歯科用軟膏2%「昭和」, ペリオクリン歯科用軟膏 | 歯周組織炎 |
| その他の歯周治療薬 | 酸化亜鉛ユージノール | サージカルパック口腔用 | 収斂, 消炎, 保護ならびに緩和な防腐作用および鎮痛作用, 殺菌作用 |

### まとめ 22-3　止血薬の分類と薬効

| 分　類 | 一般名 | 商品名 | 効能・効果 |
|---|---|---|---|
| 局所性止血薬 | 酸化セルロース | サージセル・アブソーバブル・ヘモスタット | 各種手術時の止血および創腔充填 |
| | ゼラチン | スポンゼル | 各種外科領域における止血 |
| | トロンビン | トロンビン-ヨシトミ(5,000単位), (10,000単位), ノイアート | 結紮によって止血困難な小血管, 毛細血管および実質臓器からの出血の止血血液製剤 |
| | 塩化アルミニウム製剤 | 歯科用TDゼット, 歯科用TDゼット・ゼリー | 歯科領域における口腔粘膜損傷の小出血の止血 |
| | アドレナリン | ボスミン外用液 | 手術時の局所出血の予防と治療 |
| 全身性止血薬 | アルギン酸ナトリウム | アルト | 出血部位が表面に限局され, 局所処置で止血する場合, とくに結紮困難な細小血管の出血や実質臓器の出血に対する止血 |
| | ビタミンK類 | オフタルムK錠 | 各種外科領域における止血 |
| | トラネキサム酸 | トラカプミンS注, トラネキサム酸カプセル, トラネキサンS注射液 | 全身性線溶亢進が関与すると考えられる出血傾向や口内炎における口内痛および口内粘膜アフタの改善 |

# Self Check

下線部に誤りがあればそれを正せ.

- 齲窩消毒薬であるフェノール製剤は歯髄に対して[1]殺菌作用のみがある.
- 間接覆髄材は，歯髄炎症を鎮静し[2]第三象牙質を形成する.
- 水酸化カルシウム製剤は[3]強酸性である.
- フッ化ジアンミン銀は歯質の[4]フルオロアパタイトと反応してリン酸銀と[5]フッ化カルシウムを形成する.
- ホルムクレゾールは[6]永久歯における生活断髄薬である.
- ホルマリン・グアヤコールは[7]気化消毒作用により強力な抗菌力を発現する.
- ヨウ素製剤の組織浸透力は高く，[8]エナメル質や象牙質へもよく浸透し，強力な殺菌作用を示す.
- 根管消毒薬として用いる重金属塩類は[9]酸化亜鉛が最も多く，抗菌薬は[10]β-ラクタム系が一般的である.
- パラクロロフェノールには強力な[11]殺菌作用と[12]鎮静作用がある.
- 次亜鉛素ナトリウムと過酸化水素水による交互洗浄は発生期の[13]水素を利用した根管清掃法である.
- エデト酸ナトリウム（EDTA）は閉塞根管などのカルシウムイオンと[14]キレート結合することにより根管拡大を容易にする.
- 歯周ポケット内徐放性製剤にはおもに[15]マクロライド系抗菌薬が用いられ，その投与法は局所投与であるため有効濃度の維持は[16]困難である.
- テトラサイクリン系抗菌薬の薬物作用機序は，[17]細胞壁合成阻害である.
- 酸化セルロースは，[18]非吸収性止血薬である.
- トロンビンは，[19]フィブリンを加水分解し，止血作用を発現する.
- トラネキサム酸は，フィブリンの分解を[20]抑制し，止血作用を発現する.

**解 答**

1. 殺菌および鎮静作用
2. ○
3. 強アルカリ性
4. ヒドロキシアパタイト
5. ○
6. 乳歯
7. ○
8. 象牙質のみ
9. フッ化ジアンミン銀
10. クロラムフェニコール
11. ○
12. 消毒作用
13. 酸素
14. ○
15. テトラサイクリン系
16. 容易
17. 細胞膜
18. 吸収性
19. フィブリノーゲン
20. ○

# Self Check

下線部に誤りがあればそれを正せ．

- フッ化ナトリウムのような₁水溶性のフッ化物は吸収されやすい．
- ₂胎盤は胎児にとってフッ素のバリアになる．
- 硬組織のなかでフッ素濃度が最も高いのは₃エナメル質である．
- エナメル質のなかで最もフッ素濃度が高いのは₄象牙質近傍である．
- フッ化物を誤飲して最初に現れるのは₅消化管刺激症状である．
- フッ化物の急性中毒による神経筋症状は血中の₆ナトリウムイオン濃度の減少に基づく．
- 歯のフッ素症は₇象牙質の₈黒斑を主徴とする．
- 10ppm以上のフッ素を含む飲料水を10年以上摂取し続けると₉運動障害性フッ素症を発症する．
- フッ化物は初期齲蝕の脱灰部位の₁₀再石灰化を促進する．
- フッ化物はエナメル質のヒドロキシアパタイト結晶を安定化させ，₁₁耐酸性を向上させる．
- 水道水中へのフッ化物添加の目安はフッ素濃度としておよそ₁₂2ppmである．
- ₁₃フッ化ナトリウム溶液はフッ化物洗口やフッ化物歯面塗布に用いられる．

## 解答

| | | | | |
|---|---|---|---|---|
| 1. ○ | 4. 最表層 | 7. エナメル質 | 10. ○ | 13. ○ |
| 2. ○ | 5. ○ | 8. 白 | 11. ○ | |
| 3. 骨 | 6. カルシウム | 9. ○ | 12. 1 | |

## 参考文献

1) 日本歯科薬物療法学会 編集：最新日本歯科用医薬品集，改訂第3版，永末書店，2004
2) 小椋秀亮 監修：現代歯科薬理学，第4版，医歯薬出版，2005
3) 石田甫ほか編集：歯科薬理学，第5版，医歯薬出版，2005
4) 日本口腔衛生学会フッ化物応用研究委員会 編集：フッ化物応用と健康―う蝕予防効果と安全性―，財団法人口腔保健協会，1998
5) Fejerskov O et al：Fluoride in Dentistry 2nd ed., Munksgard, 1996
6) Chen H et al：J Dent Res 85（11）：1042-1045, 2006
7) Fawell J et al：Fluoride in Drinking-water, World Health Organization, 2006
8) American Dental Association：Fluoridation Facts, ADA, 2005
9) WHO：Fluorides and Oral Health, Report of a WHO Expert Committee on Oral Status and Fluoride Use, Technical Report Series 846, Geneva, 1994
10) Hodge HC：J Am Dent Assoc 40：436-439, 1950

## 歯科医師国家試験薬剤別出題頻度一覧表（第86回～第114回）

出題された回に数字（該当する問題数）を入れた．

| 薬剤名ほか | 計 | 86-90 | 91-95 | 96-100 | 101 | 102 | 103 | 104 | 105 | 106 | 107 | 108 | 109 | 110 | 111 | 112 | 113 | 114 |
|---|---|---|---|---|---|---|---|---|---|---|---|---|---|---|---|---|---|---|
| アクリノール水和物 | 1 | 1 | | | | | | | | | | | | | | | | |
| アシクロビル | 21 | | 2 | 7 | 1 | | 1 | 1 | | 2 | 1 | 1 | | 2 | 2 | | | 1 |
| アジスロマイシン水和物 | 2 | | | | 1 | | | | | | | | | | | | | 1 |
| 亜硝酸ナトリウム | 1 | 1 | | | | | | | | | | | | | | | | |
| アスピリン | 25 | 3 | 3 | 4 | | 1 | 1 | 2 | 2 | 2 | 1 | | 1 | | 1 | 2 | | 2 |
| アズレンスルホン酸ナトリウム | 1 | | | | | | | | | 1 | | | | | | | | |
| アセチルコリン塩化物 | 12 | 1 | 3 | 5 | 1 | | | | | 1 | | | 1 | | | | | |
| アセトアミノフェン | 15 | | 1 | 1 | | 2 | 1 | 2 | 1 | | 1 | | 1 | 1 | 1 | | 3 | |
| アテノロール | 1 | 1 | | | | | | | | | | | | | | | | |
| アドレナリン（エピネフリン） | 54 | 9 | 10 | 12 | | 3 | | 1 | | 2 | 1 | 1 | 3 | 5 | 2 | 2 | 2 | 1 |
| アドレナリン（エピネフリン）含有リドカイン | 20 | 1 | 1 | 6 | 1 | 1 | | 3 | 1 | 2 | 1 | 1 | 1 | 1 | | | | |
| アドレナリン添加局所麻酔薬 | 2 | | | | | | | | | | | | | | 1 | 1 | | |
| アドレナリン添加リドカイン塩酸塩 | 1 | | | | | | | | | | | | | | 1 | | | |
| アトロピン硫酸塩水和物 | 39 | 2 | 6 | 11 | 1 | 2 | 2 | | | 3 | 1 | 2 | | 1 | 1 | 4 | 2 | 1 |
| 亜ヒ酸パスタ | 7 | 1 | | 5 | | | | | 1 | | | | | | | | | |
| アミカシン硫酸塩 | 1 | | 1 | | | | | | | | | | | | | | | |
| アミド型局所麻酔薬 | 1 | 1 | | | | | | | | | | | | | | | | |
| アミトリプチリン塩酸塩 | 2 | | | | | | | | | | | | | | | 1 | | 1 |
| アミノ安息香酸エチル | 1 | | | | | | | | | | 1 | | | | | | | |
| アミノグリコシド系薬物 | 9 | 3 | 2 | 1 | 1 | | | 1 | 1 | | | | | | | | | |
| アミノフィリン水和物 | 5 | | 1 | 2 | | | | | | 1 | 1 | | | | | | | |
| アムホテリシンB | 13 | | 3 | 5 | 1 | | | | 2 | | | | | 1 | | 1 | | |
| アモキシシリン水和物 | 13 | | 1 | 2 | | 1 | | 1 | 1 | | 1 | | | 1 | 1 | 1 | 1 | 1 |
| アルギン酸ナトリウム | 4 | | | 3 | | 1 | | | | | | | | | | | | |
| アルコール，エタノール | 30 | 5 | 5 | 10 | 1 | 1 | 1 | 2 | | | 2 | 1 | 1 | | 1 | | | |
| アルブミン製剤 | 1 | | | | | | | | | | | | | | | | | 1 |
| アルベカシン | 1 | | 1 | | | | | | | | | | | | | | | |
| アレンドロン酸ナトリウム水和物 | 1 | | | | | | | | | | | | | | | 1 | | |
| アンジオテンシンⅡ受容体拮抗薬（AⅡ受容体拮抗薬） | 3 | | | | | | | 1 | | | | | 1 | 1 | | | | |
| アンジオテンシン変換酵素阻害薬（ACE阻害薬） | 3 | | | 1 | | | | | | | | | 1 | 1 | | | | |
| 安息香酸ナトリウム | 1 | | | | | | | | | | | | | | | | | |
| アンチホルミン | 3 | 3 | | | | | | | | | | | | | | | | |
| アンピシリン水和物 | 14 | | | 6 | | 2 | 2 | 2 | 1 | | 1 | | | | | | | |
| イソニアジド | 2 | | 1 | 1 | | | | | | | | | | | | | | |
| イソフルレン | 2 | 1 | 1 | | | | | | | | | | | | | | | |
| イソプレナリン塩酸塩 | 4 | | 1 | 2 | | | | 1 | | | | | | | | | | |
| イソプロパノール | 2 | | 1 | | | 1 | | | | | | | | | | | | |
| イソプロピルアンチピリン | 1 | | | | | 1 | | | | | | | | | | | | |
| イトラコナゾール | 1 | | | | 1 | | | | | | | | | | | | | |
| イプシロンアミノカプロン酸 | 1 | | 1 | | | | | | | | | | | | | | | |
| インスリン | 14 | 1 | 3 | 1 | 2 | 2 | 1 | 1 | | | 1 | | | | 1 | | | |
| インドメタシン | 6 | | 1 | 2 | | | 1 | | | 1 | 1 | | 1 | | | | | |
| エーテル | 3 | 1 | 1 | | | | | | | | | | | | | | | 1 |
| エステル型局所麻酔薬 | 1 | 1 | | | | | | | | | | | | | | | | |
| エスモロール塩酸塩 | 1 | | | | | | | | | | | | | | 1 | | | |

| 薬剤名ほか | 計 | 86-90 | 91-95 | 96-100 | 101 | 102 | 103 | 104 | 105 | 106 | 107 | 108 | 109 | 110 | 111 | 112 | 113 | 114 |
|---|---|---|---|---|---|---|---|---|---|---|---|---|---|---|---|---|---|---|
| エチゾラム | 1 | | | | | | 1 | | | | | | | | | | | |
| エチレンオキサイドガス | 2 | 2 | | | | | | | | | | | | | | | | |
| エフェドリン塩酸塩 | 5 | | | | 1 | 1 | | 1 | | | | | 1 | | | 1 | | |
| エリスロポエチン | 3 | | 1 | | | 1 | 1 | | | | | | | | | | | |
| エリスロマイシン | 5 | | 1 | 2 | | | | | 1 | | 1 | | | | | | | |
| 塩化亜鉛 | 4 | 1 | 1 | 1 | | | | | | | | | | | | 1 | | |
| 塩化アルミニウム | 3 | 1 | | | | 1 | | | | | 1 | | | | | | | |
| 塩化カリウム | 6 | | | 5 | | | 1 | | | | | | | | | | | |
| 塩化カルシウム水和物 | 1 | | | | | 1 | | | | | | | | | | | | |
| 塩化セチルピリジニウム | 3 | | | | | | | | | | | | | 1 | | 1 | 1 | |
| 塩化第二鉄 | 2 | | | | 1 | | | 1 | | | | | | | | | | |
| 塩化ナトリウム | 6 | | 1 | 1 | | 1 | 1 | | | | | | | 1 | | | | 1 |
| 塩化ベンザルコニウム | 4 | | | | | | | | | | | | 1 | 1 | | 2 | | |
| 塩化ベンゼトニウム | 3 | | | | | | | | | | | 2 | | 1 | | | | |
| 塩基性非ステロイド性抗炎症薬（塩基性 NSAIDs） | 3 | 1 | | 1 | | | | | | | | | | | | 1 | | |
| 塩酸キニーネ | 1 | | | | | | | | | | | | | | 1 | | | |
| オキシドール | 1 | | | | | | | | | | | | | | 1 | | | |
| オセルタミビルリン酸塩 | 2 | | 1 | | | | | | | | | | 1 | | | | | |
| オピオイド | 2 | | | | | | | | | | | 1 | | 1 | | | | |
| オフロキサシン | 5 | 1 | | 1 | 1 | | | 1 | | | | | | | | | 1 | |
| 覚醒剤 | 2 | | | | 1 | | | | 1 | | | | | | | | | |
| 過酸化水素 | 24 | 8 | 4 | 2 | 1 | | | 1 | | 2 | 1 | 1 | 1 | | | 3 | | |
| 過酸化尿素 | 5 | 1 | 1 | 1 | | | | | | | 1 | | | | | 1 | | |
| 過酸化ベンゾイル | 5 | 2 | | 1 | 1 | 1 | | | | | | | | | | | | |
| カナマイシン硫酸塩 | 1 | | | | | | 1 | | | | | | | | | | | |
| カフェイン水和物 | 2 | | 1 | 1 | | | | | | | | | | | | | | |
| カプトプリル | 1 | | | | | | | | | | | | | | | | | 1 |
| 過ホウ酸ナトリウム | 8 | 3 | 1 | 2 | | | | | | | | | 1 | | 1 | | | |
| カルシウム | 13 | 3 | 3 | 3 | 1 | 1 | | 1 | 1 | | | | | | | | | |
| カルシウム拮抗薬（Ca 拮抗薬） | 16 | | 2 | 3 | 1 | 2 | | 1 | 1 | | | | 1 | 3 | 1 | 1 | | |
| カルシウム製剤 | 2 | | 2 | | | | | | | | | | | | | | | |
| カルシトニン | 7 | 3 | 1 | | | | 2 | 1 | | | | | | | | | | |
| カルバゾクロムスルホン酸ナトリウム水和物 | 1 | | 1 | | | | | | | | | | | | | | | |
| カルバペネム系薬物 | 1 | | | | | | | 1 | | | | | | | | | | |
| カルバマゼピン | 23 | 3 | 7 | 5 | 2 | 1 | | 1 | | 1 | | | | | 1 | 1 | 1 | |
| カルボキシメチルセルロース | 1 | | | | | | | | | | | | | | | 1 | | |
| 緩下剤 | 1 | | | | | | | | | | | | | | | 1 | | |
| 含嗽剤 | 7 | | 2 | 2 | | | | | | | | | | | | 1 | 1 | 1 |
| 肝庇護剤 | 1 | | | | | | | | | | | 1 | | | | | | |
| 気管支拡張薬 | 1 | 1 | | | | | | | | | | | | | | | | |
| 気管支喘息治療薬 | 1 | | | | | | | | | | | | | | | 1 | | |
| キシリトール | 5 | 1 | 1 | 1 | | 1 | 1 | | | | | | | | | | | |
| 揮発性吸入麻酔薬 | 1 | | | | | | | | | | | | | | | 1 | | |
| 揮発性麻酔薬 | 1 | | | 1 | | | | | | | | | | | | | | |
| 吸入麻酔薬 | 5 | 2 | 1 | 1 | | | | | | | | | 1 | | | | | |
| 凝固因子製剤 | 1 | | 1 | | | | | | | | | | | | | | | |
| 局所麻酔薬 | 39 | 9 | 6 | 4 | 1 | 2 | | 6 | 1 | 4 | 1 | 1 | | 1 | 1 | | 2 | |
| 局所麻酔薬添加含嗽剤 | 1 | | | | | | | | | | | | | | | | | 1 |
| キレート剤 | 2 | 1 | 1 | | | | | | | | | | | | | | | |
| 禁煙補助薬 | 4 | | | | 1 | 1 | | | | | | | | | 1 | 1 | | |

| 薬剤名ほか | 計 | 86-90 | 91-95 | 96-100 | 101 | 102 | 103 | 104 | 105 | 106 | 107 | 108 | 109 | 110 | 111 | 112 | 113 | 114 |
|---|---|---|---|---|---|---|---|---|---|---|---|---|---|---|---|---|---|---|
| 筋弛緩薬 | 16 | 3 | 2 | 3 | 1 | | 1 | | 1 | | 1 | | | | | 1 | 3 | |
| 金チオリンゴ酸ナトリウム | 1 | | | | 1 | | | | | | | | | | | | | |
| クラリスロマイシン | 5 | | | 3 | | | | | | | | | | | | | 1 | 1 |
| グリコペプチド系 | 1 | | | | | | | 1 | | | | | | | | | | |
| グリセリン | 2 | | | 2 | | | | | | | | | | | | | | |
| グリチルリチン酸 | 1 | | | | | | | | | | | | 1 | | | | | |
| クリンダマイシン塩酸塩 | 4 | | | 1 | | 1 | | | | | 1 | | | | | | | 1 |
| グルカゴン | 1 | | | | | 1 | | | | | | | | | | | | |
| グルコン酸クロルヘキシジン | 2 | | | | | | | | | | | | 1 | 1 | | | | |
| グルタラール（グルタールアルデヒド） | 21 | 4 | 2 | 5 | 2 | | 2 | 1 | | | | | | | 1 | 1 | 2 | 1 |
| クレゾール | 1 | | | | | | | | | | | | | | 1 | | | |
| クレゾール石ケン液 | 4 | 1 | | 2 | | | | | | | | | | | | | | 1 |
| クロール亜鉛液 | 2 | | 2 | | | | | | | | | | | | | | | |
| クロニジン塩酸塩 | 1 | | 1 | | | | | | | | | | | | | | | |
| クロラミン | 1 | 1 | | | | | | | | | | | | | | | | |
| クロラムフェニコール | 6 | 1 | 3 | 1 | | 1 | | | | | | | | | | | | |
| クロルフェニラミンマレイン酸塩 | 1 | | | | | 1 | | | | | | | | | | | | |
| クロルプロマジン塩酸塩 | 3 | | 2 | 1 | | | | | | | | | | | | | | |
| クロルヘキシジン塩酸塩 | 19 | 5 | 6 | 6 | 1 | | | | | | 1 | | | | | | | |
| クロルヘキシジングルコン酸塩 | 5 | | 2 | | | | | | | | 1 | | | | | | | 2 |
| クロロフェノール製剤 | 2 | | | | | | | | | | | 1 | 1 | | | | | |
| クロロホルム | 4 | 2 | 1 | | 1 | | | | | | | | | | | | | |
| 劇薬 | 1 | | 1 | | | | | | | | | | | | | | | |
| ケタミン塩酸塩 | 3 | 2 | | 1 | | | | | | | | | | | | | | |
| 血液製剤 | 2 | | | | | | | | | | 1 | | | | | | | 1 |
| 血管強化薬 | 1 | | 1 | | | | | | | | | | | | | | | |
| 血管収縮薬 | 5 | 1 | | | 1 | | | | 1 | 1 | 1 | | | | | | | |
| 血管収縮薬無添加局所麻酔薬 | 1 | | | | | | | | | | 1 | | | | | | | |
| ゲフィチニブ | 1 | | | | | | | | | | | 1 | | | | | | |
| ゲンタマイシン硫酸塩 | 2 | | 1 | | | | | | | | | | | | | | 1 | |
| 抗HIV薬 | 1 | 1 | | | | | | | | | | | | | | | | |
| 抗Parkinson病薬 | 1 | | | | | | | | | | | 1 | | | | | | |
| 抗RANKL抗体製剤 | 1 | | | | | | | | | | | | 1 | | | | | |
| 降圧薬 | 9 | | 2 | 1 | | 1 | | | | 1 | 3 | | | | | | | 1 |
| 抗ウイルス薬 | 17 | 1 | 7 | 4 | 1 | | 1 | | | 1 | | 1 | | | 1 | | | |
| 抗うつ薬 | 3 | | | | | 1 | | | | | 1 | | | | | | | 1 |
| 抗炎症薬 | 10 | 2 | | 3 | 3 | 1 | 1 | | | | | | | | | | | |
| 抗癌剤 | 7 | | | | | | | | | 2 | 2 | | 2 | 1 | | | | |
| 抗凝血薬 | 5 | | 2 | 1 | | 1 | | | | | | 1 | | | | | | |
| 抗凝固薬 | 5 | 1 | | 2 | | | | 1 | | | 1 | | | | | | | |
| 抗菌薬 | 187 | 32 | 27 | 23 | 6 | 6 | 9 | 8 | 4 | 5 | 10 | 12 | 8 | 7 | 5 | 11 | 6 | 8 |
| 抗菌薬軟膏 | 2 | | | | | | | | | | | 1 | | | | | | |
| 抗結核薬 | 3 | | 2 | 1 | | | | | | | | | | | | | | |
| 抗血小板薬 | 4 | | | 1 | | | | | 1 | | | 1 | | | | | | 1 |
| 抗血栓薬 | 2 | | | | | | | | | | | 1 | | | | | | 1 |
| 抗コリン薬 | 1 | | | | | | | 1 | | | | | | | | | | |
| 抗腫瘍薬 | 13 | 4 | | 1 | | 1 | | 1 | | 1 | | 1 | | 2 | | 1 | | 1 |
| 抗真菌薬 | 25 | 3 | 10 | 2 | 1 | 1 | 1 | 1 | | 1 | | 1 | | 1 | | | 1 | 1 |
| 合成Xa阻害薬 | 1 | | | | | | | | | | | 1 | | | | | | |
| 抗精神病薬 | 3 | | | | | | | | | | | 1 | | 1 | 1 | | | |

| 薬剤名ほか | 計 | 86-90 | 91-95 | 96-100 | 101 | 102 | 103 | 104 | 105 | 106 | 107 | 108 | 109 | 110 | 111 | 112 | 113 | 114 |
|---|---|---|---|---|---|---|---|---|---|---|---|---|---|---|---|---|---|---|
| 向精神薬 | 5 | | | 1 | | 2 | | | | | 1 | 1 | | | | | | |
| 酵素系義歯清掃（洗浄）剤 | 2 | | 1 | | | | 1 | | | | | | | | | | | |
| 抗てんかん薬 | 7 | | 2 | 2 | 1 | | | 1 | | | | | | 1 | | | | |
| 抗糖尿病薬 | 2 | | 1 | | | | | | | | | | | 1 | | | | |
| 抗ヒスタミン薬 | 11 | 2 | 5 | | | | | | 1 | | 1 | 1 | 1 | | | | | |
| 抗微生物剤 | 1 | | | | | | | | | | | | | | | | | 1 |
| 抗不安薬 | 1 | | 1 | | | | | | | | | | | | | | | |
| 抗不整脈薬 | 1 | | | | | | | | | | | | | | | | 1 | |
| 抗プラスミン薬 | 3 | 1 | 2 | | | | | | | | | | | | | | | |
| コカイン塩酸塩 | 2 | | 1 | 1 | | | | | | | | | | | | | | |
| コデインリン酸塩水和物 | 3 | | | 1 | 1 | | | | 1 | | | | | | | | | |
| コリン系薬物 | 1 | | 1 | | | | | | | | | | | | | | | |
| コルチゾン酢酸エステル | 1 | 1 | | | | | | | | | | | | | | | | |
| 根管充塡材（薬） | 13 | 2 | | 4 | | 2 | | | | 2 | 1 | | | | 1 | | | 1 |
| 根管消毒薬（剤） | 4 | 2 | 1 | | | | | 1 | | | | | | | | | | |
| サイアミラールナトリウム | 1 | 1 | | | | | | | | | | | | | | | | |
| 催吐薬 | 1 | | | | 1 | | | | | | | | | | | | | |
| 殺菌消毒剤　含嗽 | 1 | 1 | | | | | | | | | | | | | | | | |
| サリドマイド | 1 | | | | | | | | | | 1 | | | | | | | |
| サルブタモール硫酸塩 | 5 | | 1 | | | 1 | | 1 | | | 1 | | | 1 | | | | |
| 酸化亜鉛 | 10 | 2 | 1 | 2 | 1 | 2 | | | | | 1 | 1 | | | | | | |
| 酸化亜鉛ユージノール(セメント) | 37 | 14 | 6 | 7 | 5 | 1 | 2 | | | | 1 | 1 | | | | | | |
| 三環系抗うつ薬 | 7 | | 1 | 1 | | 1 | | | 1 | | 1 | | 1 | | 1 | | |
| 酸性非ステロイド性抗炎症薬（酸性NSAIDs） | 8 | 1 | 1 | 2 | | | | | | 1 | 2 | | | | | 1 | | |
| 酸性フッ素リン酸溶液 | 3 | 1 | | 1 | | | | | | | | 1 | | | | | | |
| 次亜塩素酸ナトリウム（NaOCl） | 43 | 7 | 6 | 8 | 2 | 2 | 1 | 3 | 1 | 1 | 2 | 1 | 2 | 2 | 1 | 1 | 3 | |
| ジアゼパム | 22 | 3 | 5 | 6 | 1 | | | 1 | 1 | 2 | | 1 | | 1 | 1 | | | |
| シアン化カリウム | 1 | | | 1 | | | | | | | | | | | | | | |
| ジギタリス | 1 | | 1 | | | | | | | | | | | | | | | |
| シクロスポリン | 9 | | 1 | 2 | 2 | 1 | | 1 | 1 | | | | 1 | | | | | |
| シクロスポリン軟膏 | 1 | | | | | | | | | | | 1 | | | | | | |
| ジクロフェナクナトリウム | 9 | 1 | 2 | | 2 | | | 1 | 1 | | 1 | | 1 | | | | | |
| シクロホスファミド水和物 | 3 | | 1 | | | 1 | | | | | 1 | | | | | | | |
| 止血薬 | 4 | | 1 | 1 | | | | 1 | 1 | | | | | | | | | |
| シスプラチン | 6 | 1 | | 1 | | | | | | 1 | 1 | | | 2 | | | | |
| シトクロムP-450 | 2 | | 2 | | | | | | | | | | | | | | | |
| ジフェニルヒダントイン | 1 | | 1 | | | | | | | | | | | | | | | |
| ジフェンヒドラミン塩酸塩 | 8 | 1 | | 4 | 1 | 1 | | | | | | | | | | | | 1 |
| ジブカイン塩酸塩 | 1 | | | 1 | | | | | | | | | | | | | | |
| シメチジン | 1 | | | | | | 1 | | | | | | | | | | | |
| ジモルホラミン | 2 | | 1 | | 1 | | | | | | | | | | | | | |
| シュウ酸カリウム | 4 | | | | | | | | | | | | 1 | 1 | | | 1 | 1 |
| 昇圧薬 | 3 | 1 | 1 | | | | | | | | | | | | 1 | | | |
| 消炎鎮痛薬 | 12 | 2 | 2 | 4 | 1 | 1 | | 1 | | | | | | 1 | | | | |
| 笑気 | 10 | 3 | 2 | 4 | | | 1 | | | | | | | | | | | |
| 硝酸イソソルビド | 1 | | | | | 1 | | | | | | | | | | | | |
| 硝酸カリウム | 8 | | | 3 | | 1 | | 1 | | | 2 | | 1 | | | | | |
| 硝酸銀 | 2 | 1 | 1 | | | | | | | | | | | | | | | |
| 消毒薬 | 18 | 3 | 1 | 4 | | 1 | 2 | | | | | 1 | | 1 | 2 | 3 | | |
| 消毒用エタノール | 5 | | | | | | | | | | | 1 | | | 2 | 2 | | |

| 薬剤名ほか | 計 | 86-90 | 91-95 | 96-100 | 101 | 102 | 103 | 104 | 105 | 106 | 107 | 108 | 109 | 110 | 111 | 112 | 113 | 114 |
|---|---|---|---|---|---|---|---|---|---|---|---|---|---|---|---|---|---|---|
| 消毒用フェノール | 1 | | | | | | | | | | | | | | | | | 1 |
| 静脈麻酔薬 | 5 | | | | | | | | 1 | 1 | | | | | | | 2 | 1 |
| 植物アルカロイド | 2 | | 2 | | | | | | | | | | | | | | | |
| ジョサマイシン | 1 | 1 | | | | | | | | | | | | | | | | |
| ジルチアゼム塩酸塩 | 1 | | | | | | | | | | | | | | | | | 1 |
| シルデナフィルクエン酸塩 | 1 | | | | | | | | | 1 | | | | | | | | |
| 水酸化アルミニウム | 1 | | | | | | | | | | | | | | | 1 | | |
| 水酸化カルシウム | 1 | | | | | | | | | | | | | | | | 1 | |
| 水酸化カルシウム製剤 | 46 | 12 | 8 | 8 | 1 | 3 | 4 | | 1 | 1 | 1 | 3 | 1 | 1 | 1 | 1 | | |
| 水酸化ナトリウム | 1 | | | | 1 | | | | | | | | | | | | | |
| スガマデクスナトリウム | 1 | | | | | | | | | | | | | | | | | 1 |
| スキサメトニウム塩化物水和物（サクシニルコリン） | 9 | 4 | | 1 | 1 | 1 | | | | | | | 1 | | | | | 1 |
| スコポラミン臭化水素酸塩水和物 | 4 | 2 | | | | | | | 1 | | | | | 1 | | | | |
| スタチン類 | 1 | | | | | | | | 1 | | | | | | | | | |
| ステロイドカバー | 1 | | | | | 1 | | | | | | | | | | | | |
| ストレプトマイシン硫酸塩 | 7 | | 1 | 4 | | | | | | | | | 1 | | | | 1 | |
| スルピリン水和物 | 3 | | | 2 | | 1 | | | | | | | | | | | | |
| スルファメトキサゾール | 1 | | 1 | | | | | | | | | | | | | | | |
| スルホニル尿酸系血糖降下薬 | 1 | | | | | | | | | 1 | | | | | | | | |
| 精神安定薬 | 4 | 1 | | 3 | | | | | | | | | | | | | | |
| 生理食塩水（液） | 4 | | | 1 | | 1 | | | | | | 1 | | | | 1 | | |
| セチルピリジニウム塩化物水和物 | 2 | | 1 | | 1 | | | | | | | | | | | | | |
| セツキシマブ | 2 | | | | | | | | | | | | | | 1 | 1 | | |
| セビメリン塩酸塩水和物 | 2 | | | | | | | | | 1 | | | 1 | | | | | |
| セファクロル | 5 | 2 | | 2 | 1 | | | | | | | | | | | | | |
| セファゾリンナトリウム | 1 | | | | | | | | | | | | | | | | 1 | |
| セフェム系薬物 | 11 | 3 | 4 | | | | | 1 | 1 | 2 | | | | | | | | |
| セフカペンピボキシル塩酸塩水和物 | 2 | | | | | | | | | | 1 | | | | | | | 1 |
| セボフルラン | 5 | 1 | 1 | | | | | | | | | | | 1 | | | 1 | 1 |
| セレコキシブ | 1 | | | | | | | | | | | | | | | | 1 | |
| 全身麻酔薬 | 8 | 1 | 1 | 1 | | | | | | | | | | | | | 3 | 2 |
| 選択的セロトニン再取込み阻害薬 | 1 | | | | | 1 | | | | | | | | | | | | |
| 造影剤 | 11 | 1 | 1 | 3 | | 1 | 1 | | | | 1 | 1 | | | 1 | 1 | | |
| 象牙質知覚過敏症治療薬 | 1 | | | | | | | | | | | | | | | | 1 | |
| 創傷被覆保護剤 | 1 | | | | | | | | | | | | | | | | | 1 |
| ソーダライム | 2 | 1 | 1 | | | | | | | | | | | | | | | |
| ソルビット液 | 1 | | | | | 1 | | | | | | | | | | | | |
| ソルビトール | 1 | | | | | | | | | | | | | | | 1 | | |
| 第VIII因子製剤 | 1 | | | | | | | | | | | | 1 | | | | | |
| 代謝拮抗薬 | 1 | | | 1 | | | | | | | | | | | | | | |
| 大麻 | 1 | | | | | 1 | | | | | | | | | | | | |
| 唾液分泌促進薬 | 1 | | | 1 | | | | | | | | | | | | | | |
| ダビガトラン | 1 | | | | | | | | | | | | | | | | | 1 |
| 炭酸カルシウム | 1 | | | | | | | | | | | | 1 | | | | | |
| 炭酸水素ナトリウム | 1 | 1 | | | | | | | | | | | | | | | | |
| 炭酸ナトリウム | 1 | | 1 | | | | | | | | | | | | | | | |
| 断髄薬 | 1 | | | | | | 1 | | | | | | | | | | | |
| ダントロレンナトリウム水和物 | 2 | | 1 | | | | | | | | | | | | | | | 1 |
| タンニン・フッ化物合剤 | 1 | | | | | | | | | | | | 1 | | | | | |
| タンパク合成阻害薬 | 1 | | | | | | | | 1 | | | | | | | | | |

| 薬剤名ほか | 計 | 86-90 | 91-95 | 96-100 | 101 | 102 | 103 | 104 | 105 | 106 | 107 | 108 | 109 | 110 | 111 | 112 | 113 | 114 |
|---|---|---|---|---|---|---|---|---|---|---|---|---|---|---|---|---|---|---|
| チアラミド塩酸塩 | 3 | | | 1 | | | | | | | 1 | | | | | | 1 | |
| チオペンタールナトリウム | 3 | | 1 | | 1 | | | | | | 1 | | | | | | | |
| チオ硫酸ナトリウム水和物 | 2 | 1 | 1 | | | | | | | | | | | | | | | |
| チクロピジン塩酸塩 | 1 | | | | | | | | | | | | | | | | | 1 |
| 中枢性筋弛緩薬 | 3 | | | | | | 1 | 1 | | | | | | | 1 | | | |
| チロキシン | 2 | 1 | 1 | | | | | | | | | | | | | | | |
| 鎮痛補助薬 | 1 | | | | | | 1 | | | | | | | | | | | |
| 鎮痛薬 | 14 | 2 | 2 | | | 1 | 1 | 1 | | | 1 | 1 | 2 | | | 2 | 1 | |
| ツボクラリン塩化物塩酸塩水和物 | 2 | 1 | | 1 | | | | | | | | | | | | | | |
| テオフィリン | 2 | 1 | | | | | | | | | | | | | | | | 1 |
| テガフール | 1 | | | | | | | | | | | | | | | | | 1 |
| デキサメタゾン | 6 | 1 | | | | | | | | | | 1 | | 1 | | | 2 | 1 |
| デキサメタゾンリン酸エステルナトリウム | 1 | | | | | | | | | | | | | | | | | 1 |
| テストステロン | 1 | | | | | | 1 | | | | | | | | | | | |
| 鉄剤 | 6 | 2 | 1 | 1 | 1 | | | | | | | | 1 | | | | | |
| テトラカイン塩酸塩 | 2 | | 1 | | | | | 1 | | | | | | | | | | |
| テトラサイクリン塩酸塩 | 30 | 4 | 11 | 5 | 2 | | | 2 | 1 | | 2 | | | 2 | | | 1 | |
| テトロドトキシン | 1 | | 1 | | | | | | | | | | | | | | | |
| 毒薬 | 2 | | 1 | | 1 | | | | | | | | | | | | | |
| トコフェロール | 1 | | 1 | | | | | | | | | | | | | | | |
| トスフロキサシン | 1 | | 1 | | | | | | | | | | | | | | | |
| ドセタキセル水和物 | 3 | | | | | | | | | 1 | | | 1 | | 1 | | | |
| ドネペジル塩酸塩 | 1 | | | | | | | | | | | 1 | | | | | | |
| ドパミン塩酸塩 | 6 | | | 2 | 1 | | | 1 | | | | | | | 2 | | | |
| トラネキサム酸 | 5 | 1 | | 1 | 1 | | | | | | 1 | 1 | | | | | | |
| トラマドール塩酸塩 | 1 | | | | | | | | | | | | | | | | | 1 |
| トリアゾール系薬剤 | 1 | | | | | | | | | | | 1 | | | | | | |
| トリアゾラム | 1 | | 1 | | | | | | | | | | | | | | | |
| トリオジンクパスタ | 2 | | | 1 | | | | | | 1 | | | | | | | | |
| トリヨードサイロニン | 1 | 1 | | | | | | | | | | | | | | | | |
| ドロペリドール | 5 | 3 | 1 | | | | | | | 1 | | | | | | | | |
| トロンビン | 3 | | | 1 | | | 1 | | | | 1 | | | | | | | |
| トロンビン製剤 | 1 | | | | | | | | | | | | | | | | | 1 |
| トロンビン直接阻害薬 | 1 | | | | | | | | | | | | 1 | | | | | |
| ナイスタチン | 3 | 1 | 1 | 1 | | | | | | | | | | | | | | |
| ナロキソン塩酸塩 | 5 | | 1 | 1 | | 1 | | | | 1 | | | | | | | | 1 |
| ナロルフィン | 1 | 1 | | | | | | | | | | | | | | | | |
| ニカルジピン塩酸塩 | 6 | | | 1 | | 2 | 1 | | | | | | | | | 2 | | |
| ニコチン酸アミド | 1 | | | | | | | | | | | | | | | 1 | | |
| ニトログリセリン | 20 | | 3 | 3 | | 1 | 1 | 1 | 2 | 1 | 1 | 1 | 1 | 2 | 2 | | 1 | |
| ニトログリセリン貼付剤 | 1 | | | | | | | | | | | 1 | | | | | | |
| ニフェジピン | 18 | 2 | 5 | 3 | | 1 | 1 | 1 | 2 | | 1 | | | | 1 | 1 | | |
| ニボルマブ | 1 | | | | | | | | | | | | | | | | | 1 |
| ニューキノロン系抗菌薬 | 6 | 1 | | 1 | 1 | | | | 1 | | 1 | | | | | | | |
| 乳酸アルミニウム | 7 | | | 2 | 1 | 1 | | | | | 1 | | | 1 | | | | 1 |
| ネオスチグミンメチル硫酸塩 | 6 | 2 | | | | | | | | 2 | | | | | | 1 | | 1 |
| ノルアドレナリン，ノルエピネフリン | 6 | 3 | | 2 | | | | | | | | | | | 1 | | | |
| ノルエピネフリン添加トリカイン | 1 | | 1 | | | | | | | | | | | | | | | |
| ハイドロコーチゾン | 1 | | | 1 | | | | | | | | | | | | | | |
| バカンピシリン塩酸塩 | 2 | | | 1 | | | | 1 | | | | | | | | | | |

314

| 薬剤名ほか | 計 | 86-90 | 91-95 | 96-100 | 101 | 102 | 103 | 104 | 105 | 106 | 107 | 108 | 109 | 110 | 111 | 112 | 113 | 114 |
|---|---|---|---|---|---|---|---|---|---|---|---|---|---|---|---|---|---|---|
| パクリタキセル | 1 | | | | | | | | | | | 1 | | | | | | |
| パパベリン塩酸塩 | 1 | | | | | | | | | 1 | | | | | | | | |
| パラシクロビル塩酸塩 | 2 | | | | | | | 1 | 1 | | | | | | | | | |
| パラホルムアルデヒド | 18 | 5 | 3 | 7 | | | | | 1 | | | 1 | | 1 | | | | |
| パラホルム製剤 | 2 | | | | | | | | | | | | | | 1 | 1 | | |
| パラモノクロロフェノールカンフル | 1 | 1 | | | | | | | | | | | | | | | | |
| バリウム | 4 | | | 2 | 1 | | | | | | 1 | | | | | | | |
| バルビタール | 5 | | 2 | 2 | | | | | | 1 | | | | | | | | |
| バルビツレート | 2 | 1 | | 1 | | | | | | | | | | | | | | |
| ハロタン | 4 | 1 | 1 | 1 | 1 | | | | | | | | | | | | | |
| ハロペリドール | 1 | | | | | | | | | | | | 1 | | | | | |
| パンクロニウム臭化物 | 2 | 1 | | 1 | | | | | | | | | | | | | | |
| バンコマイシン塩酸塩 | 3 | | | 2 | | | | | | | | | | | | | 1 | |
| パントテン酸カルシウム | 1 | | 1 | | | | | | | | | | | | | | | |
| ヒアルロン酸 | 1 | | | | | | | | | | | | 1 | | | | | |
| ヒアルロン酸ナトリウム | 2 | | | | 1 | 1 | | | | | | | | | | | | |
| ピシバニール | 1 | | | | | | | | | 1 | | | | | | | | |
| 非ステロイド性抗炎症薬（NSAIDs） | 21 | 1 | 4 | 1 | 1 | | 1 | | | 2 | 2 | 2 | 2 | 1 | 2 | | 2 | |
| ビスホスホネート製剤 | 10 | | | | 1 | 1 | 1 | 1 | | | | 2 | 1 | | 1 | 1 | | |
| 非選択性β遮断薬 | 1 | | | | | | | | | | | 1 | | | | | | |
| ビタミン | 1 | | | | 1 | | | | | | | | | | | | | |
| ビタミンA | 17 | 1 | 8 | 2 | 1 | | 1 | | 1 | | 1 | | | | | | 1 | 1 |
| ビタミンB製剤 | 2 | 1 | | | | 1 | | | | | | | | | | | | |
| ビタミンB複合剤 | 3 | 2 | | 1 | | | | | | | | | | | | | | |
| ビタミン$B_1$ | 2 | | | 1 | | | | | | 1 | | | | | | | | |
| ビタミン$B_2$ | 5 | | 3 | | | | | | | 2 | | | | | | | | |
| ビタミン$B_6$ | 1 | | 1 | | | | | | | | | | | | | | | |
| ビタミン$B_{12}$ | 26 | 2 | 6 | 7 | 1 | 1 | 1 | | 1 | 2 | 1 | | 1 | | 1 | 2 | | |
| ビタミン$B_{12}$製剤 | 1 | | | | | | | | | | | | | | | | | 1 |
| ビタミンC | 22 | 3 | 8 | 4 | 2 | 1 | | | 1 | | 2 | | | | | | | 1 |
| ビタミンD | 15 | 3 | 5 | 2 | 1 | | | | 1 | 1 | | | | | 1 | | | |
| ビタミンE | 7 | 1 | 4 | | 1 | | | | | | | | | | | | | 1 |
| ビタミンK | 12 | | 3 | 1 | 1 | | 1 | | | 1 | 1 | 2 | | 1 | | | | 1 |
| ビタミン剤 | 1 | | | | | | | | | | | | | | | | 1 | |
| ビタミン剤　内服 | 1 | | 1 | | | | | | | | | | | | | | | |
| ビダラビン | 1 | | | 1 | | | | | | | | | | | | | | |
| ヒドロコルチゾン | 3 | 1 | | | 1 | | | | 1 | | | | | | | | | |
| ヒドロコルチゾンコハク酸エステルナトリウム | 1 | | | | | | 1 | | | | | | | | | | | |
| ヒノキチオール | 1 | | | | | | | | | | | | | | | | | 1 |
| 漂白剤 | 3 | | | | | | | | | | | 2 | | | 1 | | | |
| 表面麻酔薬 | 3 | | | | | 1 | | | 1 | 1 | | | | | | | | |
| ピラゾロン系薬 | 1 | | | | | 1 | | | | | | | | | | | | |
| ピリドンカルボン酸系薬物 | 3 | 2 | 1 | | | | | | | | | | | | | | | |
| ピロカルピン塩酸塩 | 7 | | 1 | | | | | | 1 | | 1 | | 2 | 1 | 1 | | | |
| ピロリン酸カルシウム | 4 | 1 | 1 | 2 | | | | | | | | | | | | | | |
| ピロリン酸ナトリウム | 1 | | | | | | | | | | | | | | | | | 1 |
| ビンクリスチン硫酸塩 | 1 | 1 | | | | | | | | | | | | | | | | |
| ファロペネムナトリウム水和物 | 1 | | | | | | | | | | | | | | | | 1 | |
| フェニトイン | 18 | 5 | 4 | 4 | 1 | | 1 | | 1 | | | | | 1 | | | | 1 |

| 薬剤名ほか | 計 | 86-90 | 91-95 | 96-100 | 101 | 102 | 103 | 104 | 105 | 106 | 107 | 108 | 109 | 110 | 111 | 112 | 113 | 114 |
|---|---|---|---|---|---|---|---|---|---|---|---|---|---|---|---|---|---|---|
| フェニレフリン塩酸塩 | 2 | | | | | | | | | | | | | | 1 | 1 | | |
| フェノール | 3 | | 1 | 2 | | | | | | | | | | | | | | |
| フェノール・カンフル | 4 | 2 | | 1 | | | | | | | | | | | 1 | | | |
| フェノチアジン系抗精神病薬 | 1 | | | | | | | | | 1 | | | | | | | | |
| フェノチアジン系薬物 | 1 | | | | | | | | | | | | | | | | 1 | |
| フェノバルビタール | 2 | | 1 | 1 | | | | | | | | | | | | | | |
| フェリプレシン | 2 | 1 | 1 | | | | | | | | | | | | | | | |
| フェリプレシン添加プロピトカイン | 2 | | 1 | 1 | | | | | | | | | | | | | | |
| フェンタニルクエン酸塩 | 10 | 2 | 2 | | 1 | 1 | | | | 1 | | | | | 1 | 1 | 1 | |
| フェンブフェン | 1 | | 1 | | | | | | | | | | | | | | | |
| 副交感神経遮断薬 | 2 | | | | | | | | | | | | 1 | | | 1 | | |
| 副甲状腺ホルモン製剤 | 1 | | | | | | | | | | | | 1 | | | | | |
| 複合ビタミン剤 | 1 | | | | | | | | | | | 1 | | | | | | |
| 副腎皮質ステロイド | 6 | | | | 2 | 2 | 1 | | | 1 | | | | | | | | |
| 副腎皮質ステロイド外用薬 | 1 | | | | | | | | | | | 1 | | | | | | |
| 副腎皮質ステロイド軟膏 | 55 | 6 | 13 | 7 | 2 | | 2 | 2 | 3 | 4 | | 1 | 4 | 3 | 2 | 1 | 3 | 2 |
| 副腎皮質ステロイド薬 | 47 | 8 | 18 | 9 | 1 | | | | | 1 | | 1 | 3 | 3 | 1 | 2 | | |
| ブチルスコポラミン臭化物 | 1 | | | 1 | | | | | | | | | | | | | | |
| ブチロフェノン系薬物 | 1 | | | | | | | | | | | | | | | 1 | | |
| フッ化アルミニウム | 1 | | | 1 | | | | | | | | | | | | | | |
| フッ化カリウム | 2 | | | 2 | | | | | | | | | | | | | | |
| フッ化ジアンミン銀 | 25 | 4 | 4 | 6 | 1 | | 1 | | | 1 | | | 2 | 1 | | 2 | | 3 |
| フッ化水素酸 | 16 | | | 3 | 1 | | 1 | | 1 | 1 | 1 | 2 | | | 4 | 1 | 1 | |
| フッ化第一スズ | 5 | 1 | 1 | 1 | | | | | | 1 | | | 1 | | | | | |
| フッ化ナトリウム | 20 | | 1 | 7 | 1 | | 2 | | | 1 | | 2 | 2 | | 1 | 2 | 1 | |
| フッ化物 | 167 | 20 | 25 | 26 | 11 | 15 | 5 | 6 | 6 | 3 | 7 | 6 | 3 | 8 | 11 | 5 | 7 | 3 |
| フッ素 | 30 | 9 | 13 | 2 | 1 | 1 | 2 | | | 1 | 1 | | | | | | | |
| ブドウ糖 | 3 | | | | 1 | 1 | | 1 | | | | | | | | | | |
| ブピバカイン塩酸塩水和物 | 1 | | | | | | | | | | | | 1 | | | | | |
| ブラジキニン | 1 | | | 1 | | | | | | | | | | | | | | |
| プラゾシン塩酸塩 | 3 | | | 3 | | | | | | | | | | | | | | |
| フルオロウラシル (5-FU) | 9 | 1 | 1 | 1 | | | | | | 2 | 1 | | 1 | 1 | | 1 | | |
| フルコナゾール | 2 | | | | | | | | | | 1 | 1 | | | | | | |
| フルニトラゼパム | 2 | 1 | 1 | | | | | | | | | | | | | | | |
| フルマゼニル | 6 | 1 | 1 | | | | 1 | | 2 | | | | | | | | | 1 |
| フルルビプロフェン | 2 | 1 | | | | | | | | | | | | | | | 1 | | |
| ブレオマイシン | 4 | 3 | | | | | 1 | | | | | | | | | | | |
| プレガバリン | 3 | | | | | | | | | | | | | | | | 2 | 1 | |
| プレドニゾロン | 17 | | 2 | 5 | 2 | 2 | 3 | 1 | | | | | | 2 | | | | | |
| プロカイン塩酸塩 | 2 | | | 1 | | | | | | | | 1 | | | | | | |
| フロセミド | 3 | | | | | | | 1 | | 1 | | | | | 1 | | | |
| プロドラッグ | 2 | | | | | 1 | 1 | | | | | | | | | | | |
| プロドラッグ型抗菌薬 | 1 | | | 1 | | | | | | | | | | | | | | |
| プロトンポンプ阻害薬 | 1 | | | | | | | | | 1 | | | | | | | | |
| プロピトカイン塩酸塩 | 5 | 2 | | | | | 1 | 1 | | | | | 1 | | | | | |
| プロピトカイン塩酸塩（フェリプレシン含有） | 1 | | | | | | | | | | | | 1 | | | | | |
| プロピレングリコール | 2 | | | 2 | | | | | | | | | | | | | | |
| プロプラノロール塩酸塩 | 5 | | 1 | 2 | | | | | | | | | | 1 | | 1 | | |
| プロポフォール | 10 | | | 1 | | | | | | 1 | | 2 | 1 | 1 | 1 | 1 | | 2 |
| ヘキサクロロフェン | 1 | 1 | | | | | | | | | | | | | | | | |

| 薬剤名ほか | 計 | 86-90 | 91-95 | 96-100 | 101 | 102 | 103 | 104 | 105 | 106 | 107 | 108 | 109 | 110 | 111 | 112 | 113 | 114 |
|---|---|---|---|---|---|---|---|---|---|---|---|---|---|---|---|---|---|---|
| ベクロニウム臭化物 | 2 | | | | | | | | 1 | 1 | | | | | | | | |
| ペチジン塩酸塩 | 2 | 1 | 1 | | | | | | | | | | | | | | | |
| ペニシラミン | 1 | | | 1 | | | | | | | | | | | | | | |
| ペニシリン系薬物 | 14 | 4 | 4 | 3 | | | | 1 | | | 2 | | | | | | | |
| ヘパリンナトリウム | 3 | | | 1 | | | | 1 | | | | | | | | | | 1 |
| ペプロマイシン硫酸塩 | 1 | | | 1 | | | | | | | | | | | | | | |
| ベラドンナアルカロイド | 2 | | | 1 | 1 | | | | | | | | | | | | | |
| ベラパミル塩酸塩 | 1 | | | | | | | | | | | | 1 | | | | | |
| ベンザルコニウム塩化物 | 14 | 2 | 3 | 4 | 1 | 1 | 1 | | | | | | | | | 1 | | 1 |
| ベンジルペニシリンカリウム | 3 | 1 | 1 | | | | | | | | 1 | | | | | | | |
| ベンジルペニシリンベンザチン水和物 | 1 | | | | | | | | | | | 1 | | | | | | |
| ベンゼトニウム塩化物 | 5 | 1 | 1 | 1 | | | | | | | 1 | | | | | | | 1 |
| ベンゾジアゼピン系薬物 | 2 | | | 1 | | | | | | | | | | | | 1 | | |
| ペンタゾシン | 7 | | 3 | 1 | 2 | | | | | | | | | | | | 1 | |
| ペントバルビタールカルシウム | 1 | | | | | | 1 | | | | | | | | | | | |
| 防錆剤 | 1 | 1 | | | | | | | | | | | | | | | | |
| 補液 | 6 | 1 | 3 | 1 | | | | | | | | | 1 | | | | | |
| ポビドンヨード | 20 | 1 | 3 | 5 | 2 | | | 1 | | | 1 | | | 2 | 2 | | 2 | 1 |
| ポリペプチド系薬物 | 1 | 1 | | | | | | | | | | | | | | | | |
| ホルマリン | 8 | 1 | | 1 | | 2 | 1 | 1 | 1 | | | | | | | | 1 | |
| ホルマリングアヤコール | 1 | | | | | | | | | | | | | 1 | | | | |
| ホルムアルデヒド | 1 | | | | | | | | | | | | | | | 1 | | |
| ホルムクレゾール | 13 | 5 | 1 | 5 | | | | | | | 1 | | | 1 | | | | |
| マーキュロクロム | 1 | | | 1 | | | | | | | | | | | | | | |
| マイトマイシンC | 1 | | | 1 | | | | | | | | | | | | | | |
| マクロライド系薬物 | 6 | 3 | 1 | | | | | 1 | | | 1 | | | | | | | |
| 麻薬 | 8 | 1 | 2 | 1 | | 1 | 2 | | | | 1 | | | | | | | |
| 麻薬拮抗性鎮痛薬 | 1 | | | | | | | | | | | | | | | | 1 | |
| 麻薬性鎮痛薬 | 6 | | 1 | | 1 | | | | | | 1 | | | | | | 3 | |
| ミコナゾール硝酸塩 | 11 | | 1 | 3 | 1 | | | 1 | | 1 | 1 | 1 | | | 1 | 1 | | |
| ミダゾラム | 17 | 1 | 1 | 2 | 1 | 1 | | 1 | 2 | 1 | | | | 1 | 1 | 1 | 1 | 2 |
| ミノサイクリン塩酸塩 | 12 | 2 | | 3 | 1 | 1 | 1 | 1 | 1 | | | | | | | | 1 | |
| ムスカリン | 2 | | 1 | | 1 | | | | | | | | | | | | | |
| メコバラミン | 1 | | | 1 | | | | | | | | | | | | | | |
| メソトレキセート | 1 | 1 | | | | | | | | | | | | | | | | |
| メタンフェタミン塩酸塩 | 1 | 1 | | | | | | | | | | | | | | | | |
| メチシリン | 3 | 2 | | | | | | | | | 1 | | | | | | | |
| メチルフェニデート塩酸塩 | 1 | | | | | | | | | | | | | | 1 | | | |
| メチレンブルー | 3 | | | 1 | | | | | 1 | | | | | 1 | | | | |
| メトトレキサート | 4 | | | | | | 1 | | | | | | | 2 | 1 | | | |
| メトロニダゾール | 1 | 1 | | | | | | | | | | | | | | | | |
| メピバカイン塩酸塩 | 4 | 1 | | | | | | | 1 | | | 1 | | 1 | | | | |
| メフェナム酸 | 5 | 2 | | | 1 | 2 | | | | | | | | | | | | |
| メルカプトエタノール | 1 | | 1 | | | | | | | | | | | | | | | |
| 免疫抑制薬 | 5 | | 2 | | 1 | | 1 | | | | 1 | | | | | | | |
| メントール | 1 | | | | 1 | | | | | | | | | | | | | |
| モノアミン酸化酵素阻害薬（MAO阻害薬） | 3 | | | | | 1 | | | | 1 | | 1 | | | | | | |
| モノフルオロリン酸ナトリウム | 5 | 1 | | 1 | | 1 | | | | | | | | | | | 1 | |
| モルヒネ塩酸塩水和物 | 10 | 3 | 1 | 3 | | 1 | | | | | | | | 1 | | | 1 | |
| 有機リン系殺虫剤 | 1 | | | | | | | | | | | | 1 | | | | | |

薬剤別出題頻度一覧表

317

| 薬剤名ほか | 計 | 86-90 | 91-95 | 96-100 | 101 | 102 | 103 | 104 | 105 | 106 | 107 | 108 | 109 | 110 | 111 | 112 | 113 | 114 |
|---|---|---|---|---|---|---|---|---|---|---|---|---|---|---|---|---|---|---|
| ユージノール | 7 | | 2 | 1 | | 1 | | | 1 | 1 | | | 1 | | | | | |
| 陽イオン界面活性剤 | 1 | | | | | | | | | | | 1 | | | | | | |
| ヨウ化カリウム | 1 | | 1 | | | | | | | | | | | | | | | |
| ヨウ素 | 1 | 1 | | | | | | | | | | | | | | | | |
| ヨウ素系消毒薬 | 1 | | | 1 | | | | | | | | | | | | | | |
| ヨウ素ヨウ化亜鉛 | 2 | 1 | 1 | | | | | | | | | | | | | | | |
| ヨード | 10 | 2 | 2 | 3 | | 1 | | | | 1 | | | | | 1 | | | |
| ヨードグリセリン | 1 | 1 | | | | | | | | | | | | | | | | |
| ヨードチンキ | 4 | 2 | 1 | 1 | | | | | | | | | | | | | | |
| ヨードホルム製剤 | 7 | 2 | | 1 | | 2 | | | | | | | | | 1 | 1 | | |
| ラウリル硫酸ナトリウム | 5 | 1 | | 3 | | 1 | | | | | | | | | | | | |
| リゾチーム塩酸塩 | 2 | | | 1 | | 1 | | | | | | | | | | | | |
| リドカイン塩酸塩 | 38 | 4 | 7 | 3 | 1 | | 3 | 1 | 3 | 3 | 2 | 1 | 3 | 2 | 2 | 1 | 1 | 1 |
| 利尿剤 | 3 | 1 | 1 | | 1 | | | | | | | | | | | | | |
| 利尿薬 | 1 | | | | | | | | | | | 1 | | | | | | |
| リファンピシン | 3 | 1 | | 1 | | | | | 1 | | | | | | | | | |
| 硫酸アルミニウムカリウム水和物 | 2 | 1 | | | | | | | | | | | 1 | | | | | |
| 硫酸バリウム | 2 | 1 | | | | | | | | | 1 | | | | | | | |
| リンコマイシン塩酸塩水和物 | 1 | 1 | | | | | | | | | | | | | | | | |
| リン酸 | 12 | | 1 | 2 | | | | | 2 | 1 | 1 | 1 | | | 2 | | 2 | |
| リン酸酸性フッ化ナトリウムゲル | 1 | | | | | 1 | | | | | | | | | | | | |
| リン酸酸性フッ化物 | 2 | | 1 | | | | | | | | 1 | | | | | | | |
| リン酸水素カルシウム水和物 | 2 | | 1 | 1 | | | | | | | | | | | | | | |
| ループ利尿薬 | 1 | | | | | | | | | | | | | 1 | | | | |
| レナンピシリン塩酸塩 | 1 | 1 | | | | | | | | | | | | | | | | |
| レボフロキサシン水和物 | 5 | | | | 1 | 1 | | 1 | | | | | | | | | 1 | 1 |
| レミフェンタニル塩酸塩 | 2 | | | | | | | | | | | | | | | | 1 | 1 |
| ロイコトリエン | 3 | | 1 | 2 | | | | | | | | | | | | | | |
| ロキソプロフェンナトリウム水和物 | 6 | | | | | | | | | 1 | | 1 | | 1 | 1 | | | 1 |
| ロクロニウム臭化物 | 4 | | | | | | | | | | | | | 1 | 1 | | 1 | 1 |
| ワセリン CMC 軟膏 | 1 | 1 | | | | | | | | | | | | | | | | |
| ワルファリンカリウム | 14 | 1 | 1 | 1 | | 1 | 3 | 1 | | 1 | | 2 | | 1 | | 1 | 1 | |
| ATP 製剤 | 3 | 1 | | 2 | | | | | | | | | | | | | | |
| COX-1 選択的阻害薬 | 1 | | | | | | | | | | | | | | | | 1 | |
| EDTA（エデト酸ナトリウム水和物） | 16 | 4 | 3 | 4 | | 1 | | 1 | 1 | 1 | 1 | | | | | | | |
| $H_2$ 受容体拮抗薬 | 2 | | | | | | | | | | | | | | 1 | | 1 | | |
| $H_2$ ブロッカー | 2 | | 1 | 1 | | | | | | | | | | | | | | |
| pH 指示薬 | 1 | | | | | 1 | | | | | | | | | | | | |
| $\alpha_1$ 遮断薬 | 2 | | | | | | | | | | 1 | | | 1 | | | | |
| $\beta_2$ アドレナリン受容体刺激薬 | 1 | | 1 | | | | | | | | | | | | | | | |
| $\beta_2$ 作動薬 | 1 | | 1 | | | | | | | | | | | | | | | |
| $\beta$ 遮断薬 | 9 | | | | | | | | 1 | 1 | | | 1 | 2 | 2 | 1 | 1 | |
| $\beta$ 受容体刺激薬 | 1 | | | | | 1 | | | | | | | | | | | | |
| $\beta$ 受容体遮断薬 | 1 | | 1 | | | | | | | | | | | | | | | |
| $\beta$ ラクタム系抗菌薬 | 2 | | | | | | 1 | 1 | | | | | | | | | | |
| $\gamma$-アミノ酪酸 | 1 | | 1 | | | | | | | | | | | | | | | |
| $\gamma$-グロブリン | 2 | 1 | 1 | | | | | | | | | | | | | | | |

# 索 引

太数字：要点ページ
色数字：Self Check ページ

## あ

亜鉛　**19**, 291
アクアポリン　**276**, 277
悪性高熱症　**100**, 111
悪性症候群　**104**, **105**, **108**
アクリノール水和物　55, 205, 207, **294**, 305
アゴニスト　**30**, **31**, *42*, *43*, **167**, 168, *169*
アザチオプリン　196
亜酸化窒素　**100**, **101**, **111**, *114*, *127*
アシクロビル　212, **226**, 227, 230, *231*
アジスロマイシン水和物　**221**, 296
アズトレオナム　219
アスパルテーム　303
アスピリン　10, 15, **36**, **38**, 46, 88, 133, 134, 135, 137, *138*, 183, 184, 188, *190*, **200**, 224, 247
アスピリンジレンマ　132
アスピリン喘息　147, **184**, 188
アセチル CoA　**70**, **125**
アセチルコリンエステラーゼ　71, **73**, 78, 249
アセチルコリン（ACh）　23, 25, 32, 33, 34, 36, 37, **38**, **69**, **70**, 71, 72, 73, **76**, 77, 78, 79, 80, 81, 82, *90*, 107, 110, 220, **275**, **276**, **277**, **278**, **282**
アセチルコリン塩化物　87, 89, *90*
アセチルコリンシナプス　**71**, 78
アセチルコリン受容体　**72**, 73, **76**, *90*, **108**
アセトアセチル CoA　**125**
アセトアミノフェン　26, 27, 51, 55, **184**, 188, *190*
アセトアルデヒド　27
アセトアルデヒド脱水素酵素　27
アゾール系（合成）抗真菌薬　26, **29**, **225**
アデニル酸シクラーゼ　**32**, **33**, 117, 123, **193**
アデノシン　28, 122, **123**
アテノロール　**75**, **86**, 87, 119, 121
アテローム性（動脈）硬化　123, **124**
アドヒアランス　52
アトピー性皮膚炎　52, 191, 195, **196**, 198

アドレナリン　20, 23, 24, 25, 32, 33, *38*, 51, 55, **61**, **73**, 74, 75, **82**, 85, 87, 89, *90*, *91*, **100**, 105, *114*, 258, 266, 271, 272, *274*, 278, **297**, 305
アドレナリン α₁　**33**, 87
アドレナリン α₂　**33**, 87
アドレナリン β₁　**33**, 87
アドレナリン β₂　**33**, 87
アドレナリン過敏症　258
アドレナリン作動性神経　**69**, 75, 82, 83, 84, 87, 89, **108**, 121
アドレナリン作動薬　**82**, **83**, **84**, 89, **278**
アドレナリン遮断薬　**84**, 89
アドレナリン受容体　24, *38*, 44, **74**, 75, **82**, *90*, **276**, 277
アドレナリン受容体遮断薬　**84**, **85**
アドレナリン神経遮断薬　**84**, **86**
アドレナリン注射液　259
アトロピン　**2**, 77, **79**, 80, 82, *90*, 278
アトロピン硫酸塩水和物　48, 72, 79, 87, 89, *90*, 99, *114*, **249**, 278, 281, 282
アナフィラキシーショック　191, 193, 218, 257, **258**, 293
アナボリックウィンドウ　163, **167**
アネトールトリチオン　**280**, 281
アポトーシス　167
アマンタジン塩酸塩　108, 113, 225, **226**, 230
アミカシン硫酸塩　220
アミド型局所麻酔薬　**265**, 269
アミトリプチリン塩酸塩　48, **278**, 281
アミノグリコシド系抗菌薬　19, 51, **213**, 214, **215**, 216, **220**, 223, 224, 228, *231*
アミノ酸抱合　14
アミノピリン　191
アミノフィリン　146, *149*
アミノペプチダーゼ　174
アミラーゼ　69, **275**, **276**, 282
アムホテリシン B　212, **225**, 229
アモキシシリン水和物　152, *154*, **217**, 228
アラキドン酸　**36**, 147, 174, **175**, 176, **180**, 295

アラキドン酸カスケード　**36**, 175
アラセプリル　48, 119
アリセプト®　110
アリメマジン酒石酸塩　172
アルカロイド　1, **2**, **28**, 77, 78, 79, 99, 103, 109, 238, 277, 278, 280
アルキル化薬　233, **234**, 236, 245, *246*
アルギン酸ナトリウム（凝固因子増加作用薬）　**297**, 305
アルコール　**27**, 44, 203, 204, 205, *209*, 218
アルコール不耐性症候群　218
アルツハイマー型認知症　110
アルデヒド類　**203**, 205
アルドステロン　118, **120**, 140, **142**, *144*
アルドステロン症　155, 263
アルブミン　13, 15, 18, **19**, 20, *21*, 25
アルベカシン硫酸塩　216, **220**, 228
アルミニウム　**223**, 229, *231*
アレルギー反応　172, **191**, *231*, 243
アレルゲン（抗原）　146, 176, 194, *199*
アロプリノール　**186**, 189, 235
アンジオテンシン　**120**, 140
アンジオテンシン I　**120**, 140
アンジオテンシン II　118, **120**, 127, 140
アンジオテンシン II 受容体　120
アンジオテンシン II 受容体遮断薬　119, **120**
アンジオテンシン変換酵素（ACE）　37, **120**, 140, 173, 175
アンジオテンシン変換酵素阻害薬（ACE 阻害薬）　88, 119, **120**, 175
安静狭心症　121, **122**, 123
安全域　39, **40**, **41**, *42*, 109, 147, *149*
アンタゴニスト　**30**, *42*, **167**, 168, *169*, 242
アンチトロンビン III　**130**, 134, 135, 137, *138*
アンチピリン　184, **191**
アントラサイクリン系悪性腫瘍薬　236
アンドロゲン　35

319

アンピシリン水和物　18, 51, 55, 211, **217**, 228
アンフェタミン　44, 76, **84**, 109

――― い ―――

胃液分泌　89, 97, **193**
胃炎　47, **152**, 153, 258
胃潰瘍　80, 89, **152**, 183, 193, 199
胃酸　37, 51, 80, 88, **151**, 152, 153, 176, 177, **193**, 200, 218, 301
維持輸液　253
移植片対宿主病　191
胃洗浄　**247**, 248, **250**, 251, 260
イソジン　55, 60, **207**, 305
イソニアジド　26
イソフルラン　55, **100**, 111
イソプレナリン塩酸塩（塩酸イソプロテレノール）　75, 82, **83**, 87
イソプロピルアンチピリン　**184**, 191
イソマルチュロース　303
依存　6, 15, 19, **43**, 44, 101, 102, 103, 104, 109, 112, 114, 134, 156, 239, 268, 290, 301
イダルビシン塩酸塩　236
一酸化窒素（NO）　37, 88, 122, 127, 172, 173, 174, **179**, 193, 199
一般毒性　243
イトラコナゾール　**225**, 229, 231
イノシトール三リン酸（IP$_3$）　33, **120**, 192
イピリムマブ　197
異物摘出　249
イプラトロピウム臭化物水和物　72, 80, 146, 147
イマチニブメシル酸塩　**241**, 243, 245, 246
イミプラミン塩酸塩　24, 26, 48, 76, **105**, 112, 114, **278**, 281
イミペネム　219
医薬品　2, 20, 46, 47, 50, 51, 52, **53**, 54, 56, 57, 58, 59, 60, 61, 62, **63**, 64, 153, 195, 217, 229, 247, 251
医薬品医療機器等法　**53**, 54, 56, 58, 59
医薬品の臨床試験の実施に関する基準　63
医薬部外品　**54**, 293
イリノテカン塩酸塩水和物　**238**, 243, 245, 246
医療機器　53, **54**
医療用品　54
イレッサ®　241

院外処方箋　59
インクレチン　157
インスリン　5, 6, 8, 75, 155, **156**, **157**, 160
インターフェロン（IFN）　48, 178, 227, 230, **240**
インターフェロン製剤　**197**, 200
インターロイキン（IL）　176, 178, **240**
インタビューフォーム　49
インドメタシン　55, **188**
院内処方箋　59
インフルエンザウイルス　37, 88, **225**, 226, 230, 231

――― う ―――

ウエルパス　207
ウォーキングブリーチ法　298
ウォーター・フロリデーション　301
齲窩消毒薬　**283**, 284, 304, 306
齲蝕予防薬　201, 283, **299**
うつ病　**105**, 106, 112
運動異常治療薬　93, **106**
運動神経　32, **67**, 69, 70, 80, 271, 272

――― え ―――

エイコサノイド　**175**, 176, 180, 181
エイコサノイド受容体　177
エイズウイルス　47, **208**, **226**
衛生用品　54
栄養輸液　253, 256
エーテル　23
エステル型局所麻酔薬　**265**, 269, 272, 274
エストラジオール　155
エストロゲン　35, 142, 160, **167**, 168, 169, **239**
エタノール　22, 26, 205, 206, **207**, 208, 209, 284
エッセンシャルオイル　293
エデト酸カルシウム二ナトリウム水和物（EDTA）　**248**, 249
エデト酸ナトリウム（EDTA）　**290**, 304, 306
エトスクシミド　**106**, 113
エトポシド　**238**, 243, 245
エドロホニウム塩化物　**78**, 89
エナラプリルマレイン酸塩　119
エピジヒドロコレステリン歯科用軟膏　**294**, 305
エピナスチン塩酸塩　198

エピネフリン　61
エピルビシン塩酸塩　**236**, 243
エフェクター　**32**, 33
エフェドリン塩酸塩　**84**, 148
エペリゾン塩酸塩　48, **107**
エリスロポエチン　**136**, 137, 140
エリスロマイシンエチルコハク酸エステル　**221**, 228
遠位尿細管　136, **139**, **140**, 142, 143, 144, 163, **164**
塩化亜鉛　**202**, 205, **286**, 304
塩化アルミニウム製剤（収斂薬）　202, **297**, 305
塩基性非ステロイド性抗炎症薬　184, 190
嚥下造影　254
炎症　5, 36, 37, 46, 145, 146, **171**, 172, 173, 174, 175, 176, 177, 178, 179, 180, 181, 185, 186, 189, 190, 191, 192, 193, 194, 195, 196, 202, 270, 271, 275, 285, 287, 294, 295, 296, 306
炎症性サイトカイン　**178**, 179, 181, 240
炎症性メディエーター　**172**, 173, 174, 179, 181, 190
エンドサイトーシス　9
エンフルラン　**100**, 101, 111

――― お ―――

黄体ホルモン　155, 160
嘔吐　44, 97, 103, 106, 116, 119, 136, 138, 142, 147, **153**, 162, 194, 195, 222, 238, 243, 250, 251, 255, 256, 258, 261, 272, 277, 293, 300
嘔吐中枢　103, **153**, 243
オーダーメイド医療　52
オータコイド　**172**, 174
オートレセプター　193
オールドキノロン　223
オキシドール　205, 207, **294**, 305
オキシトシン　155
オクタノール・水分配係数　9
オザグレル塩酸塩水和物　198
悪心　103, 116, 142, 147, 149, 153, 162, 195, 223, 238, 243, 255, 272, 300
オセルタミビルリン酸塩　37, 88, **226**, 227, 230
オピオイド受容体　31, 44, **103**, 104, 114, 249
オフィスブリーチ法　298

320

オプジーボ® 197
オフロキサシン 223, 224, 231
オメプラゾール 152
オルガネラ 237
オロパタジン塩酸塩 195
温覚 **271**, 272, 274

――― か ―――

開口分泌 (exocytosis) **70**, 74, **275**, **276**, **278**, 282
咳嗽 148
界面活性剤 26, 203, **205**, 206, 293, 294
外用薬 7, 187
解離性麻酔薬 94, **101**, 111
化学受容器引金帯 (CTZ) **103**, 153
化学療法薬 4, 43, **234**
過換気症候群 162, 261
可逆的コリンエステラーゼ阻害薬 36, **78**
顎関節腔造影 254
顎骨壊死 48, **165**, 169, 240
核酸合成阻害 212
覚醒剤 44, 54, **56**, 76, 84
覚醒剤取締法 44, **56**
下垂体後葉ホルモン 155
下垂体前葉ホルモン 155, 160
加水分解 **14**, 276, 297, 306
カスタムメイド医療 52
活性型ビタミン$D_3$ **35**, 159, 160, 162, 164, 168, 169
活性酸素 37, 172, 173, **192**, 236, 243
カップリングシュガー 303
カテキン類 28
カテコール-O-メチルトランスフェラーゼ (COMT) 74, **76**, 84
カテコールアミン 9, 24, 28, **73**, 74, **76**, 82, 83, 114, 118, 121, 194, 257
カナマイシン硫酸塩 **220**, 228
加熱第Ⅸ因子濃縮製剤 **132**, 137
カフェイン 2, 27, **28**, 109
カプセル 10, 22, 45, 261, 305
カプトプリル 37, 88, 119, 261
過分極 **96**, 97
カリウム保持性利尿薬 141, **142**, 143, 144
カリクレイン 138, **173**, 179
カリクレイン・キニン系 120, **173**, 174
カリジン 172, **173**, 174

カルシウム 25, 32, 54, 119, 124, 133, 143, 156, 178, **161**, 162, 163, 164, 165, 166, 167, 168, 169, 223, 229, 242, 260, 290, 291, 307
カルシウムイオン 109, 220, 248, 301, 306
カルシウム/カルモジュリン依存性タンパク質キナーゼⅡ (CaMKⅡ) 122
カルシウム拮抗薬 27, 35, 48, 118, 119, **120**, 121, **123**, 259, 261, **279**, 281, 282
カルシウムポンプ 117
カルシトニン 156, 158, 162, **164**, 168, 169
カルシニューリン 196, 200
カルシニューリン阻害薬 196
カルバコール **72**, 76, 77
カルバゾクロムスルホン酸ナトリウム水和物 **131**, 137
カルバペネム系 215, **219**
カルバマゼピン 26, 27, **106**, 113, 114, 135
カルビドパ水和物 **108**, 113
カルプロニウム塩化物 277
カルボプラチン (CBDCA) **238**, 243
カルモナムナトリウム 219
還元 **14**, 188, 213, 236
カンジダ症 **105**, 225
間接型アドレナリン作動薬 84
関節造影 255
間接覆髄材 285, 304, 306
関節リウマチ (RA) 182, **185**, 187, 189, 190, 191, **196**, 200
感染 19, 47, 171, 177, 182, 184, 185, 196, 197, 203, 204, 207, 208, **211**, 221, 224, 226, 230, 231, 243, 257, 261, 283, 285, 287, 288, 289, 291, 296, 305
完全アゴニスト **30**, 31
感染根管 202, 288, 304
感染症 4, 5, 57, 187, 208, 213, 216, 219, 220, 221, 222, 223, 224, 226, 280
肝臓疾患 20
間代性痙攣 106, **110**
カンデサルタンシレキセチル 48, 119
冠動脈 87, **121**, 122, 123
寒熱 263
カンファカルボール (CC) 284
カンプトテシン 233, 238

漢方薬 1, 52, 53, 197, **263**, **280**, 281
癌免疫薬 240
癌免疫療法 240
管理医療機器 53

――― き ―――

気化消毒作用 306
気管支拡張薬 8, 49, 83, 90, 101, 111, 145, 146, **147**
気管支喘息 8, 80, 84, 86, 89, 90, 109, 111, 118, 121, 132, **145**, 146, 147, 148, 149, 176, 180, 181, 184, 190, 191, 195, 198, 259
気管支平滑筋収縮 78, 146, 147, **172**, 174, 176, 193, 199, 200
器具器械 54, 209
危険ドラッグ 53
キサンチン誘導体 109, 149
キシリトール 303
拮抗作用 **23**, 25, 30, 105, 112, 194
拮抗的二重支配 67
拮抗薬 23, 24, 27, **30**, 75, 85, **87**, 109, 110, 144, 172, 194, 213, 239, 259
気道異物 249
気道分泌 **99**, 100, 145, 146
キナーゼ型受容体 34
キニナーゼ 120, **173**, 174, 175
キニノーゲン 120, **173**, 174
キニン類 127, **172**, 173
機能耐性 43
キノロン系(合成)抗菌薬 **214**, 216, 223
キノロン系合成抗菌薬耐性菌 214
キノロン耐性 224
揮発性類 205
気密容器 58
偽薬 22, 29
逆アゴニスト 31
キャリアー 9, **11**, 16
キャンホフェニック (CP) 304
救急用薬剤 **257**, 259
吸収 3, 7, 8, 9, **10**, 12, 13, 14, 15, 16, 21, 22, 23, 24, 25, 26, 28, 29, 51, 109, 115, 126, 127, 136, 139, 140, 144, 145, 151, 156, 157, 159, 160, 161, 162, 163, 164, 168, 169, 177, 214, 216, 218, 222, 223, 229, 231, 256, 260, 266, 270, 271, 274, 289, 297, 299, 300, 301, 306, 307
吸収過程 **10**, 23, 25

索引

321

急性腎不全　184, **220**, 228
牛乳　250, 251, **260**
吸入ステロイド薬　**145**, 146
吸入投与　8
吸入麻酔薬　8, **99**, 101, 111, 114
強アルカリ類　**201**
狭域性抗菌薬　211
凝固因子増加作用薬　297
競合的拮抗　**23**, 24
競合的遮断薬　81
凝固促進薬　**131**, 137
狭心症治療薬　37, 89, 115, **121**, 122, 123
強心配糖体　35, 42, **115**, 116
強心薬　109, **115**, 116, 257
強直性痙攣　**106**, 110
協力作用　23
局所性止血薬　131, 201, 202, 296, **297**, 305
局所麻酔中毒　259, 272
局所麻酔薬　20, 25, 35, 51, 61, 67, 83, 89, 90, 114, 158, 258, 259, **265**, 266, 267, 268, 269, 270, 271, 272, 273, 274
極性分子　9
虚実　263
拒絶反応　196
キレート（形成・結合）　**25**, 37, 88, 154, 165, 229, 290, 291, 306
キレート剤　290
近位尿細管　15, 16, 139, **140**, 142, 143, 144, 157, 163, 164, 219, 220
禁忌　20, **49**, 51, 83, 86, 90, 103, 106, 111, 112, 118, 121, 149, 158, 167, 168, 187, 188, 190, 196, 197, 250, 259, 297
菌交代症　221
筋弛緩薬　48, 67, 81, 90, 93, 100, **107**
筋小胞体　81, 116, **117**, 147
筋小胞体リアノジン（Ry）受容体　81
菌体タンパク質　294
禁断症状　44, 45
筋肉型（N_M）受容体　**72**, 80
筋肉内投与　**8**, 273

**く**

グアヤコール　284, **285**, 289, 304, 306
クラブラン酸カリウム　218
クラリスロマイシン　55, 152, 154, **221**, 228
クリアランス　**16**, 17, 18, 19, 20

グリコペプチド系抗菌薬　211, 215, 216, **223**, 228
グリシン　34, 213
グリシン受容体　34, **110**
グリセリン　143
クリンダマイシン　215, **222**, 228
グルカゴン　156
グルクロン酸抱合　14, 18, 222, 238
グルコン酸カルシウム水和物　260
グルタチオン抱合　14
グルタミン酸　34, **94**, 95, 96, 131, 166
グルタミン酸受容体　34, **94**, 95, 101
グルタラール　204, 205, 206, 207, 208, 209
クレアチニンクリアランス　**20**, 41, 42
グレープフルーツジュース　**27**, 28
クレオソート　205, **285**
クレスチン®　240
クレゾール　207
クレゾール石ケン液　207
クローン病　196
クロナゼパム　**106**, 113
クロニジン塩酸塩　75, **83**, 84, 87, 89, **121**
クロピドグレル硫酸塩　**132**, 137
クロモグリク酸ナトリウム　**146**, 198, 199
クロラムフェニコール　16, 50, 211, 213, 214, **222**, 228, 231, **289**, 304, 306
クロルフェニラミンマレイン酸塩　48, 87, 172, **195**, 199, 281
クロルプロマジン塩酸塩　23, 24, 105, 112, **279**, 281
クロルヘキシジングルコン酸塩　204, 205, 206, 207, **293**, 294, 305
クロロホルム　23

**け**

経管栄養　253
経口抗凝固薬　**134**, 137
経口摂取　**253**, 261, 299
経口投与　7, 8, 11, 14, 15, 21, 23, 25, 40, 157, 160, 214, 217, 218, 223, 255, 292, 295, 296
警告　49
経静脈栄養　253
経腸栄養　253
経皮吸収型　104, 147
経皮投与　8

痙攣　25, 29, 44, 79, 100, 101, 102, 104, **106**, 111, 118, 147, 162, 188, 194, 195, 217, 218, 219, 223, 224, 228, 229, 231, 250, 258, 259, 267, 272, 278, 300
劇薬　53, 55, **56**, 58, 62
下剤　37, **247**, 250
化粧品　**54**, 58, 202
ケタミン塩酸塩　94, **101**, 111
血圧下降　88, 112, 272
血液凝固　97, **129**, 130, 134, 138, 162, 173, 297
血液凝固因子　5, **129**, 131, 132, 134, 137, 297
血液凝固阻止薬　134
血液製剤　47, **132**, 305
血液胎盤関門　**18**, 50, 52
血液脳関門　9, **11**, 12, 18, 26, 49, 52, 70, 76, 78, 83, 108
血管拡張　77, 115, 122, **171**, 172, 173, 176, 177, 193, 259
血管拡張作用　79, 120, 122, 127, 173, **174**, 177, 200, 271
血管拡張薬　119, **121**, 123, 257, 261
血管強化薬　**131**, 137
血管新生因子　242, 246
血管透過性亢進　145, 146, 171, **172**, 173, 176, 177, 200, 243
血管毒　288
血漿カリクレイン・キニン系　**173**, 174
血漿キニン　173
血小板　97, 124, **129**, 132, 133, 138, 172, 173, **176**, 178, **179**, 297
血小板凝集　97, 124, 129, 130, 132, 133, 135, 138, 173, **177**, 183, 184, 190, 297
血小板凝集阻害薬　**132**, 133, 135, 137, 177
血小板減少　119, 121, **184**, 229, 243
血小板減少性紫斑病　181, **191**
血小板の粘着凝集　**129**, 138, 297
血漿プレカリクレイン　**173**, 174
血栓　25, **129**, 130, 132, 134, 135, 138, 167, 176, 179, 297
血栓溶解薬　**135**, 137
血中カルシウム（濃度）　**162**, 163, 164, 300, 301
血中濃度　11, 12, 13, 14, 16, 17, 18, 19, 21, 22, 25, 27, 41, 42, 49, 106, 111, 135, 147, 162, 214, 215, 216, 221, 224, 226, 242, 247, 270, 271, 274

解毒薬　5, 25, **247**, 248, **249**, 251
ケトコナゾール　**225**, 229
ケトチフェンフマル酸塩　199
ケトライド系抗菌薬　**215**, 221
解熱性鎮痛薬　**184**, 188, 191
ゲフィチニブ　34, **241**, 243
ケミカルメディエーター　145, **146**, 172, **173**, 176, 192, 194
下痢　44, 46, 103, 123, 136, 138, 148, 159, 195, 202, 222, 223, 256, 261, 300, 303
原因療法　**4**, 5, 6, 190, 211, 231
原形質毒　288
嫌酒薬　54
ゲンタマイシン硫酸塩　216, **220**

――――こ――――

誤飲　**247**, **249**, 250, 251, 293, 300, 307
抗 CTLA-4 抗体製剤　197
抗 PD-1 抗体製剤　197
抗 RANKL 抗体　168
抗（悪性）腫瘍性抗生物質　**236**, 245
抗悪性腫瘍薬　4, 5, 43, 48, 51, 153, 196, **233**, 234, 236, 238, 242, 243, 244, 245
降圧薬　48, 51, 52, 115, **118**, 119, 121
降圧利尿薬　119, 127
抗アレルギー薬　5, 6, 145, **146**, 154, **191**, 193, 194, 195, 196, 198, 295
広域性抗菌薬　211
抗ウイルス薬　8, 108, 113, **225**, 227, 230, 242
抗うつ薬　48, 88, 93, 97, **105**, 106, **112**, 281
抗エストロゲン薬　239
好塩基球　**172**, 173, 178, **192**, 194, 199
抗炎症タンパク質　**180**, 181, 190
抗炎症薬　5, 36, 48, 49, 50, 88, 146, **171**, 190, 294, 295
効果器　67, **68**, **69**, 72, 79, 93
口渇　102, 104, 105, 106, 118, 162, 195, 263, **275**, 279
高カルシウム血症　119, 143, **162**, 163, 166, 167, 168
交感神経　67, **68**, **69**, 73, 79, 81, 82, 83, 84, 85, 86, 94, 101, 104, 109, 118, 121, 127, 158, **275**, 276
交感神経作動薬　25, **67**
抗感染症薬　**211**, 212, 231

抗菌スペクトル　**211**, 217, 219, 223, 224, 289, 295
抗菌薬　4, 5, 6, 24, 25, 26, 27, 29, 43, 48, 49, 50, 51, 147, 153, 154, 187, 204, 211, 212, 213, 214, 215, **216**, 218, 219, 228, 229, 257, 258, 273, **289**, 292, **295**, 296, 306
口腔乾燥症　52, 78, 89, 90, 275, 278, **279**, 280, 281
抗痙攣薬　**18**, 25, 27, 49, 52
高血圧　4, 20, 84, 85, 86, **118**, 125, 141, 149, 259, 263, 272
高血圧症　20, 86, **118**, 139, 142, 144, 261
高血圧治療薬　4, 5, 83, 85, 86, 89, 90, 127, 141, **175**
抗結核薬　26, 228
抗血栓薬　**132**, 137, 138, 183
抗原　145, 146, 147, 191, **192**, 196, 197, 240, 242
抗高血圧薬（降圧薬）　48, 51, 52, 115, **118**, 119, 121, 127, 279
抗コリンエステラーゼ薬　**78**, 89, 281
抗コリン薬　18, 48, **89**, 91, 99, 108, 146, **147**, 152, **278**
交差耐性　**43**, 45, 213, 226
鉱質コルチコイド　35, 155, **180**, 182, 190
恒常性（homeostasis）　**1**, 2, 4, 6, 93, 140, 161, 171, 175
甲状腺機能亢進症　51, 83, 156, **158**
甲状腺機能低下症　158
甲状腺刺激ホルモン（TSH）　155, **158**
甲状腺ホルモン　35, **155**, **158**
抗真菌薬　**225**, 229
合成酵素　175
抗精神病薬　104, 108, **112**, 279, 281
向精神薬　5, 44, 51, 53, **55**, 56, **57**, 93, **104**, 278
合成非麻薬性鎮痛薬（麻薬拮抗性鎮痛薬）　104
抗生物質　4, **211**, 218, 224
厚生労働省告示　53, 58
抗線溶薬　**132**, 137
抗そう薬　93, **106**
硬組織　**161**, 162, 165, 201, 228, 283, 286, 299, 300, 304, 307
酵素阻害　25
酵素誘導　25, 45
好中球　173, 178, **179**, 184, 199, 243

抗てんかん薬　25, 42, 48, 51, 57, 93, **106**, **113**, 281
後天性免疫不全症候群　226
抗トロンビン薬　134
抗トロンボキサン薬　147
口内炎　52, 159, 182, 202, 243, 244, 263, 305
抗パーキンソン病薬　48, 93, **107**, **113**, 281
後発医薬品　60, **61**
抗ヒスタミン薬　48, 49, 172, 191, 193, **194**, 195, 196, 200, **279**, 281
抗不安薬　10, 57, 93, 96, 99, 101, **102**, 112, 247
抗不整脈薬　42, 89, 115, 116, **117**, 118, 127, 274
興奮　35, 42, 68, 69, 70, 72, 93, 94, 95, 97, 106, 108, 117, 162, 174, 261, 267, 268, 272
興奮作用　**1**, 4, 28, 83, 84, 195
興奮性伝達物質　94, 114
興奮伝導　36, **117**, 265, 274
興奮薬　**2**, 4
硬膜外麻酔　**266**, 273
抗リウマチ作用　184, 188
抗リウマチ薬　**185**, 189
抗利尿ホルモン（ADH）　16, 140, 144, 155
高齢者　**19**, 20, 21, 22, 29, 42, 47, 49, **51**, 102, 103, 121, 139, 166, 280
誤嚥性肺炎　99, 280
呼吸困難　104, 145, 146, 147, 193, 258, 272
呼吸促進薬　**109**, 145, **148**
呼吸抑制　100, 101, 102, 103, 104, 109, 112, 148, 249
個人差　**22**, 42, 52, 300
骨格筋弛緩　271
骨芽細胞　**163**, 164, 166, 167, 169
骨吸収抑制　162, 166, 168
骨吸収抑制薬関連顎骨壊死（ARONJ）　165
骨形成阻害　180
骨形成促進薬　167
骨粗鬆症　164, **166**, 167, 168, 182
骨フッ素症　301
骨誘導能　291
コデインリン酸塩水和物　26, 30, 31, **103**, 148, 149
個別化医療　52
コリン　70, **71**, 73

コリンアセチルトランスフェラーゼ　**70**, 71
コリンエステラーゼ　**36**, 38, 76, 77, 78, 81, 90
コリンエステラーゼ阻害薬　78, 79, 110, **278**
コリンエステル類　**76**, 77, **277**
コリン作動性効果遮断薬　79
コリン作動性神経　69, **76**, 89
コリン作動薬（作動性薬物）　**76**, 78, 89, **279**, 280, 281
コルチゾン酢酸エステル　**182**, 183, 187
五苓散　263, **280**, 281
コレステロール　115, 118, 123, 124, **125**, 126, 127, 155, 165, 212
根管拡大薬　201, **290**, 304
根管充填　202, **291**, **304**
根管充填材（剤）　202, 283, 290, **291**, **304**
根管消毒薬　283, 287, **288**, 289, 290, 291, **304**, 306
根管清掃薬　283, **290**, **304**, 306
根管用シーラー　**291**, 304
コンパートメント　**12**, 13, 14, 17
コンプライアンス　**51**, 52, 302

――― さ ―――

サーカディアンリズム　23
サイアザイド系利尿薬　116, 119, 127, **142**, 143, 144, 263
催奇形性　19, 47, **50**, 51, 159
再吸収　14, **15**, 21, 105, 106, 139, 140, 141, 142, 143, 144, 157, 161, 162, 163, 169, 174, 238, 275
サイクリック AMP（cAMP）　32, 33, **117**, 127, 132, 133
サイクリック GMP（cGMP）　**122**, 133
最高血中濃度　**27**, 214, 215
最小阻止濃度　211
最小致死量　**40**, 42
最小中毒量　40
最小肺胞内濃度（MAC）　99
最小発育阻止濃度（MIC）　**204**, 215
最小有効量　40
再生医療等製品　54
再石灰化　285, **301**, 307
最大耐量　**40**, 42
最大中毒量　40
最大有効量　**40**, 42
サイトカイン　30, 34, 145, 147, 167, 172, **178**, 179, 194, 240
サイトカイン製剤　197

再取り込み　24, **76**, 97, 105, 114
再評価　296
細胞内受容体　35
細胞内小器官　237
細胞壁合成阻害　211, **228**, 306
細胞膜機能阻害　211
催眠薬　**101**, 102, 109, **111**
サクシニルコリン　81
殺虫剤　54, **78**, 79, 249
作動薬　23, 24, **30**, 31, 72, 75, 87, 95, 157, 239
ザナミビル水和物　8, **226**
サブスタンス P　173, **278**
サブユニット　**32**, 33, 73, 95, 96, 212, 221, 237
作用機序　3, 6, **30**, 37, 88, 99, 102, 104, 105, 107, 109, 113, 116, 117, 119, 120, 131, 132, 133, 145, 165, 180, 181, 183, 196, 203, 211, 222, 223, 224, 226, 228, 229, 230, 233, 244, 267, 268, 279, 287, 289, 290, 294, 295, 306
サリベート®　**280**, 281
サリン　37, **78**, 79, 90, 249
サルファ剤（薬）　213, **224**
サルブタモール硫酸塩　75, **84**, 87, 89, 90, 146, 147
酸化　**14**, 126, 131, 202
酸化亜鉛　**202**, 285, 306
酸化亜鉛ユージノールセメント　**285**, 288
酸化剤　205
酸化作用　**203**, 293
酸化セルロース　**297**, 305, 306
酸化マグネシウム　25, 29
三環系うつ薬　76, **105**, 112, 114, **278**
三酸化ヒ素　55, 201, **288**, 304
酸性非ステロイド性抗炎症薬　26, 29, 36, 51, 52, 147, **183**, 184
酸素　50, 68, 100, 115, 175, 242, 254, 259
酸類　204, **205**

――― し ―――

次亜塩素酸ナトリウム　204, 205, 206, 207, 208, 209, **290**, 304
ジアゼパム　10, 18, 25, 26, 27, 37, 55, 57, 87, 101, 102, 106, 111, 112, 113, 258, **259**
シアノコバラミン　136
シェーグレン症候群　280

ジェネリック　60, **61**
歯科材料　53, 54
歯科薬理学　3
歯科用洗口剤　292, **293**, 305
歯科用軟膏剤　292, **294**, 305
歯科用モディファイドチモール（MP）　284
色素類　205
ジギタリス　35, 37, 88, **115**, 116, 118, 127, 257
糸球体　9, 15, 20, 139, **140**, 141
糸球体濾過　**15**, 17, 20, 21, 141, 144
シクロオキシゲナーゼ（COX）　36, 38, 132, 147, 152, **175**, 176, 180, 183, 184, 190
シクロオキシゲナーゼ阻害薬　88, **132**, 135, 137, 138
シクロスポリン　27, 48, **196**, 200, 242
シクロホスファミド水和物　48, 197, **234**, 243, 245, 246
止血薬　**131**, 137, 138, 159, 296, **297**, 305
時限放出型製剤　8
嗜好品　22
ジゴキシン　16, 18, 19, 28, 42, 115, 116, 127
自己受容体　72, **75**, 83, 85, 90, 97, 193
自己免疫疾患　158, **196**, 280
脂質異常症　**123**, 125, 126, 142
歯周包帯剤　202, **296**
歯周ポケット内徐放性製剤　292, **295**, 296, 305, 306
歯周ポケット内洗浄薬　292, **294**, 305
歯周療法（治療）薬　292
視床　**94**, 98, 101, 103
視床下部　**94**, 174, 177, 183, 185
歯髄失活薬　201, 283, **288**, 304
歯髄充血　284
歯髄鎮静　202, 285, 304
歯髄鎮痛・鎮静薬　283, **284**, 289, **304**
歯髄保護　285
ジスキネジア　**104**, 105, 108
シスプラチン　233, 234, 238, 243, 245, 246
ジスルフィラム　26
ジスルフィラム様反応　27, 218
シタグリプチンリン酸塩水和物　157
指定薬物　53

シトクロム P-450　14, 17, 25, **26**, 29, 225, 234
ジドブジン　**227**, 230
歯内療法薬　**283**, 304
シナプス　67, 69, **74**, 76, 94, **97**, 162
シナプス後膜　69, 72, 74, 90, 95, 97
シナプス後抑制　110
シナプス小胞　9, 70, 74, 76, 86, 90, 94
シナプス前抑制　110
シナプス長期増強　95
歯肉炎　182, 292, 293, 294, 305
歯肉増殖（ニフェジピン）　119, 121
歯肉増殖（フェニトイン）　113
歯肉肥大　48, **196**
ジヒドロピリジン（DHP）　81
ジヒドロプテリン酸（DHP）　213
ジフェンヒドラミン塩酸塩　87, 172, 190, **195**, 196, 279, 281, 282
シプロフロキサシン　**223**, 224, 228
シプロヘプタジン塩酸塩水和物　195
シメチジン　19, 24, 25, 26, 87, **135**, **152**
ジメルカプロール　25, 37, **248**, 249
ジモルホリン　**109**, 148
弱塩基性薬物　**10**, 15, 19, 21
弱酸性薬物　**10**, 15
遮光　58, 209
遮断薬　25, **30**, 72, 75, 87, 90
重金属塩類　**202**, 306
重金属類　205
集合管　**16**, **139**, **140**, 141, 144
重症筋無力症　36, **78**, 89, 102, 191
十二指腸潰瘍　**152**, 153, 183
収斂作用　**201**, 202, 297
収斂薬　201, **202**, 297
種差　**22**, 49
主作用　**4**, **46**, 222
受動的輸送　9
授乳期　19
シュミーデベルグ　2
受容体　9, 23, 24, **30**, 31, 32, 33, 34, 35, 37, 38, 39, 43, 44, 45, 69, 72, 73, 74, 81, 87, 88, 90, 94, 95, 97, 105, 133, 140, 155, 157, 163, 164, 177, 178, 180, 194, 199, 200, 233, 241, 242, 246
循環血液量減少性ショック　257, **258**
消化管異物　249
消化管障害　136, 182, **183**, 184, 188, 243

消化性潰瘍　**152**, 154, 183, 185, **188**, 194, 258
消化性潰瘍用薬　151, **152**, 154
笑気　**100**, 111, 114
脂溶性　**9**, 11, 13, 14, 15, 18, 19, 21, 35, 52, 78, 265, 270, **271**
脂溶性ビタミン　51, **159**, 164
消毒　26, 201, 202, **203**, 204, 208, 209, 283, 284, 285, 289, 290, 293, 294, 304, 305, 306
消毒薬　201, **203**, 204, 205, 206, 207, 208, 209, 294
小児喘息　145
小児における薬物動態　18
小児薬用量　22, **49**, 50
上皮小体ホルモン　155
上皮成長因子受容体（EGFR）　34
静脈内注射　**7**, 8, 11, 21, 23, 90, 116, 131, 240, 258
静脈内投与　**8**, 11, 76, 146
静脈（内）麻酔薬　99, **101**, **111**, 114, 218, 224, 270, 273, 274
初回通過効果（first-pass effect）　**7**, **14**, 20, 27
触覚　271, 274
ショック　83, 89, 90, 109, 119, 148, 182, 188, 228, **257**, 258, 259, 260, 296
処方　3, 47, 52, **59**, 101, 134, 152, **244**, 263, 280
徐放性製剤　**8**, 295
処方箋　**59**, 60, 61, 62
シラスタチンナトリウム　219
自律神経　67, **68**, 69, 70, 94, 105, 162, 271
自律神経節　72, 78, 80, 87
神経型（N_N）受容体　**72**, 80
神経筋接合部遮断薬　**80**, 81, 89
神経筋接合部終板側　72
神経原性ショック　257, **258**
神経シナプス　67, 90
神経遮断性麻酔（NLA）　101, 104
神経節　67, 70, 90, 266, 274
神経節遮断薬　81
神経伝達物質　9, 30, 36, 61, 69, **70**, 71, 73, 75, 76, 82, 86, 90, **94**, 95, 97, 107, 110, 153, 193, 277
神経毒　288
心原性ショック　83, **257**, 259
人工唾液　279, **280**, 281
浸潤麻酔　**266**, 273
親水性　**14**, 15
新生象牙芽細胞　286

腎臓　9, 12, 14, 15, 16, 17, 18, 20, 22, 25, 26, 61, 86, 118, 120, 126, 136, **139**, 140, 141, 157, 161, 163, 164, 169, 173, 174, 184, 214, 218, 223, 244, 255, 259, 265, 300
心臓疾患　20
腎臓疾患　20
身体的依存　43, **44**, 45, 114
浸透圧利尿薬　37, **141**, 143
腎排泄　**15**, 17, 186
深部圧覚　271, 274
腎不全　**20**, 119, 142, 162, 164, 218, 229

――― す ―――

水銀　25, 249, 250
水酸化アルミニウム　15, **25**, 37, 88
水酸化カルシウム製剤　285, 286, 287, 289, 290, 291, 304, 306
膵臓ホルモン　155
錐体外路機能異常　107
錐体外路障害　104, **105**, 112
錐体外路症状　105
スイッチ直後品目　62
水溶性　9, 14, 15, 18, 19, 52, 248, 259, 260, 265, 270, 286, 299, 307
水溶性ビタミン　159, 160
スーパーヘリックス　237
スキサメトニウム塩化物水和物（サクシニルコリン）　55, 80, **81**, 87, 89, 100, 111
スコポラミン臭化水素酸塩水和物　79, 87, 89, 99, 278
頭痛　83, 102, 103, 116, 119, 121, 142, 159, 184, 259, 272
ステビオサイド　303
ステリハイド L　207
ステロイド性抗炎症薬（SAIDs）　145, **180**, 181, 182, 183, 185, 190, **196**
ストリキニーネ　1, 2, **110**
ストレプトマイシン硫酸塩　**220**, 228, 231
スパスム　122
スプラタストトシル酸塩　146, 147, 198
スルバクタムナトリウム　218
スルピリン水和物　184, 191
スルファメトキサゾール　224, 231

## せ

生活断髄薬　283, **287**, 290, **304**, 306
性差　**22**, 49, 270
制酸剤　223, 231
制酸薬　15, 25, 29, 37, 151, 152, **153**, 154, 223, 229
精神的依存　**43**, 44, 45, 109, 114
精神的離脱症状　43
精巣ホルモン　155
成長ホルモン（GH）　155, 160
制吐薬　48, 97, 151, **153**
生物学的半減期　19, 20, 21, 116, 127
生物学的利用能　**11**, 12, 21
生物由来製品　57, 58, 297
生理活性物質　73, 155, 175, 199, 235
セカンドメッセンジャー　**32**, 120, 121, 122, 123, 127
脊髄　67, 93, **94**, 99, 103, 107, 109, 266
脊髄麻酔　266
セチルピリジニウム塩化物水和物　**293**, 305
舌炎　105, 182
石灰化促進作用　291
セツキシマブ　34, 241
節後線維　67, 68, 69
接触皮膚炎　191
節前線維　67, 68, 69
接着性レジン　304
セットポイント　177, 183, 185
セビメリン塩酸塩水和物　**279**, 280, 281, 282
セファクロル　219, 228, 231
セファマンドールナトリウム　27, 218
セファレキシン　219, 228
セフェム系　27, 51, 215, 216, **218**, 219, 228, 229, 295
セフォペラゾンナトリウム　27, **218**, 219
セフカペンピボキシル塩酸塩水和物　55, 219
セフジニル　55, 228
セボフルラン　55, 100, **101**, 111
ゼラチン　**297**, 305
セラトロダスト　146, 147, 198
セロトニン（5-HT）　**96**, 97, 105, 106, 133, 153, **172**, 173, 193, 194
セロトニン受容体　44, **97**, 133, 172

セロトニン・ノルアドレナリン再取り込み阻害薬（SNRI）　105
洗口剤　292, **293**
染色体外遺伝子　213
全身性エリテマトーデス　181, 191, **196**
全身麻酔薬　79, 93, **98**, 99, 102, 111, 114, 259
喘息　145, 146, 147, 178, 183, **184**, 187, 188, 192, 193, 249
選択性アドレナリン作動薬　**83**, 84
選択的エストロゲン受容体モジュレーター（SERM）　**167**, 168, 169, 239
選択的セロトニン再取り込み阻害薬（SSRI）　97, **105**
選択毒性　212, 213, 216, 294
腺房細胞　**275**, 276, 277, 278, 279, 280, 282
前臨床試験　63, 65

## そ

造影検査　255
造影剤　253, **254**, 255, 256, 258, 286
造影撮影法　254
相加作用　23
臓器移植　182, **196**
双極性うつ病　106
象牙質知覚過敏症　202, 284, **286**
象牙質知覚過敏症治療薬　201, 202, 283, **286**, 304
造血幹細胞移植　196
造血薬　**136**, 137
相互作用　3, 22, **23**, 24, 25, 26, 27, 28, 45, 49, 51, 102, 134, 135, 145, 212, 229, 242, 247, 297
総受体濃度　39
相乗作用　23
創傷治癒　**129**, 165, 180, 203
増殖因子　34, 124, 233, **240**, 242
即時型アレルギー反応（アナフィラキシーショック）　193
即時型喘息発作　**145**, 146
組織耐性　43
組織への分布　9
蘇生薬　93, **109**
ゾフルーザ®　226
ソルビトール　303

## た

第1相反応　**14**, 21, 172
第2相反応　**14**, 21, 172

第Ⅷ因子製剤　**132**, 137
第Ⅷ脳神経障害　220, **228**, 231
第Ⅻ因子（Hageman因子）　173
体温調節中枢　**176**, 183, 184, 185
第三象牙質　**285**, 304, 306
胎児への影響　**50**, 51
代謝　3, 7, 9, **12**, 13, 14, 15, 16, 17, 18, 19, 21, 22, 25, 26, 36, 37, 43, 49, 51, 90, 100, 104, 109, 135, 139, 214, 229, 230, 235, 237, 255, 269, 274
代謝過程における相互作用　25
代謝拮抗薬　48, **196**, 212, 213, **235**, 242, 245
代謝酵素　14, 51
代謝耐性　43, 45
対症療法　4, **5**, 6, 171, 190, 249
耐性　6, **43**, 44, 101, 103, 213, 214, 222, 223, 226, 242
体性神経系　67
耐性発現　109
大脳基底核　93, **94**, 107
大脳皮質　93, **94**, 109
大脳辺縁系　93, **94**, 101
胎盤通過　18
大麻取締法　44, 58
退薬症候　44, **102**, 104
代用糖　**299**, 303
ダウノルビシン塩酸塩　233, **236**
ダウンレギュレーション　**31**, 43
唾液　90, 99, 207, 208, 209, **275**, 276, **277**, 278, 279, 280, 282, 286, 300
唾液腺　15, 68, 69, 78, 87, 173, **275**, 276, 278, 279, 280
唾液腺造影　254
唾液腺ホルモン（パロチン）　280
タキサン　237
タキフィラキシー　**43**, 45, 84
タクロリムス水和物　42, **196**, 200
多形核白血球　**172**, 189
脱顆粒　192, 199, 200
脱感作　**43**, 81
脱臭作用　290
脱分極性遮断薬　81
タミフル®　**226**, 230, 231
タモキシフェンクエン酸塩　**239**, 245, 246
単球　124, 172, 178, **179**, 240
炭酸脱水酵素阻害薬　141, **142**, 143, 144
胆汁排泄　**16**, 17
断髄　202
担体　9, **11**, 16, 21, 25, 35

タンニン　28
タンニン・フッ化物　287
タンニン酸　202
タンパク結合率　**13**, **16**, **18**, **19**
タンパク質合成阻害　**213**, **220**, **228**, **294**

## ち

チアジド系利尿薬　**142**, 263
チアノーゼ　261, 272
チアミラールナトリウム　**101**, 111
チエナム®　219
チオペンタールナトリウム　**101**, **102**, 111
知覚神経　**67**, **114**, 173, 174, 176, 266, **271**, 274, 295
蓄積作用　20
治験　46, **63**, 65
治験審査委員会　63
致死量　**22**, **39**, **40**, 41, 42
チャネル　**21**, **32**, **35**, 260
注射薬　**7**, **157**, 196
中枢興奮薬　**93**, **109**
中枢神経系　**11**, **12**, **49**, **70**, **73**, **83**, **87**, **93**, **94**, 97, 98, 101, 102, 103, 105, 107, 109, 110, 184, 267
中枢性筋弛緩薬　**93**, **107**
中枢性抗コリン作動薬　**108**, 113
中枢性鎮咳薬　148
中枢抑制薬　**93**, **98**, 109
中毒　5, 19, 22, 25, 37, 40, 42, 79, 104, 106, 116, 147, 148, **247**, 248, 258, 260, 271, 272, 300, 301, 307
中毒量　**22**, **39**, **40**, 42, 300
中和反応　37
チュブリン　237
腸肝循環　**16**, **21**, 238, 269
チョウジ油　285
直接覆髄材　**285**, 287
貯蔵温度　57
チラミン　84
治療係数　**40**, **41**, **116**
治療薬物モニタリング（TDM）　**41**, **116**
チロキシン合成阻害薬　158
チロシン　**34**, **73**, 199, 242
チロシンキナーゼ　**34**, **233**, 241, 245
チロシンキナーゼ阻害薬　**34**, **241**, 243, 246
鎮咳薬　**104**, **145**, **148**, 149, 280

## つ

鎮静　4, 89, 93, **99**, 101, 102, 111, 112, 148, 195, 202, 259, 281, 284, 285, 291, 304, 306
鎮痛薬　93, 99, 111, 283, **284**, 289, 304

痛覚　98, 114, 177, 183, **271**, 272, 274
痛覚閾値　177
痛風　**186**, 189, 190
痛風治療薬　25, **186**, 189
ツベルクリン反応　191
ツロブテロール　**146**, 147

## て

低アルブミン血症　20
低カルシウム血症　143, **162**, 168, 260
テイコプラニン　19
ディスオーパ　207
テーラーメイド医療　52
テオフィリン　2, 18, 24, 26, 109, **146**, 147, 149
テオフィリン中毒　147
テガフール　48, **235**, 242
デキサメタゾン　180, **182**, 183, 187
テストステロン　155
テタニー　**155**, **162**
鉄剤　**25**, 28, 138, 229
テトラサイクリン塩酸塩　24, **222**, 228, 294, 295, 298, 305
テトラサイクリン系抗菌薬　**25**, 29, 50, 51, 154, 211, 213, 214, 215, **222**, 228, 229, 295, 296, 306
テリスロマイシン　221
テルブタリン硫酸塩　75, **84**, 147
てんかん　106, 111, 113, 114
伝達麻酔　**266**, 273, 274
デンチンブリッジ　285, **286**, 287
添付文書　49

## と

導管細胞　275
統合作用　93
統合失調症　**104**, 105
統合失調症治療薬（抗精神病薬）　104
糖質コルチコイド　35, 155, **180**, 181, 182, 190
糖質コルチコイド応答配列　35
糖質コルチコイド受容体　35

糖尿病　4, 5, 6, 52, 83, 86, 149, 155, **156**, 165
糖尿病治療薬　4, **157**
洞房結節　82, **117**, 123, 194
動脈硬化　19, 20, 118, **124**, 125
動脈硬化防止薬　115, **123**, 125
投与経路　7
投与方法　**7**, 41, 42, 49, 116, 244
ドーパ　73, **74**
ドキサプラム塩酸塩水和物　**109**, 148
ドキシサイクリン塩酸塩水和物　222
ドキソルビシン塩酸塩　**236**, 243, 245, 246
特異的副作用　243, 244
毒性学　3
特定生物由来製品　**57**, 58, 132, 297
特定の背景を有する患者に関する注意　49, 83
毒物　1, 3, 14, **247**
毒薬　53, 55, **56**, 201, 288
ドセタキセル水和物　**237**, 243, 245
ドネペジル塩酸塩　110
ドパミン　28, **73**, 74, 75, 76, 83, 84, 86, 105, 107, 108, 113
ドパミンD₂受容体　75, **104**, 105, 112, 279
ドパミンアゴニスト　108
ドパミン塩酸塩　83, 89, 90, 257, **259**
ドパミン作動薬　**108**, 113
ドパミン受容体　44, 74, **75**, 108, 113
ドパミン神経系　44, **74**, 108
ドパミン遊離薬　**108**, 113
ドブタミン塩酸塩　75, **83**, 84, 87, 116, 117, 127, 257
トブラマイシン　220
トポイソメラーゼⅠ阻害薬　**238**, 245, 246
トポイソメラーゼⅡ　**212**, 223, 224, 237
トポイソメラーゼⅡ阻害薬　236, **238**, 245
トポイソメラーゼⅣ　223
ドライマウス　280
トラスツズマブ　**241**, 243, 246
トラニラスト　**146**, 198
トラネキサム酸　**132**, 137, 138, 305, 306
トランスフォーミング増殖因子（TGF）β受容体　34
トランスポーター　**9**, 12, 16, 18, 26, 29, 70, 73, 76, 97, 105, 157, 275

トリアムシノロン **182**, 183, 187
トリプトファン 97
トリヘキシフェニジル塩酸塩 **80**, 89, 108, 113
トルブタミド 157
トルペリゾン塩酸塩 107
ドロキシドパ **108**, 109, 113
ドロペリドール 55, **101**, 104, 105, 114
トロンビン **129**, 130, 134, 135, 137, 138, 297, 305, 306
トロンビン製剤 **132**, 137
トロンボキサン 36, **145**, 147, 175
トロンボキサンA₂(TXA₂) 129, 146, 147, 179, **184**, 190, 198
貪食 124, **172**, 178, 179, 186, 240

## な

内因性交感神経刺激作用 119, **121**, 127
内服薬 **7**, 62, 187, 226, 289
ナトリウムイオン(Na⁺) 199, 267, 274, 307
鉛 25, **248**, 249
ナロキソン塩酸塩 30, 31, 87, **104**, 112, 148, 249, 251
軟膏 182, 292, **294**, 295, 305
難治性根尖性歯周組織炎 289

## に

肉芽組織の破壊・吸収 289
ニコチン 2, 8, 44, 48, **72**, 73, 87, 90
ニコチン(N)受容体 **32**, 34, 44, 69, 72, 76, 78, 80, 81, 87, 91, 282
ニコチン酸 123, **126**, 159
ニコチン受容体遮断薬 79, **80**
ニコチン様作用 **76**, 77, 78, 79, 278
二次性高血圧症 118
二重支配 **67**, 275
二重盲検法 **63**, 65
ニトログリセリン 8, 37, 88, 121, **122**, 127
ニフェジピン 27, 35, 48, 88, 119, 121, 242, **259**, 261, 281
ニボルマブ 197, **242**
日本薬局方 40, **53**, 54, 58, 61
ニムスチン塩酸塩 **234**, 243, 245
ニューキノロン系抗菌薬 24, 25, 26, 29, 50, 51, 147, 215, 216, **223**, 224, 228, 229, 231, 237, 295

尿細管分泌 9, **15**, 16, 17, 20, 21, 24, 25
尿酸 119, **186**, 189, 190
尿生成 140
尿崩症 **16**, 140, 142, 155
妊娠中の薬物動態 18
妊婦への投薬 50

## ね

ネオシュガー 303
ネオスチグミン 36, 38, **78**, 79, 88, 89, 90, 281, 282
ネフロン 20, 21, 119, **139**, 140
粘液分泌 99, **177**
粘膜投与 8
年齢 17, **22**, 46, 49, 50, 106, 216, 270, 272, 299, 301, 302

## の

ノイラミニダーゼ阻害薬 37, 88, **226**, 230, 231
脳幹 93, **94**, 107, 109
濃縮血小板製剤 **132**, 137
能動的輸送 9
脳内報酬系 44
嚢胞造影 254
ノルアドレナリン 33, 69, 73, 74, 75, 76, 82, **83**, 84, 85, 86, 87, 90, 105, 106, 108, 109, 121, 193, 276, 278, 282
ノルアドレナリンシナプス 74
ノルアドレナリン前駆物質 108, 113
ノンコンプライアンス 51

## は

パーキンソン症候群 **104**, 107, 108, 113
パーキンソン病 80, 89, 104, 106, **107**, 108, 109, 281
ハイアミン 207
肺炎球菌 **219**, 221, 224, 231
バイオアベイラビリティ **11**, 27
敗血症ショック 257
排出ポンプ 26
排泄 3, 9, 13, **14**, 15, 16, 17, 18, 19, 22, 25, 41, 100, 139, 140, 141, 142, 151, 161, 164, 206, 214, 216, 218, 220, 237, 238, 244, **247**, 248, 249, 251, 254, 255, 269, 300
排泄過程における相互作用 25

肺線維症 118, **237**, 246
ハイドロコーチゾン 146
ハイポエタノール 207
バカンピシリン塩酸塩 217, 231
パクリタキセル 48, 234, **237**, 243, 245, 246
バクロフェン 107
破骨細胞 **163**, 164, 165, 167, 168, 169
バソプレシン 16, **140**, 144
白金化合物 238
白血球減少症治療薬 **136**, 137
抜髄 **202**, 285, 288, 289, 304
発痛作用 **173**, 174, 176, 177, 190
歯のフッ素症 301, 307
パラクロロフェノール・グアヤコール **289**, 304
パラソルモン 155
パラホルムアルデヒド 205, **288**, 304
パラホルムアルデヒド・酸化亜鉛配合剤 **291**, 304
パラホルムアルデヒド製剤 288
パラホルムセメント 304
パラメタゾン酢酸エステル 182
パラモノクロロフェノールカンフル (CMCP) **284**, 285, 289
針刺し事故 **61**, 197
バルビツール酸誘導体 **101**, 102, 111, 114, 138
バルプロ酸ナトリウム 18, 19, **106**, 113
バロキサビルマルボキシル 226
パロキセチン塩酸塩水和物 105, 112
ハロゲン 205
ハロゲン化合物 203, **205**
ハロタン 24, **100**, 111, 114
パロチン 280
ハロペリドール 105, 112
半減期 15, **17**, 102, 111, 183, 216, 223
バンコマイシン塩酸塩(VCM) 211, 214, 216, **223**, 228, 231
バンコマイシン耐性腸球菌 214
瘢痕治癒 291
斑状歯 301
反跳性不眠 102
パントテン酸カルシウム 159

## ひ

非イオン性 **9**, 254
非解離型 9

非可逆的コリンエステラーゼ阻害薬　78
皮下投与　8, 270
非競合的拮抗　23, **24**
非極性　9
ピクロトキシン　87, **110**
微小管　237, 246
微小管阻害薬　**237**, 245
ヒスタミン　81, 87, 103, 145, 146, 151, 154, 172, 173, 190, 191, **192**, 193, 194, 199, 200
ヒスタミン受容体　151, 172, **193**, 194, 199
ヒスチジン　192, 199
非ステロイド性抗炎症薬（NSAIDs）　103, 138, 182, **183**, 185, 186, 188, 190, 229
ビスホスホネート　48, **165**, 166, 167, 168, 169, **240**
非選択性β受容体遮断薬　86
非選択性アドレナリン作動薬　82
ヒ素　25, 249, 251, 288
ビタミン　5, 9, 54, **159**, 280
ビタミンA　18, 19, 138, **159**, 160
ビタミン$B_1$　159, 160
ビタミン$B_2$　159, 160
ビタミン$B_6$　**136**, 137, **159**, 160
ビタミン$B_{12}$　**136**, 137, **159**
ビタミンC　15, **159**, 160
ビタミンD　35, 160, 162, 163, **164**
ビタミンD受容体（VDR）　35, **164**
ビタミンE　19, **159**, 160
ビタミンK　24, 26, 28, 29, 51, 131, 134, 135, 137, 138, **159**, 160, 166, 169, 305
ビタミン$K_2$　28, **166**, 168
ビタミンK依存性凝固因子　**24**, 218
ビタミンの欠乏症　159
ビダラビン　212
ヒト上皮成長因子受容体　241
ヒト免疫不全ウイルス　226
ヒドロキシアパタイト　**165**, 286, 291, 292, 301, 306, 307
ヒドロキシジン　195
ヒドロキシメチルグルタリル補酵素A還元酵素（HMG-CoA）　125
ヒドロコルチゾン　180, **182**, 183, 187, 259, 295
皮内投与　8
ヒノキチオール歯科用軟膏　**295**, 305
ヒビスコールS　207
ヒビテン液　207
ヒビテングルコネート　207
非ピリン系解熱性鎮痛薬　184

肥満細胞（mast cell）　145, 146, 147, 172, 173, 178, 191, **192**, 194, 199, 200
白虎加人参湯　**263**, 280, 281, 282
ピューラックス　207
病気　**1**, 2, 3, 4, 5, 6, 22, 102, 110, 154
漂白剤　298
漂白作用　203, **290**, 298
表面麻酔　**266**, 273
ピラゾロン系解熱鎮痛薬　191
ピリドンカルボン酸系合成抗菌薬　212, 215, **223**, 224
ピリミジン代謝拮抗薬　235
ピリン系解熱性鎮痛薬　184
非臨床試験（前臨床試験）　63
ピレンゼピン塩酸塩水和物　**72**, 80, 89, 152
ピロカルピン　77, **78**
ピロカルピン塩酸塩　**72**, 87, 89, 90, **278**, 280, 281, 282
ピロリン酸　165
ビンカアルカロイド　237
ビンクリスチン硫酸塩　234, **237**, 243, 245
貧血治療薬　**136**, 137, 138
ビンブラスチン硫酸塩　234, **237**, 243, 245

## ふ

ファミリー　241
ファモチジン　87, **152**, 279, 281
ファロペネムナトリウム水和物　219
フィゾスチグミン　78
フィブリノーゲン　**129**, 130, 132, 133, 138, **297**, 306
フィブリン　**129**, 130, 132, 135, **297**, 306
フィブリン線維　129, 138
フェキソフェナジン塩酸塩　28, **195**, 198
フェニトイン　18, 19, 20, 26, 42, 48, **106**, 113, 118, 281
フェニルアラニン誘導体　237
フェニレフリン塩酸塩　75, **83**, 84, 87
フェノール　204, 205, 209, **284**, 285, 289, 291, 304
フェノール化合物　**293**, 305
フェノール係数　204, 209
フェノール製剤　**284**, 289, 306
フェノール類　201, **203**, 205
フェノキシベンザミン　85

フェノチアジン系　**105**, 112
フェノバルビタール　18, 19, 24, 25, 26, 29, 57, **102**, 106, 113, 135, 247, 281
フェンシクリジン誘導体　101
フェンタニル　55, 112
フェンタニルクエン酸塩　55, 87, 99, **101**, 104, 114
フェントラミンメシル酸塩　**85**, 281
副交感神経　**67**, 68, 69, 70, 72, 79, 81, 94, 116, 127, 151, 275, 276, 278, 282
副交感神経作動薬　25, **67**
副甲状腺ホルモン（PTH）　160, 162, **163**, 167, 169
副作用　3, 4, 9, 16, 18, 19, 20, 26, 41, 42, **46**, 47, 48, 49, 51, 52, 63, 80, 81, 90, 99, 100, 101, 102, 104, 105, 106, 108, 111, 114, 116, 118, 119, 121, 127, 135, 136, 138, 142, 143, 145, 149, 165, 169, 181, 182, 183, 184, 185, 188, 189, 190, 191, 195, 196, 200, 214, 216, 217, 218, 219, 220, 221, 222, 223, 226, 227, 228, 229, 230, 231, 236, 237, 238, 240, 241, 242, 243, 244, 246, 255, 263, 272, 279, 280, 293
副腎髄質ホルモン　73
副腎皮質刺激ホルモン（ACTH）　**155**, 182
副腎皮質ステロイド薬　26, 36, 37, 38, 50, 51, 52, **187**, 191, 196, 257
副腎皮質ホルモン　35, **155**, 180, 182, 183, 239, 259
覆髄　202, **285**, 304
覆髄材　202, 283, **285**, 287, 290, 291, 304, 306
腐食作用　**201**, 202, 208, 209, 284, 302
腐食薬　201
ブスルファン　234
不整脈　24, 26, 29, 86, 100, 105, 116, **117**, 118, 119, 121, 147, 221, 224, 229, 257, 259, 272, 273
ブチルスコポラミン臭化物　48, 79, **80**, 89
ブチロフェノン系　**105**, 112
普通薬　**53**, 55, 56
フッ化カルシウム　260, **286**, 299, 301, 306

329

フッ化ジアンミン銀　205, **286**, 287, 302, 304, 306
フッ化ナトリウム　**286**, 299, 300, 302, 303, 304, 307
フッ化物　287, **299**, 300, 301, 302, 307
フッ化物歯面塗布　302, 307
フッ化物錠剤　302
フッ化物食塩　302
フッ化物洗口　302, 307
フッ化物の急性毒性　300, 301
フッ化物の慢性毒性　301
フッ化物配合歯磨剤　303
フッ素の急性毒性（中毒）　260, **300**
ブデソニド　145
ブトキサミン　75, **86**, 87
ブフハイム　2
部分アゴニスト　30, 31
ブラジキニン　**172**, 173, 174, 175, 177, 190, 194
ブラジキニン受容体　174
プラスミド　**212**, 213
プラスミノーゲン活性化因子　**130**, 131, 135, 137
プラスミン　**130**, 132, 135, 138
プラセボ　22
プラセボ効果　**22**, 29, 49, 63, 65
プラゾシン塩酸塩　75, **85**, 87, 89, 91, 119, 281
プラリドキシムヨウ化メチル（PAM）　78, **249**
プランルカスト水和物　146, **147**, 198
フリーラジカル　37, **179**, 236, 243
プリミドン　**106**, 113
プリン　**186**, 196, 213, 233, 235
震え　106, **272**
フルオロアパタイト　301, 306
フルオロウラシル　48, 135, **235**, 242, 243, 245, 246
フルコナゾール　135, **225**
フルチカゾンプロピオン酸エステル　**145**, 146
フルニトラゼパム　48, 55, 57, **101**, 102, 111
フルボキサミンマレイン酸塩　**105**, 112
フルマゼニル　148
ブレオマイシン塩酸塩　**236**, 237, 243, 245, 246
プレドニゾロン　146, **182**, 183, 187, 239
プロカインアミド塩酸塩　118, 127, 273, 274

プロカイン塩酸塩　**265**, 266, 272, 273, 274
プロカテロール塩酸塩水和物　147
プログラム医療機器　54
プロゲステロン　155
プロスタグランジン（PG）　36, **103**, 142, 145, 147, 152, 154, 174, 175, 179, 183, 184, 190
プロスタグランジン受容体　151, **177**
プロスタグランジン類　36, **172**, 173, 183
プロスタサイクリン（PGI$_2$）　193
ブロッカー　30, 194
プロドラッグ　**14**, 188, 216, 217, 218, 219, 235, 238
プロトロンビン　**129**, 130, 131, 134, 135, 138, 229
プロプラノロール塩酸塩　24, 26, 75, **86**, 87, 89, 90, 118, 119, 121, 127, 261
プロベネシド　24, 25, **186**, 189
プロポフォール　55, **101**, 111, 114
ブロムヘキシン塩酸塩　**280**, 281
ブロモクリプチンメシル酸塩　75, **108**, 113
分子標的薬　240
分泌顆粒　275, 282
分布　3, 9, **12**, 13, 16, 17, 18, 19, 21, 25, 32, 42, 67, 69, 70, 73, 75, 87, 97, 116, 139, 218, 257, 271, 299
分布過程における相互作用　25
分布容積（Vd）　**13**, 17, 18, 19, 21

## へ

平衡解離定数　39
併用禁忌　**49**, 106, 197
併用注意　**49**, 153, 229
ヘキサメトニウム　72, **81**, 87
ベクロニウム臭化物　55, **81**, 87, 89, 90, 91
ベクロメタゾンプロピオン酸エステル　**145**, 146
ベタネコール塩化物　72, 76, 77, **78**, 89, 90, 277, 281
ベタメタゾン　**182**, 183
ペチジン塩酸塩　**104**, 112, 281
ペニシラミン　**185**, 189, 249
ペニシリン　25, **211**, 216, 217, 231
ペニシリン系　24, 26, 51, 213, 215, 216, **217**, 218, 219, 228, 295
ペネム系　219
ベバシズマブ　242

ヘパリン類　**134**, 135, 138
ペプチド系抗菌薬　**211**, 212, 214
ペプロマイシン硫酸塩　**237**, 245
ペミロラストカリウム　198
ベラドンナアルカロイド　**79**, 99
ペリオクリン　296, **305**
ヘリコバクター・ピロリ　152
ペルオキシソーム増殖剤応答性受容体-α（PPAR-α）　126
ヘルシンキ宣言　63
ベルナール　1
ペルフェナジン　105
ヘルペスウイルス　**226**, 230
変閾作用　116
変時作用　116, 127
ベンズブロマロン　186
変性壊死　285
ベンゼトニウム塩化物　55, 205, 206, 207, **294**, 305
ベンセラジド塩酸塩　**108**, 113
ベンゾジアゼピン（BZD）　27, 44, 96, 99, 101, 102, 111, 112, 114, 148, 279
ベンゾジアゼピン誘導体　**101**, 102, 113
ペンタゾシン　55, 57, 58, 87, **104**, 112
変伝導作用　116
ペントバルビタールカルシウム　57, **102**
便秘　**46**, 49, 104, 105, 123, 149, 195
扁平苔癬　182
変力作用　**116**, 127, 194
ヘンレ係蹄（ループ）　16, **140**
ヘンレ係蹄下行脚　**139**, 140, 141
ヘンレ係蹄上行脚　**139**, 140, 141, 142, 143, 144

## ほ

傍細胞性輸送　276
放射線障害　280
放出制御　8
防腐　**202**, 285, 289, 291, 304, 305
ボーマン嚢　139
ホームブリーチ法　298
ポーリンタンパク質　214
補充輸液　253
補充療法　4, **5**, 6, 134, 155, 156, 160, 167
ホスホジエステラーゼ　28, **109**, 133, 147, 149

ホスホジエステラーゼ阻害薬 **133**, 137
ホスホマイシンカルシウム水和物 223
ホスホマイシン 211, 212, **222**
ホスホリパーゼA₂（PLA₂) 36, 38, 149, 174, **175**, 180, 181, 190
ホスホリパーゼC 32, 33, 120, 192, 193
ポドフィリン 238
ポビドンヨード 55, 61, 205, 206, 207, **293**, 294
ポリエン系抗菌薬 212, 225, 229
ポリミキシン耐性菌感染 212
ホルマリン 205, 207, 290, 304, 306
ホルムアルデヒドガス **288**, 291
ホルムクレゾール **287**, 289, 290, 304, 306
ホルメシス 42
ホルモン 5, 15, 61, 90, 94, 115, 140, 151, **155**, 156, 162, 239, 245, 280
ホルモンの過剰症 155
ホルモンの欠乏症 155
ホルモン補充療法（HRT) 167
ホルモン療法 239
本態性高血圧症 118

## ま

マイトマイシンC **236**, 243, 245
膜透過 9, 203, 211, 219, 229
マクロファージ 124, 136, **172**, 173, 176, 178, 179, 189, 191, 200, 240
マクロライド系（抗菌薬) 16, 26, 147, 149, 213, 214, 215, 216, **221**, 222, 228, 295, 296, 306
マジャンディー 1
麻酔深度 **98**, 99, 101
麻酔深度表 98
麻酔前投薬 57, 79, 89, **99**, 102, 103, 104, 111, 114
麻酔導入 98, 100, 111
マスキンスクラブ 207
末梢神経系 **67**, 70, 93
末梢性鎮咳薬 148
マプロチリン塩酸塩 48, **105**, 112
麻薬 53, 55, **56**, 58, 59, 76, 101, 104, 111, 148
麻薬及び向精神薬取締法 44, **56**, 58, 101, 103
麻薬拮抗性鎮痛薬 104
麻薬拮抗薬 **104**, 112, 148
麻薬処方箋 **59**, 60

麻薬性鎮痛薬 93, 99, 101, 102, **103**, 104, 112, 114, 184, 249, 251
麻薬施用者 **56**, 59
満月様顔貌 182, 190
慢性潰瘍性歯髄炎 287
慢性気管支炎 **145**, 146, 148, 224
慢性増殖性歯髄炎 287

## み

ミアンセリン塩酸塩 48, **105**, 112
ミオシン軽鎖 **122**, 147
ミクロソーム **14**, 20, 274
ミコナゾール **225**, 229
水チャネル **276**, 277
ミソプロストール 152
ミダゾラム 27, 55, **101**, 102, 111
密封容器 58
密閉容器 58
ミトキサントロン塩酸塩 236
ミノサイクリン塩酸塩 48, **222**, 228, 295, 296, 305
ミノサイクリン塩酸塩歯科用軟膏 295
ミルナシプラン塩酸塩 48, **106**, 112

## む

ムーンフェイス 182, 190
無効量 22, **40**
無髄神経 271
ムスカリン 77, 78, 87, 108, 249, **277**
ムスカリン（M）受容体 69, **72**, 76, 77, 79, 90, 108, 147, 151, 275, 276, 277, 278, 279, 280, 282
ムスカリンM₂ **33**, 87
ムスカリン受容体遮断薬 79, 80, 147, 279
ムスカリン様作用 **76**, 77, 78, 79, 278
ムチン 152, **275**, 276, 282

## め

メキタジン **195**, 198
メタコリン **76**, 77
メタラミノール 83
メタンフェタミン塩酸塩 109
メチシリン耐性黄色ブドウ球菌 **214**, 218
滅菌 **203**, 204, 208, 286
メトキサミン 83

メトトレキサート **185**, 189, 196, 200, 234, **235**, 242, 243, 245, 246
メトプロロール酒石酸塩 75, **86**, 89, 118, 119, 121
メフェネシン 107
めまい 106, 116, 119, 142, 184, 195, 220, **272**
メルカプトプリン水和物 234, **235**, 243, 245
メルファラン 234
免疫強化薬 227, 239
免疫グロブリン 19, 199
免疫グロブリン製剤 197
免疫刺激薬 196, **197**
免疫チェックポイント **197**, 242
免疫チェックポイント阻害薬 **197**, 200
免疫調節薬 196
免疫抑制作用 **180**, 187
免疫抑制薬 27, 42, 48, 185, 189, **196**, 197

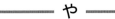

## も

モノアミン 9, 96, 105
モノアミンオキシダーゼ（MAO) 74, **76**, 97
モノアミン酸化酵素（MAO）阻害薬 84, 88, **106**
モノクローナル抗体 34, 168, **241**, 242
モノバクタム系 219, 231
モルヒネ **1**, **2**, 104
モルヒネ塩酸塩水和物 30, 31, 44, 46, 55, 87, 99, **103**, 104, 112, 281
門脈 7, **14**, 16

## や

薬害 47
薬事法 **53**, 56, 58, 59, 61, 62
薬疹 **191**, 195
薬物依存（性) **102**, 103, 104, 112
薬物-受容体結合 39
薬物-受容体複合体 39
薬物-受容体複合体濃度 39
薬物性ドライマウス 280
薬物性パーキンソン症候群 104, 107, **108**, 113
薬物相互作用 22, **23**, 25, 26, 42, 134, 223
薬物代謝酵素 17, 19, **22**, 24, 25, 43, 135, 147

331

薬物代謝酵素 CYP3A4　**27**, **221**, 228
薬物代謝酵素シトクロム P-450（CYP）　25
薬物代謝酵素誘導作用　21, 24, 25, 45, **102**
薬物耐性　43, 45
薬物蓄積能力　13
薬物中毒　109, 247, **248**, 251
薬物治療　**4**, 145, 152, 158
薬物抵抗性　43, 45
薬物動態　12, **16**, 18, 19, 22, 23, 63, 64, 65, **214**, 216
薬物動態学　**3**, **9**
薬物動態学的薬物相互作用　22, 23, **25**
薬物トランスポーター　16, **28**
薬物の効果　13, 20, **22**, 23, 25, 43, 45, 51
薬物の消失半減期　17
薬物の抱合能　19
薬物有害反応　46
薬理学　1, 2, **3**, 76, 178, 280
薬力学　**3**, 6, 214
薬力学的薬物相互作用　22, **23**

ゆ

有害作用　3, 4, 6, 22, 27, **46**, 51, 118, 123, 189, 220
有害事象　**46**, 47, 50, 51, 167
有機リン中毒　79
有効量　22, 39, **40**, 42
ユージノール　202, 205, **285**, 291, 292, 296, 304, 305
有髄神経　271
遊離型受容体　39
遊離型薬物　15, **18**, 24
遊離型薬物濃度　39
輸液　250, **253**, 256

よ

容器　56, 57, **58**, 286, 302
溶血性貧血　119, 159, 181, 188, **191**, 228
葉酸合成阻害　196, 200, **213**
葉酸代謝拮抗薬　48, 189, **235**, 242
要指示医薬品　61
要指導医薬品　62
ヨウ素製剤　289, 306
ヨウ素・ヨウ化亜鉛　289, 304
用量　39, **40**, 41, 42, 46, 47, 49, 51, 59, **61**, 62, 83, 102, 132, 134

用量-反応曲線　23, 24, **39**, 40, 41
ヨードチンキ　205
ヨードホルム　205, **289**, 291, 304
ヨードホルム糊剤　**291**, 304
抑制作用　**1**, 2, 4, 96, 102, 103, 107, 176, 180, 302
抑制性伝達物質　**96**, 102, 107, 114
抑制薬　4
ヨヒンビン　75, **85**, 87
予防療法　4, **5**, 6
四環系抗うつ薬　105

ら

ラクトフェリン　19
ラスノンメディカル　207
ラタモキセフナトリウム　27
ラニムスチン　**234**, 243, 246
ラマトロバン　198
ラロキシフェン塩酸塩　168, **239**, 245, 246
卵巣ホルモン　155

り

リガンド　**30**, 32, 33, 34, 35, 39, 177, 178, 240, 241
リソソーム内物質　**178**, 181
リゾチーム塩酸塩　296
利胆薬　**280**, 281
リチウム中毒　106
リドカイン塩酸塩　19, 23, 24, 29, 35, 36, 38, 55, 88, 90, 116, **118**, 127, **265**, 266, 271
リドカイン塩酸塩注射液　259, 261
利尿作用　116, 127, **141**, 142, 143, 144
利尿薬　37, 48, 116, 119, 127, 139, **141**, 142, 143, 144, 257, 263
リバウンド（rebound）　**52**, 182
リファンピシン　26, 29, 135, 212, 228
リポキシゲナーゼ　**175**, 184, 190
リポコルチン　190
リボソーム　**212**, 213, 214, 220, 221, 222, 228, 231, 294, 295
硫酸アルミニウムカリウム　202
硫酸抱合　**14**, 18
硫酸マグネシウム　37
緑内障　48, 78, 89, 90, 112, 118, 142, 143, 144, 196, **278**
リラグルチド　157
リレンザ®　226

リンコマイシン塩酸塩水和物　215, **222**
リンコマイシン系　**222**, 228
リン再吸収　162, **163**
リン酸銀　286, 306
リン脂質　36, 120, 123, 138, 175, 179, 180, **211**
臨床試験　28, 46, 61, **63**, 64
臨床薬理学　3

る

ループ　16, 119, **140**
ループ利尿薬　116, **142**, 143, 144, 263

れ

冷覚　271, 274
レセルピン　9, **86**, 89, 281
レナンピシリン塩酸塩　218
レニン　75, **120**, 140
レニン分泌　69, 86, 118, **120**
レボドパ　48, **108**, 113, 281
レボフロキサシン水和物　223
攣縮　**122**, 132
連用　**43**, 102, 182, 188, 221

ろ

ロイコトリエン　145, 146, 147, **175**, 184, 190
ロイコトリエン受容体　147, **178**
ロイコトリエン受容体拮抗薬　146, **147**, 198
ロイコトリエン類　**173**, 192
労作性狭心症　121, **122**
ロキシスロマイシン　221
ロキタマイシン　221
ロクロニウム臭化物　55, 80, **81**, 87, 89, 91, 114
ロサルタンカリウム　119
露髄　**285**, 286, 304
ロラタジン　195, 281

わ

ワクチン　**5**, 8, 51, 61
ワルファリンカリウム　18, 20, 24, **25**, 26, 28, 29, 42, 51, **131**, **134**, 135, 137, 138, 169, 218, 225, 229

## 欧文

A₁受容体　*123*
absorption　*9*
ACE　**120**, *173*, *174*
ACE 阻害薬　*51*, *119*, **120**, *127*, **175**
ACh　**70**, *72*, *73*, *77*, *82*, *107*, *151*, *276*, *277*
ACTH　*155*
ADH　*144*, *155*
ADME　*9*
ADP 受容体活性化阻害薬　**132**, *137*
adverse drug reaction　*46*
AIDS　*226*
AMPA　**94**, *95*
angiotensin converting enzyme　*173*
ARONJ　*165*
AT₁受容体　*119*, **120**
AUC　*11*, *21*, *214*
AUC/MIC　*214*, **215**
Augsberger の式　*49*, **50**
A キナーゼ　*117*, **123**
BAL　**248**, *249*, *251*
BBB　*11*
bioavailability　*11*
biological response modifiers　*240*
blood brain barrier　*11*
BMP　*34*
bone morphogenetic protein　*34*
BRM 療法　*239*
BZD　*96*
B 型肝炎ウイルス　*197*, **208**, *209*, *227*, **230**
Ca²⁺　*33*, **34**, *70*, *71*, *81*, *95*, *116*, *117*, *120*, *121*, *123*, *133*, *138*, *142*, *147*, *161*, *192*, *196*, *276*, *277*, *278*, *279*, *282*, *300*
Ca²⁺ チャネル　*35*, *70*, *81*, *88*, *113*, *117*, **120**, **277**
CaMK Ⅱ　*122*
cAMP　*16*, *28*, **32**, *33*, **117**, *121*, **123**, *127*, *147*, *149*, *163*, *164*, *193*, *259*, **276**, *277*
cAMP 依存性タンパク質リン酸化酵素（A キナーゼ）　*117*, **123**
CC　*284*
central nervous system　*11*
cGMP　**76**, *77*, **122**
Cl⁻　**34**, *37*, *96*, *113*, *140*, *141*, *142*, *143*, *144*, *193*, *276*, *277*, *279*
Cl⁻ チャネル　*37*, **96**, *193*
Clark の式　*49*, **50**
clinical pharmacology　*3*
clinical research coordinator　*63*
Cmax　**214**, *215*
Cmax/MIC　**214**, *215*
CMCP　*284*
CNS　*11*, *97*
COMT　*74*, **84**
COX　*36*, **175**, *176*, *183*, *184*, *185*, *188*
COX-1　**175**, *183*
COX-2　**175**, *183*
CP　*289*
Crawford の式　*49*, **50**
CRC　*63*
cross tolerance　*43*
CTZ　**103**, *153*, *243*
custom made medicine　*52*
cyclooxygenase　**175**, *176*
CYP　*21*, **25**, *26*, *229*, *235*
C 型肝炎ウイルス　*227*, **230**
DAG　**276**, *277*
dependence　*43*
desensitization　*43*
DHP　**81**, *213*
DHP-1　*219*
distribution　*9*, *13*
DNA ジャイレース　**212**, *214*, **223**, *228*, *231*, *237*
DOA　*257*
DOB　*257*
drug resistance　*43*
drug tolerance　*43*
d-ツボクラリン　**23**, *72*, *80*, *81*, *87*, *90*
D-マンニトール　**37**, *48*, *88*, *119*, *143*, *144*, *247*
ECL 細胞　*151*, **192**, *199*
ED₅₀　**40**, *41*
EDTA　*37*, *88*, **248**, *249*, **290**, *304*, *306*
EGFR　**34**, *241*
EGFR 阻害薬　*241*
elimination half-life　*17*
enterochromaffin-like cell　*192*
epidermal growth factor receptor　*241*
excretion　*9*
exocytosis　*71*
Fc 受容体　*192*
first-pass effect　*14*
G₀　*233*, *234*
G₁　*233*, *234*, *236*
G₂　*233*, *234*, *236*, *238*
GABA　**34**, *94*, **96**, *101*, *102*, *110*, *113*, *114*
GABAA受容体　*34*, *37*, **96**, *101*, *102*
GABAB受容体　**96**, *107*

GABA 受容体　*24*, *44*, **110**, *113*, *114*
GCP　**63**, *65*
G-CSF　**136**, *137*, *138*, *243*
GH　**155**, *160*
Gi　*32*, **33**, *72*, *75*, *94*, *95*, *96*, *97*, *121*, *193*
GLP　**63**, *65*
good clinical practice　*63*
good laboratory practice　*63*
Gq　*32*, **33**, *72*, *75*, *94*, *95*, *97*, *120*, *193*, *199*
GR　*35*
GRE　*35*
Gs　*32*, **33**, *75*, *97*, *123*, *193*
GTP-binding regulatory proteins　*32*
Guedel　*98*
GVHD　*191*
G タンパク質　*32*, **33**, *165*
G タンパク質共役型受容体　**32**, *33*, *72*, *75*, *94*, *95*, *96*, *97*, *177*, *193*
H₁（受容体）拮抗薬　*172*, *190*, **194**, *198*, *281*
H₁受容体　*193*, **194**, *199*
H₁受容体遮断薬　*279*, *282*
H₂（受容体）拮抗薬　*99*, *152*, **194**, *281*
H₂受容体　*193*, *194*
H₂受容体遮断薬　*25*, *152*, *199*, *279*
HAART　*227*
Hageman 因子　*173*
HBV　*206*, **208**
Henderson-Hasselbalch の式　*10*, *15*
HER　*241*
HER ファミリー　*241*
HIV　*206*, *208*, **226**, *230*
HMG-CoA 還元酵素　*125*
HMG-CoA 還元酵素阻害薬　*27*, *123*, **125**
homeostasis　*1*
HRT　*167*
human EGFR　*241*
IFN　*178*, **197**, *240*
IgE 抗体　*146*, *191*, **192**
IL　*240*
IL-1　*176*, **178**, *179*
IL-1α　*178*
IL-1β　*178*
IL-2　*196*, **197**, *240*
IL-2 製剤　*197*
IL-3　*178*
IL-4　**178**, *240*
IL-5　*178*
IL-6　*178*
IL-8　*178*

IL-10　*178*
IL-12　*178*
infection　*211*
institutional review board　*63*
IP₃　*33*, **120**, *147*, *192*, **276**, *277*
IRB　*63*
ISA　*121*
K⁺　**34**, *140*, *142*, *144*, *151*, *182*, *184*, *268*, *275*, *276*, *277*
K⁺チャネル　**33**, *117*, *268*
KA　**94**, *95*
L-2,5-ジヒドロフェニルアラニン　*237*
LD₅₀　**40**, *41*
LTA₄　*175*
LTB₄　*173*, *175*, **176**, *177*, *178*
LTC₄　*173*, *175*, **176**, *178*
LTD₄　*173*, *175*, **176**, *177*, *178*
L-チロキシン　*155*, **158**
M受容体　*69*, *71*, **72**, *77*, *276*
M期　**233**, *234*, *236*, *237*
MAC　**99**, *101*, *111*, *114*
main effect　*46*
MAO　*74*, **84**, *97*, *106*, *112*
mast cell　*191*, **192**
materia medica　*1*
M-CSF　**136**, *137*, *138*
metabolism　*9*
MIC　*204*, **211**, *214*, *215*
minimum alveolar concentration　*100*
minimum inhibitory concentration　*211*
MTA　*286*
MP　**226**, *284*
MRSA　*206*, *209*, **214**, *216*, *218*, **220**, *223*
Na⁺　*32*, **34**, *35*, *72*, *73*, *80*, *94*, *95*, *118*, *140*, *141*, *142*, *144*, *174*, *182*, *184*, *267*, **268**, *276*, *277*, *300*
Na⁺-2Cl⁻-K⁺共輸送体　*276*
Na⁺-Cl⁻共輸送系　*140*, *141*, **142**, *143*, *144*
Na⁺-H⁺交換系　*140*, *141*, **142**, *144*
Na⁺-K⁺-2Cl⁻共輸送系　*140*, *141*, **142**, *143*, *144*
Na⁺-K⁺交換系　*140*, *141*, **142**, *144*
Na⁺-K⁺ポンプ　*276*
Na⁺チャネル　**35**, *38*, *88*, *113*, *114*, *117*, *127*, *268*, *274*
Na⁺ポンプ　**35**, *37*, *38*, *88*, **116**, *127*
NaF　*286*, *300*
NLA　*101*, **104**, *114*
N_M　**72**, *80*, *81*, *87*, *89*, *90*
NMDA　*44*, **94**, *95*, *113*

NMDA型グルタミン酸受容体　*34*, **94**, *95*, *101*
N_N　**72**, *80*, *87*, *90*
NO　*37*, *69*, *72*, *76*, **122**, *127*, *133*, *172*, **174**, *179*, **193**
NOAC　*134*
non-steroidal anti-inflammatory drugs　*183*
NO合成酵素　*76*
NSAIDs　*24*, *51*, *103*, *141*, *152*, *154*, *182*, **183**, *184*, *185*, *186*, *188*, *228*
N-メチルスコポラミンメチル硫酸塩　*80*
OK-432　*239*
order made medicine　*52*
PAE　*220*
PAI-1　*131*
PAM　*78*, *90*, **249**, *251*
PD　*214*
PD-1レセプター阻害薬　*242*
PDGFレセプター阻害薬　*241*
Penicillium　*216*
personalized medicine　*52*
PET-CT検査　*255*
PG　*145*, *146*, *152*, **174**, *175*, *177*
PGD₂　*173*, *176*, **177**
PGE₂　*141*, *144*, *151*, *152*, *173*, *174*, **176**, *177*, *183*
PGF₂α　*176*, **177**
PGG₂　*133*, *175*, **176**
PGH₂　*175*, **176**
PGI₂　*132*, *133*, *138*, *141*, *144*, *152*, *173*, *174*, **176**, *177*, *183*, *193*
PGI₂安定誘導体薬　*132*, *137*
pharmacodynamics　*3*, *214*
pharmacokinetics　*3*, *214*
PIP₂　*33*, **276**, *277*
PK　*214*
PKA　*147*, *163*, **276**, *277*
PKC　**276**, *277*
PLA₂　*175*
PMS　*63*
postantibiotic effect　*220*
PPAR-α　*126*
ppm　**300**, *301*
PTH　*160*, *162*, **163**, *164*, *167*, *168*, *169*
PTH/PTHrP受容体　**163**, *164*
PTHrP　*163*
PTSD　*102*
P-糖タンパク質　*9*, **26**, *29*, *242*, *246*
QOL　**4**, *240*
quality of life　*4*

RA　**185**, *191*
RANKL　*163*, *164*, *167*, **168**
rebound　*52*
Reye症候群　*50*, **184**, *188*
S期　**233**, *234*, *235*, *236*, *238*
SAIDs　**180**, *181*, *182*
SERM　*167*, **168**, *239*, *246*
SGLT2阻害薬　*157*
SH基　*122*, **203**, *248*
side effect　*46*
SLE　**191**, *196*
SN-38　*238*
SNRI　*105*
SSRI　*97*, **105**, *112*
ST合剤　*224*
T＞MIC　**214**, *215*
tailor made medicine　*52*
TDM　*41*, *42*, *116*, *149*, *220*
TGF　*34*
therapeutic drug monitoring　*41*, *220*
Time above MIC　*214*, *215*, *231*
TNF-α　*176*, **178**, *240*
TSH　*155*, **158**
TXA₂　*129*, *130*, *132*, *133*, *138*, *173*, **176**, *177*, **184**
TX合成酵素阻害薬　*132*, *137*
T管　*81*
VCM　*223*
Vd　**13**, *19*, *21*
VDR　*35*
VDRE　*35*
VEGFR阻害薬　*242*
von Harnackの換算表　*49*, **50**
von Willebrand factor　*129*
VRE　*214*
vWF　**129**, *130*
Youngの式　*49*, **50**
α₁受容体　*32*, *69*, *75*, **82**, *83*, *85*, *90*, *120*, *259*, *276*, *277*, *297*
α₁受容体作動薬　*83*
α₂受容体　*32*, *69*, *75*, **82**, *83*, *85*, *90*, *120*, *121*
α₂受容体作動薬　*83*
α₂プラスミンインヒビター　**130**
α遮断薬　*119*, **120**, *127*
α受容体遮断薬　*85*
β₁受容体　*69*, *75*, **82**, *83*, *84*, *86*, *90*, *117*, *120*, *121*, *123*, *127*, *257*
β₁受容体作動薬　*83*, *117*
β₂受容体　*69*, *75*, **82**, *83*, *84*, *86*, *91*, *121*, *127*, *147*
β₂受容体作動薬(β₂刺激薬)　*84*, *146*, *147*, *149*
βカロチン　*19*

β遮断薬　118, 119, **120**, 121, 127, 149, 158, 261
β受容体遮断薬　**86**, 123
β-ラクタマーゼ　**213**, 218, 219, 231
β-ラクタム環　**213**, 216, 218
β-ラクタム系　215, 216, **228**, 306
β-ラクタム系抗菌薬　26, 211, 213, 214, **216**, 217, 219, 224, 231
γ-アミノ酪酸（GABA）　24, 87, **96**, 102, 107

## 数字

1α,25-ジヒドロキシビタミン$D_3$　**164**, 168, 169
Ⅰ型アレルギー　149, 181, **191**, 243
1型糖尿病　156, 160
1-コンパートメント　12
1-コンパートメントモデル　12
Ⅱ型アレルギー　191
2型糖尿病　156, 160
Ⅱ型トポイソメラーゼ　**223**, 224
2-コンパートメントモデル　12
Ⅲ型アレルギー　149, 191
3級アミン　78

Ⅳ型アレルギー　191
4級アンモニウム　**76**, 80, 147
4級アンモニウム塩　**9**, **18**, **78**
4級アンモニウム化合物　70
5-FU　229, **235**, 242, 243, 244, 245, 246
5-HT　**96**, **172**
5-$HT_2$遮断薬　**133**, 137
5-ヒドロキシトリプタミン（5-HT）　**96**, **172**
5-リポキシゲナーゼ　175
50%致死量　40
50%中毒量　40, 42
50%有効量　40

## 解る！歯科薬理学　第3版

| 2008年4月10日 | 第1版第1刷発行 |
|---|---|
| 2009年3月20日 | 第2版第1刷発行 |
| 2011年3月30日 | 第2版第2刷発行 |
| 2013年3月30日 | 第2版第3刷発行 |
| 2015年3月1日 | 第2版第4刷発行 |
| 2019年3月1日 | 第3版第1刷発行 |
| 2022年3月1日 | 第3版第2刷発行 |

編　者　安達　一典
　　　　高橋　俊介
　　　　髙見　正道
　　　　二藤　　彰

発行者　百瀬　卓雄
発行所　株式会社 学建書院
〒112-0004　東京都文京区後楽 1-1-15-3F
TEL(03)3816-3888
FAX(03)3814-6679
http://www.gakkenshoin.co.jp
印刷製本　三報社印刷㈱

Ⓒ Akira Nifuji et al., 2008. Printed in Japan [検印廃止]

JCOPY 〈㈳出版者著作権管理機構 委託出版物〉
本書の無断複写は著作権法上での例外を除き禁じられています．複写される場合は、そのつど事前に、㈳出版者著作権管理機構（電話 03-5244-5088, FAX 03-5244-5089）の許諾を得てください．

ISBN978-4-7624-2664-3